Dr. med. Cornelia De Coster-Selinger

Schöpferisch Heilen

Allen, die helfen
wollen, eine Welt zu schaffen,
auf die sich die Kinder
wieder freuen können.

Dr. med. Cornelia De Coster-Selinger

Schöpferisch Heilen

Beiträge zu einem therapeutischen Vademecum für den Entwicklungsweg der Kinder aus der Menschenkunde Rudolf Steiners

Novalis Verlag

Dr. med. Cornelia De Coster-Selinger, geb. 1951 in Bremen, studierte Kirchenmusik in Frankfurt/M. und Medizin in Marburg und Ulm. Durch die Zusammenarbeit mit Maria Schüppel an der Musiktherapeutischen Arbeits- und Ausbildungsstätte in Berlin begann sie mit Hilfe der Musik Krankheiten zu behandeln. Mit dem Anliegen, über das Musikalische hinaus Elemente der Erziehungskunst für die Heilkunst fruchtbar zu machen, bereitet sie sich zur Zeit auf eine mehrjährige Unterrichts- und Schularzttätigkeit an der Freien Waldorfschule Halle vor.

Novalis Verlag AG
CH-8200 Schaffhausen
Umschlag:
Typografik Schaffhausen,
Ulrika Hampl
Gesamtherstellung:
Clausen & Bosse, Leck

ISBN 3-7214-0650-8

Inhalt

Danksagung

Dort, wo es mir in diesem Buch gelungen ist zu beschreiben, wie ein krankes Kind durch liebevolle Behandlung genesen kann, half mir die Erinnerung an *TRAUDE AHRENS*, die richtigen Worte zu finden. Heilen durch bedingungslose Liebe, das hat sie in ihrem Leben in der Heilpädagogik verwirklichen können.
Wie man Krankheiten im Musikalischen durchmachen kann und wie dabei der kranke Körper unversehens beginnt gesund zu werden, habe ich bei *MARIA SCHÜPPEL* an der Musiktherapeutischen Arbeitsstätte in Berlin erlebt. Freude und Lust an der Gesundheit und immer ein liebes Wort begleiteten jede Therapie. Die musiktherapeutischen Anregungen in diesem Buch wären ohne das, was ich durch Frau Schüppel gelernt habe, nicht denkbar.
ERNST SELINGER möchte ich herzlich danken für seine Hilfe auf dem Gebiet der Menschenkunde Rudolf Steiners.
Überall, wo es darum ging, eine Therapie kindgerecht zu entwickeln und durchzuführen, z.B. einen Einlauf «ohne Tränen», und auch wenn es darum ging, Begeisterung für eine Behandlung zu vermitteln, habe ich es mir bei *INGEBORG DE COSTER* im Fischbacher Therapeutikum abgeschaut.
FRITZ-JOACHIM SCHUMACHER möchte ich herzlich danken für zahlreiche Hinweise und Anregungen aus der Sicht der Waldorfpädagogik.
Vieles von dem, was in diesem Buch über Tiere ausgesagt wird, habe ich durch *DR. MED. VET. LEOPOLD SELINGER* erfahren und miterleben dürfen.
Und schließlich herzlichen Dank an *PETER GMÜNDER* und den Mitarbeitern vom *NOVALIS-VERLAG*!

Vorwort

Überall auf der Welt erwacht ein Bewußtsein für das, was in der Natur und im Menschen krank geworden ist. Für alle, die helfen wollen zu heilen, besonders aber für jene, welchen die Gesundheit der Kinder am Herzen liegt, habe ich dieses Buch geschrieben. Seine Anfänge sind im wahrsten Sinne des Wortes «zwischen Tür und Angel» zu finden. Hier begegneten sich die Eltern, wenn sie mit ihren Kindern in das Fischbacher Therapeutikum kamen, und während sich die Kleinen umzogen, Fangen spielten und alles in Bewegung war, tauchte manche Frage auf:

- Unser Kind ist Bettnässer. Wissen Sie einen Rat?
- Ich habe Angst, im Notfall das Falsche zu tun.
- Sollen wir die Kinder impfen lassen?
- Wieviel Fernsehen pro Tag ist noch unbedenklich?
- Können wir verhindern, daß die Kinder krank werden?

Viele Eltern hatten ihre Fragen zuvor schon an andere gerichtet. Warum suchten sie weiter? Wollten oder konnten sie mit niemandem einer Meinung sein? Mit diesen Menschen begannen wir vor vielen Jahren zu arbeiten. Zunächst galt es, auf Meinungen jeder Art zu verzichten und *so* fragen zu lernen, daß uns die Antwort der Wahrheit näher bringt. Wer beispielsweise fragt, welche Fernsehzeiten noch unbedenklich sind, wird wiederum auf Meinungen darüber stoßen. Ganz anders verhält es sich, wenn wir die Frage an das Gerät selber stellen: Wer bist du für meine Augen, für meine Füße und meine Hände? Wer bist du für meine Seele? Die Phantasie für die richtige Frage schöpft der Mensch aus seinem Herzen. Das Herz aber ist nicht selten verriegelt und der Weg dorthin mit festen Vorstellungen verstellt. Ein Beispiel: Während eines unserer Seminare sprachen wir im wesentlichen über kranke Säuglinge und Kleinkinder. Schon in der ersten Pause verließ eine Teilnehmerin deutlich verärgert den Raum und blieb fürs erste weg. Eine andere Teilnehmerin deutete an, daß jene Frau gedacht habe, dies hier sei ein Ernährungskurs, von Säuglingen aber wolle sie nichts wissen. Später stellte sich heraus, daß diese enttäuschte Frau schon damals ihr erstes Kind unter dem Herzen trug, ohne davon gewußt zu haben, im Gegenteil, sie hatte den Wunsch nach einem Kind gerade zuvor endgültig aufgegeben, nachdem er jahrelang unerfüllt geblieben war. So ist das Herzenswissen um ihr Kind in die Glieder geströmt, welche die werdende Mutter zum Säuglingskurs hintrugen. Doch die Vorstellung vom

Ernährungskurs verstellte auch hier noch den Zugang zum Wissen ihres Herzens.
Viele Menschen haben das Bedürfnis, daß Herzensweisheit in die Gedanken strömt, daß Kopf- und Herzenskräfte zusammenfinden, wie es in der ersten Zeit der menschlichen Embryonalentwicklung im Physischen geschieht, wenn die Stirne sich zum Herzen hinunterneigt und einige Tage auf ihm ruht.
Um das Herz zu verstehen, wollen wir schauen, was es tut: Mit offenen Toren empfängt es an seiner rechten Seite das auf den Wegen durch den Körper müde gewordene Blut. Gleichzeitig strömt von hinten Lungenblut in seine linke Seite ein. Alsdann beginnt das Herz still zu lauschen: Mit dem rechten Herzohr[1], was das Blut von den Organen erzählt, mit dem linken Herzohr, was das Lungenblut ihm zuträgt. Und gleich weckt es mit freudigem Pochen alle Organe unermüdlich zu neuem Leben. Das Herz ist ein Osterorgan, ein Auferstehungsorgan. Der Mensch stirbt nicht, weil sein Herz plötzlich stille steht, sondern das Herz steht still, wenn das Blut aufhört, sich durch seine Kammern zu bewegen und kein Organ sein Pochen mehr vernimmt. Unermüdlich öffnet es sich dem Leiden der Organe, und willig schenkt es ihnen verwandeltes Blut.
Für eine Begegnung zwischen Kopf und Herz ist Raum zu schaffen, sind Türen zu öffnen, feste Vorstellungen schrittweise loszulassen und aufsteigende Unsicherheiten und Angstgefühle geduldig auszuhalten. Das Herz wird versiegelt bleiben, bis der Mensch gelernt hat, Wahrheiten aufzunehmen, unabhängig davon, ob sie ihm gefallen. Solches an den eigenen brennenden Fragen zu üben, fällt schwer, denn sie sind schon durch manche Vorstellungen belastet, wie die Antwort beschaffen sein soll. Dagegen läßt sich der Frage: «Was ist Krankheit?» in der Regel viel unbefangener begegnen. Dabei ergibt sich jedoch die Notwendigkeit, einen Maßstab für die Gesundheit zu haben. Wer einem Vogel den gebrochenen Flügel schienen möchte, muß zunächst am gesunden Flügel studieren, wie der Bruch einzurichten ist. Wenn wir daher fragen: «Was ist eine gesunde kindliche Entwicklung?», sind die Erfahrungen der Erziehenden und hier besonders der Waldorfpädagogen, die das Wesen des Kindes aus der anthroposophischen Geisteswissenschaft heraus begreifen wollen, eine wertvolle Hilfe. Die Menschenkunde Rudolf Steiners hilft uns, mit allen Sinnen wach zu werden, und zeigt Wege auf, wie am Physisch-Leiblichen das Wirken eines Geistig-Seelischen wahrgenommen werden kann. So haben wir mit dem Bilde des gesunden Kindes vor unserer Seele die Abweichungen davon beim kranken Kinde studiert. Und ganz so, wie ein Vogelwesen sich bei gebrochenem Flügel nur eingeschränkt offenbaren kann, hindern kranke Organe das Geistig-Seelische des Menschen daran, sich voll in ihm zu entfalten.

Es ist viel erreicht, wenn jene Menschen, die für die Kinder Verantwortung fühlen und tragen, aus Erkenntnis des menschlichen Wesens handeln. Um sie aber zu heilen, muß noch mehr geschehen. Worin aber besteht dieses «Mehr»? Um zur Erde zu kommen, bedarf das Kind zweier Menschen, die sich lieben. Weder die alleinige Liebe der Mutter noch die alleinige Liebe des Vaters könnte ihm das Tor zur Erde öffnen. Erst in der Liebe zweier Menschen zueinander findet es sein Erdenkleid. Doch im Laufe seiner Entwicklung werden im Seelischen noch weitere Geburten folgen. Und so wichtig auch hier die Liebe der Eltern ist, gewinnt die Liebe, welche alle jene miteinander verbindet, in deren Gemeinschaft sich diese Geburten vollziehen, immer mehr an Bedeutung. Dort, wo einer für den anderen etwas Liebes tut, kann sich die Seele der Kinder entfalten.
Dieses Buch ist aus der Einsicht heraus geschrieben, daß die Therapeuten als einzelne immer weniger ausrichten werden, und es hat seinen Sinn erfüllt, wenn es dabei hilft, die Menschen, die sich heute für die Kinder verantwortlich fühlen, zu fruchtbarer Arbeit zusammenzuführen.

Juli 1993 — Cornelia De Coster-Selinger

Einführung

Dieses Buch möchte eine Methode vermitteln, welche zu den Quellen und Brunnen, die uns die geistige Welt zum Heilen geschenkt hat, hinführt, und es möchte so lange Ihr Begleiter sein, bis Sie diese Methode für ein schöpferisches Heilen anwenden können.

So, wie ein Arzt den menschlichen Körper bis in die kleinsten Teile kennenlernen kann, hat Rudolf Steiner das Menschenbild nach dem Seelischen hin erforscht und erweitert. Das *erste Kapitel* versucht, die Begriffe, welche diesem Menschenbild zugrunde liegen, unter besonderer Berücksichtigung von Gesundheit und Krankheit zu entwickeln.

Wie notwendig solche Begriffe werden können, möchte ich am Begriff «Wasser» deutlich machen: In der Regentonne folgt das Wasser vorwiegend der Schwerkraft. Nun beginnen wir, die Pflanzen damit zu gießen. Was geschieht? Die Blätter, welche sich schon zum Verwelken geneigt hatten, richten sich wieder auf. Wir sehen, daß das gleiche Wasser in der Pflanze plötzlich nach oben steigt und sich derart verwandelt hat, daß wir es nicht mehr in die Gießkanne zurücklaufen lassen können. Es gibt also in der Pflanze etwas, das gemeinsam mit dem Wasser das Leben in ihr zu erhalten vermag. Das verdankt die Pflanze ihrem Äther- oder Lebensleib. Auch Mensch und Tier haben einen lebendigen Wasserorganismus, den ein Lebensleib mit seinen Bildekräften durchzieht. Wenn ein Mensch nicht genügend Wasser hat, läßt er, ganz ähnlich wie die Pflanze, «seine Blätter hängen», d. h. er bekommt eine Kreislaufschwäche. Es ist für die Gesundheit aller Lebewesen von großer Wichtigkeit, daß der Lebensleib das Wasser am rechten Ort, zur rechten Zeit und im rechten Maße vorfindet. Welche Bedeutung der Lebensleib für ein lebendiges Wesen hat, wird nach dem Tode sichtbar, wenn die Stoffe zerfallen, die er mit Hilfe des Wäßrigen geordnet und gestaltet hat. Das, was zurückbleibt, ist der physische Leib. Wir werden ihn als erstes Wesensglied des Menschen kennenlernen.

Auch der Begriff vom Luftigen bedarf der Erweiterung. Draußen wirbeln und sausen die Winde übers Land. In der Lunge dagegen beginnt die Luft ruhiger zu strömen und tief drinnen nahezu still zu stehen, vergleichbar einem Menschen, der seine Schritte verlangsamt, wenn er mit jemandem etwas austauschen möchte. In der Lunge begegnen sich Außenwelt und Innenwelt, Luft und Blut, und verwandeln einander: Die Luft wird wärmer und feuchter, das Blut heller und, wie wir wissen, sauerstoffreicher. Und wenn das Blut wiederum zum Herzen fließt, hält es noch etwas Wesentliches zurück. Erst wenn ihm das Herz für sein Strömen die Richtung weist, wird eine Eigenschaft in ihm offenbar, die für das Luftige kennzeichnend ist: Das Blut fließt bewegter. Wer aber ist der Beweger? Freude läßt es schneller fließen, und wenn das warme Blut in die Glieder strömt, fangen auch sie an, sich zu regen und zu bewegen, wohin die Seele will. Seelisches ist der Beweger. Und in jedem Menschen und in jeder Tierart offenbart sich ein anderes Seelisches in der Bewegung. So verschwindet der Wind in den Nüstern des Pferdes, und sein bewegtes Blut, das erfüllt ist von der Sehnsucht nach Weite, fließt in die Beine, und das Pferd galoppiert davon in Windeseile. In allem, was sich im Blut wie ein Luftiges verhält, findet die Seele einen Leib und vermag sich darin auszudrücken. Diesen Leib werden wir als Astralleib kennenlernen.

Doch der Astralleib bedarf der Führung. Beim Tier wird er vom Instinkt geleitet, sein Lenker im Menschen ist noch wie ein kleines Kind. Dieses Kind ist sein ureigenstes Selbst, das sich in die Hüllen der drei anderen Wesensglieder senkt und sie zu verwandeln beginnt. Dieser ureigenste Wesenskern, das noch ganz am Anfang seiner Entwicklung stehende menschliche Ich, lebt und wirkt im Schoß der Wärme.

Wer am Verständnis der Wesensglieder arbeitet und das, was in diesem Rahmen dargestellt werden konnte, durch ein Studium in den Vorträgen und Schriften Rudolf Steiners vertieft, der wird aus der Art, wie ihm ein lebendiges Wesen begegnet, mehr und mehr beurteilen lernen, wie die Wesensglieder in ihm wirksam sind. Das erweitert unsere Möglichkeiten, die Kinder zu freien Menschen zu erziehen und zu heilen.

Im *zweiten Kapitel* wollen wir die vier Elemente – Erde, Wasser, Luft und Wärme – im Menschen aufsuchen und an der Art, wie sie sich zueinander verhalten, das Wirken der Wesensglieder studieren. Dabei wird sich uns das Bild vom dreigliedrigen Menschen ergeben, wie es von Rudolf Steiner 1917 zum erstenmal beschrieben wurde[2] und welches der im selben Jahr geborene Arzt Dr. Lothar Vogel von allen Seiten her beleuchtet hat und es stets vor einseitiger Betrachtungsweise zu schützen wußte, indem er den Menschen nicht in drei starre Teile auseinandergliederte, sondern dazu ermunterte, die Dreigliedrigkeit und damit die Ganzheit in jedem einzelnen dieser drei Glieder wiederum aufzusuchen. Sein Buch: «Der dreigliedrige Mensch»[3] ist eine Einführung in dieses Menschenbild. Es zeigt Wege auf, die in ein lebendiges, selbständiges Studium hineinführen können.

Das Einzigartige dieses Menschenbildes ist, daß es allen Therapeuten und Pädagogen erlaubt, es gemeinsam zu betrachten hinsichtlich entsprechender

Verschiebungen, und doch ein jeder frei nach seinen individuellen Möglichkeiten versuchen kann, das Wesensgliedergefüge in ein neues Gleichgewicht zu bringen.

Das *dritte Kapitel* behandelt die Entwicklung der Wesensglieder im Kindesalter. Es beschreibt, in welcher Weise sich das Miteinander von Physisch-Leiblichem und Seelisch-Geistigem in den ersten drei Jahrsiebten verändert und welche Erkrankungsmöglichkeiten sich daraus ergeben. Wenn ein Kind beispielsweise zu früh lesen und schreiben lernt, braucht es dazu Kräfte, die eigentlich noch an seinen Organen arbeiten sollten. Erst, wenn das Blut seine Bahnen in den Körper «geschrieben» hat, werden Bildekräfte für entsprechende Aufgaben im Seelischen frei. Dann ist es für die Hand an der Zeit, fließend schreiben zu lernen. So geht es nicht darum, ob das 3jährige Kind tatsächlich schon fähig ist, Schreiben und Lesen zu lernen – es wäre dazu fähig –, sondern ob es hinsichtlich seiner Entwicklung die rechte Zeit ist. Solches berücksichtigt die Waldorfpädagogik und macht damit deutlich, daß Erziehungskunst und Heilkunst aufs engste zusammengehören.

Rudolf Steiner hat durch seine menschenkundlichen Betrachtungen Meilensteine gesetzt, die für das Erkennen der kindlichen Entwicklungsabschnitte eine Hilfe sind. Er hat gezeigt, daß die Wesensglieder im ersten Jahrsiebt noch alle miteinander im physischen Leibe tätig sind und daß das Kind alles, was in seiner Umgebung geschieht, nachahmt, aber im Leiblichen. Sagt ein Vorbild mehrmals täglich: «Dazu hab' ich keine Lust!», dann bildet das Kind Organe aus, die auch «keine Lust haben» und später dazu neigen können, das, was als Anforderung auf sie zukommt, allergisch abzuwehren. Ein weiteres Beispiel für die leibliche Nachahmung:

Ein 4jähriges Mädchen, dessen Entwicklung etwas verzögert war, hörte von heute auf morgen auf zu laufen und rutschte statt dessen munter auf seinen Knien herum. Dieser Zustand dauerte mehrere Monate, in welchen die Mutter nichts unversucht ließ. Ärzte und Therapeuten waren ratlos. Erst der Gedanke, daß dieses Verhalten etwas mit der Nachahmung zu tun haben könnte, führte zur richtigen Frage: Ob es möglich sei, daß das Kind miterlebt habe, wie jemand von einem anderen seelisch in die Knie gezwungen worden ist? Diese Frage löste bei der Mutter eine so unerwartete Erschütterung aus, daß ein Gespräch nicht mehr möglich war. Sie bekam nur noch mit auf den Weg, das Kind erleben zu lassen, auch wenn es im Bettchen daneben schläft, wie einem Menschen zu Hause geholfen wird, sich seelisch wieder aufzurichten. Nach einigen Tagen lief das Kind wieder.

Nun darf man nicht glauben, daß es immer so einfach geht. Denn zweifellos hat die Bereitschaft, mehrere Monate lang auf den Knien zu rutschen, *auch* etwas mit dem Schicksal des Kindes zu tun, so daß man durchaus mehrere Ebenen in Betracht ziehen muß. Um aber wirksam zu helfen, genügt es oft, *eine* Ebene zu erreichen.

Mit dem Zahnwechsel beim Übergang vom ersten ins zweite Jahrsiebt ist der physische Leib besonders im oberen Menschen so weit entwickelt, daß die Bildekräfte des Lebensleibes sich von ihm lösen und aus ihm heraustreten können, um im Seelischen tätig zu werden. Doch sind Astralleib und Ich noch tief schlafend im Lebensleib darinnen, so daß dieser von ihnen noch nicht bewegt oder belehrt werden kann und einer anderen Führung bedarf, bis das eigene Seelische am Seelischen der Erwachsenen während der ersten Schuljahre herangereift ist. Daher gibt es nichts Erstrebenswerteres für die gesunde kindliche Entwicklung als die Liebe der Kinder zu ihren Lehrern, und es gibt nichts, was wir sorgfältiger bis in die Gedanken hinein zu schützen hätten. Denn je mehr ein Kind seine Lehrer liebt, desto williger läßt es sich durch alle Seelenlandschaften führen. Und irgendwo beginnt es sein Schicksal zu ahnen und bleibt dem einen oder anderen Gebiete verbunden.

Im dritten Jahrsiebt ist der Lebensleib bereit, den Astralleib aus sich herauszusetzen, und kommt dadurch in ein neues Miteinander mit ihm. Rudolf Steiner nennt dieses Ereignis «Geburt des Astralleibes». Doch das jüngste Wesensglied, das Ich, bleibt noch darin verborgen. An den verschiedenen Biographien kann die Seele erfahren, von welchen Gedanken sich bedeutende Menschen in ihren Leben haben leiten lassen, und sie lernt, sich hineinzufühlen in andere, und beginnt aufgrund eigener Einsichten zu urteilen. In diesem Jahrsiebt erreichen die Glieder ihre endgültige Länge, Stabilität und Festigkeit, so daß der junge Mensch im vierten Jahrsiebt eigenständig seinen Schicksalsweg beginnen kann.

Das *vierte Kapitel* handelt von der Wärme, die allen Daseinsformen zugrunde liegt und über allem «brütet», was werden will, was sich erneuern oder verwandeln will. Wenn die Herzenswärme mit dem Blute in die Glieder strömt, fließt sie hinein in das, was diese Glieder tun, und kann als Liebe mit den Taten verbunden bleiben.

Im *fünften Kapitel* folgen die Beiträge zu den Krankheiten und Krankheitsursachen. Darin wird vorausgesetzt, daß sich der Leser mit den Inhalten der ersten vier Kapitel vertraut gemacht hat. Die einzelnen Themen sind abgerundet dargestellt, bilden jedoch zusammengenommen eine Ganzheit.

Wer sich eine Weile darin geübt hat, einzelne Krankheiten wie Bilder für sich alleine zu betrachten, beginnt allmählich ein Gefühl zu entwickeln, wie sie sich in den Entwicklungsweg einordnen. Dafür ein Beispiel: Wenn ein Kind zu früh verfestigt, könnte es sich eine Krankheit wie Röteln holen, um seinen Leib noch einmal zu durchglühen. Angenommen, das Kind bekäme ein Fieberzäpfchen und alle Symptome würden zurückgedrängt, dann müßte damit

gerechnet werden, daß es eines Tages einen neuen Versuch unternehmen wird, um Verfestigtes aufzulösen, beispielsweise durch einen Knochenbruch.
Folgende Überlegungen brachten mich dazu, die Krankheiten alphabetisch zu ordnen: Sobald wir die Krankheiten in bestimmte Gruppen einteilen, laufen wir Gefahr, es aus einer einseitigen Beurteilung heraus zu tun, so daß eine solche Gruppenzusammengehörigkeit von den Gesichtspunkten desjenigen abhängt, der die Gruppe einteilt. Dagegen wäre es eine neue Art, Krankheiten miteinander in Beziehung zu bringen, zu beobachten, wie sie im Leben eines Menschen aufeinanderfolgen. Daraus könnten wir lernen, wie das Schicksal dabei vorgeht. Darüber hinaus ermöglicht die alphabetische Ordnung dem Pflegenden eine schnellere Orientierung.
Im *sechsten Kapitel* finden Sie praktische Übungen und Hinweise, die helfen sollen, das Wahrnehmen am kranken Kinde zu schulen.
Das *siebte Kapitel* enthält die Beschreibungen der Anwendungen, auf welche im vierten und fünften Kapitel jeweils hingewiesen wird. Bitte befolgen Sie, solange der Durchblick noch fehlt, *genau* die jeweiligen Angaben, damit das Kind geschützt ist vor Zwischenfällen. Sonst könnte beispielsweise eine Senfauflage zu Verbrennungen oder ein Überwärmungsbad zur Ohnmacht führen.

I. KAPITEL

Die Wesensglieder des Menschen

Um Gesundheit und Krankheit in einem erweiterten Sinne verstehen zu lernen, wollen wir über den sichtbaren Körper hinaus auch die unsichtbaren Glieder der menschlichen Wesenheit kennenlernen und versuchen, ihre Sprache zu deuten, mit der sie unentwegt in die körperlichen Vorgänge hineinwirken. Denn so, wie die Hand zum Arm gehört und der Arm wiederum ein Glied des ganzen Körpers ist, kann auch der Körper selbst erst als *ein* Glied oder Teil des Menschen betrachtet werden.

Es gibt im Menschen Erscheinungen, die zunächst rätselhaft sind. Dabei denke ich z. B. an ein Organ, das jung bleibt, so lange der Mensch lebt, sein Herz! Wenn vom sog. «Altersherz» gesprochen wird, meint man eigentlich das im Alter oft kranke Herz. Denn das Herz altert nicht wie Haut und Knochen, so daß es ein «Altersherz» gar nicht geben kann. Das wird jeder Pathologe achselzuckend bestätigen, denn es ist für ihn in der Regel nicht von Wichtigkeit. Ganz anders ergeht es demjenigen, der den Menschen als ein geistig-seelisches Wesen erkennt, das in diesem Leibe lebt und diesen Leib zu verwandeln beginnt. Dieser Mensch empfindet Begeisterung darüber, daß wir ein solches Organ in uns tragen, welches, sofern es gesund bleibt, bis ins hohe Alter Jugend schenkt und erst stirbt, wenn der alte Körper zu schwach oder zu krank geworden ist, um aus seinem Herzensquell neue Kraft zu schöpfen.

An solchen Erscheinungen werden wir das Wirken der menschlichen Wesensglieder studieren. Doch was hier von ihnen gesagt werden kann, ist nur ein Anfang, ein erstes Kennenlernen und bedarf der Vertiefung durch ein Studium der Vorträge und Schriften Rudolf Steiners.[1]

Schauen wir auf die menschliche Gestalt, so sehen wir einen Körper, der durch seine Haut von der Umwelt abgegrenzt ist. Er wird aufgebaut aus den Stoffen der Erde, in welche er zerfiele, wenn er nicht belebt wäre. Diesen Körper, den wir nur bei einem Toten *allein* vor uns sehen, nennt Rudolf Steiner den *physischen Leib* und bezeichnet ihn als das erste Wesensglied des Menschen.

Draußen in der Natur gleicht das Mineral einer solchen Daseinsstufe. In ihm ist kein Leben, keine Empfindung und kein Bewußtsein. Durch das Mineralische hat die Erde ihre feste, geformte Gestalt. Doch so, wie der tote physische

Leib einmal lebendig gewesen ist, entstand auch der feste Erdenkörper durch das Wirken mineralisierender Kräfte einst aus dem Lebendigen. Dieses kann an Versteinerungen studiert werden.

Um als Menschen dem Reich des Lebens anzugehören, bedürfen wir eines weiteren Wesensgliedes, welches darüber wacht, daß der physische Leib nicht zerfällt. In der anthroposophischen Menschenkunde heißt dieses Wesensglied *Äther-* oder *Lebensleib*. Wir sehen ihn gewöhnlich nicht, denn dieses Wesensglied hat seinen Ursprung nicht in der Stoffeswelt und bedarf eines Trägers, um seine Wirksamkeit in ihr zu entfalten. Der Träger des Lebensleibes ist das Flüssige, das Wasser. Und wie die Quellen, Flüsse und Meere der Erde miteinander verbunden sind, gehören auch die Säfte des Körpers zu *einem* großen Flüssigkeitsorganismus. Nahezu überall durchdringt das Wäßrige den physischen Leib und macht ihn zu einer Einheit. Sofern wir dem Fließen der Säfte im Menschen folgen, erfahren wir etwas vom Wirken des Lebensleibes, der im Wäßrigen waltet und bildet und darüber wacht, daß nirgends Stoffe aus dem lebendigen Zusammenhang herausfallen. So verdanken wir seinen Bildekräften, daß wir wachsen und unseren Körper immer wieder erneuern können und uns trotzdem ähnlich beiben!

Suchen wir in den Naturreichen eine Daseinsform, die mit dem zweiten Wesensglied des Menschen etwas gemeinsam hat, so finden wir sie in der Pflanzenwelt. Die Pflanzen sind aufgebaut aus den Stoffen der Erde wie der Mensch. Auch bei ihnen werden die Erdenstoffe aus der Leblosigkeit aufgerufen und dienen dem Wachstum und der Erneuerung. Besonders nahe verwandt mit dem Pflanzensein ist jedoch der traumlos schlafende Mensch. Wir wissen aus der Physiologie, daß der Mensch im wesentlichen während der Nachtstunden wächst, wenn die Pflanze dem Menschen und der Mensch der Pflanze am ähnlichsten ist.

So wirken ätherische Kräfte im Wäßrigen bei Pflanze, Mensch und Tier und bilden und gestalten darin.

Wenn im Wasser verfestigende Kräfte wirken, verstärken sich Eigenschaften des Erden-Elementes. So gefriert es in der Kälte zu hartem Eis. Das Luftige bringt Bewegung ins Wasser, und durch die Wärme wird es verdampft. Das Wasser muß also in einem ganz bestimmten Zustand sein, damit die Bildekräfte des Äther- oder Lebensleibes in ihm tätig werden können.

Nach der *Elementenlehre* der alten Griechen gehört nicht nur das Wasser als solches zum Wasser-Element, sondern auch alles, was sich wie ein Wäßriges verhält: Die Sprache, sofern sie fließend gesprochen wird, und die Gedanken, wenn sich eine Erinnerung in ihnen spiegelt. Und hier auf der Erde hat das Wasser-Element einen stofflichen Leib, welchen wir bemerken, wenn wir einen Krug Wasser tragen.

Indem wir aufmerksam werden auf das Wasser-Element in seinen vielfältigen Erscheinungsformen und somit die Tätigkeiten des Lebensleibes im Menschen studieren, werden wir ihn bei der Behandlung der Krankheiten als einen Verbündeten schätzen lernen.
Die Frage, wer das Wäßrige im Menschen bewegt, führt uns zu einem weiteren Wesensglied, welches im Luftigen wirkt. Denn es ist eine Eigenschaft des Luftigen, etwas zu bewegen. Dieser Beweger ist der *Astralleib*. Er bewegt das Wäßrige im Menschen wie der Wind das Meer. Dort, wo das Wäßrige in seiner Bewegung anstößt, zeigt sich eine Kraft, die wir als Druck messen können. So steht auch der Druck in Zusammenhang mit dem astralischen Leib. Mit der Fähigkeit, Druck in sich zu erzeugen und zu halten, behauptet der Mensch seinen Innenraum gegenüber dem Außenraum. Wir verdanken es dem Astralleib, daß ein Sturmwind uns nicht umblasen kann und daß wir als Menschen in den Raum treten können, ohne mit jeder Luftdruckschwankung unsere Form verändern zu müssen. Ein kranker Mensch hingegen wird empfindlicher für den Luftdruck, weil bei ihm der Astralleib ein gestörtes Verhältnis zu den anderen Wesensgliedern hat.
Indem wir studieren, auf welche Weise die Bewegungen im Körper ablaufen und welche Druckverhältnisse sich daraus ergeben, folgen wir den Spuren des astralischen Leibes im Menschen. So zeigt der Blutdruck z. B. an, wie tief er im Stoffwechsel verankert ist. Beim Neugeborenen ist er noch wenig darin gebunden und der Blutdruck entsprechend niedrig. Erst bei 12- bis 13jährigen Jugendlichen reicht er bisweilen schon an die Werte eines Erwachsenen heran. Am Beispiel des über viele Jahre ansteigenden Blutdruckes (S. 236) wird deutlich, daß sich der Astralleib sowohl in der rechten Weise wie auch zur rechten Zeit mit den Organen verbinden muß, damit sie sich gesund entwickeln können. Wenn ein Säugling den Blutdruck eines 70jährigen hätte, würde er innerlich verbluten. Ein älterer Mensch dagegen könnte mit dem Blutdruck eines Säuglings nicht am Leben bleiben.
Überall im Körper fließen die Säfte in anderer Art, und durch das, was aus dem lebendigen Strömen jeweils abgeschieden wird, formen sich die Organe heraus. Wenn das Menschenwesen sich vor der Geburt nach und nach mit der physischen Anlage verbindet, sind seine Organe noch in Bewegung. Nach der Geburt bewegen sie sich zunehmend langsamer, bis sie an ihrem Platze nahezu still stehen und zum Gefäß geworden sind für die Tätigkeiten, die sich in ihren Formen vollziehen können.
So zeichnet das Herz von seiner allerersten Bildung bis ins hohe Lebensalter ein Kreuz: Oberhalb des Kopfes sammelt sich in der frühsten Embryonalzeit sein erstes Erdenmaterial und wandert von dort an der Stirnanlage vorbei hinunter in den Brustkorb und füllt ihn wie eine Sonne aus. Und wie die

Dunkelheit der Nacht die letzten Sonnenstrahlen immer mehr verhüllt, beginnt die wachsende Lunge das Herz zu bedecken und in seiner Ausdehnung zu beschränken; doch bleibt es im Brustkorb an ein Gefäßsystem gebunden. Lediglich die Herzspitze bewegt sich frei, so daß an ihr Richtungsänderungen zuerst wahrgenommen werden können. Im Laufe des Lebens zeigt sie immer ein Stückchen weiter nach links und zieht das Herz allmählich zur linken Seite.

Aber der Mensch kann sich so sehr auf die Ankunft eines anderen freuen, daß nicht nur der Blutdruck steigt und das Blut in ihm schneller fließt, sondern daß er ihm entgegeneilt. Die Milz kann keinen Luftsprung vor Begeisterung machen, und auch das Herz muß an seinem Platze bleiben, obgleich es so freudig schlagen kann, als ob es nach links aus dem Brustkorb heraushüpfen wollte. Dafür ist der ganze Mensch fähig, sich zu bewegen, wohin die Seele will, und im Unterschied zur Bewegung des Blutes sind die Bewegungen der Glieder im Hinblick auf die Bewegungsrichtung frei.

Doch die Bewegung auf der Erde erfordert Wachsamkeit. Oftmals wird einem erst dann eine Ecke richtig bewußt, wenn man sich das Knie daran stößt. Dabei entzündet sich durch den Schmerz an einer Stelle Bewußtsein, wo sonst eigentlich keines ist. Dort, wo ich Schmerzen empfinde, versucht der Astralleib, sich fester mit dem physischen Leib zu verbinden. Und dort, wo er wieder regelrecht gebunden ist, wird sich der Mensch weniger aus Unachtsamkeit stoßen.

Dank seines Astralleibes kann der Mensch die Welt durchwandern, und wohin ihn die Beine nicht tragen können, «wandert» er mit seinen Augen weiter, in sternenklaren Nächten bis hinauf zum Fixsternhimmel. Anders als bei den Gliedern schmerzt ihn das Anstoßen des Blickes nicht oder nur so leise, daß er vom Auge selbst kaum ein Bewußtsein erlangt.

So, wie der Mensch mit jedem Atemzug etwas von der äußeren Luft in sein Inneres holt, nimmt er auch das, was er mit den Sinnen aufnimmt, in sich hinein, so daß man gleichermaßen von einer Einatmung sprechen könnte. Das bedeutet, daß alles, was im Umkreis wirkt, Entsprechungen in seinem Inneren hat, bis hinauf zu den Sternen. Am Beispiel des Planeten Saturn sei beschrieben, wie eine solche Entsprechung in der menschlichen Innenorganisation aufgefunden werden kann.

Saturn ist der äußerste und mächtigste der *großen* Wandelsterne und grenzt den Planetenraum gegen die Sternbilder des Tierkreises am Fixsternhimmel ab. Ohne diesen Planetenraum zwischen Fixsternhimmel und Erde würden die Tierkreiskräfte weitaus stärker wirksam sein. Saturn nimmt hinsichtlich des Abhaltens der Tierkreiskräfte eine hervorragende Stellung ein.

Auch im Menschen wirken Tierkreiskräfte, die angemessen abgehalten wer-

den müssen. Zu den Organen, welche die Eigenschaften des Saturn verdichtet haben, gehört die Milz. Wie sich der große kosmische Saturn nach der Sonne richtet, ordnet sich dieser «kleine Saturn» im Menschen dem Herzschlag unter. So fühlt die Milz das Pochen des Herzens durch das Zwerchfell wie durch eine Membran. Wir finden sie seitlich außen im linken oberen Bauchraum. Trotz ihrer Randlage reichen fast alle wichtigen Organe an sie heran. Wie Saturn im großen, schützt die Milz im kleinen. Wenn der Mensch einen Stoß in den Bauch bekommt, beispielsweise bei einem Unfall, trifft es in der Regel die Milz, welche häufig einreißt, so daß sie chirurgisch behandelt werden muß. Denn die Milz fängt im Bauchraum die meisten Stöße ab!
Sowohl zum Saturn als auch zur Milz gehört seit altersher das Blei[5], dessen abschirmenden Eigenschaften, wie die relative Undurchlässigkeit für radioaktive Strahlen, allgemein bekannt sind.
Was geschieht nun, wenn das Blei zu stark auf die Seele drückt? Studieren Sie die Wesensart der Buchdrucker, die täglich mit dem Blei umgegangen sind. Man sagt, sie seien schweigsam, nachdenklich und schwermütig geworden. Doch wie der Mensch erst jung ist und später alt wird, so hatte auch das Blei einmal eine «Jugend». Wie befindet sich ein Mensch, bei welchem die Schwermut noch so «jung» ist, daß sie kaum da ist? Dieser Mensch fühlt sich wie im «siebten Himmel»! Tatsächlich zieht Saturn am «siebtem Himmel» seine Bahn. So spannt sich der seelische Bleiprozeß, wir könnten auch sagen «Saturnprozeß», vom Gefühl, im «siebten Himmel» zu sein, bis tief hinunter in die Schwermut.
Auf der leiblichen Ebene empfindet der Mensch, besonders wenn er krank oder erschöpft ist, das «Blei» in seinen Knochen. Dann liegt ihm die Müdigkeit wie eine bleierne Schwere in den Gliedern. Aber gerade im Dunkel der Knochenhöhle wird das Blut geboren. Und welche Lebendigkeit und Wärme hat dieses Blut. So zeigt sich auch hier ein zu Ende gekommener und ein beginnender Bleiprozeß.
In der Milz geht ein Bleiprozeß schon seinem Ende entgegen, wenn der Mensch geboren wird. Denn die Milz ist *vor* der Geburt eine Bildungsstätte von roten Blutkörperchen, doch *nach* der Geburt werden sie dort im wesentlichen nur noch abgebaut. In der griechischen Mythologie heißt es: Kronos-Saturn frißt seine eigenen Kinder.[6]
Dadurch, daß der Mensch einen Astralleib hat, ist er den Tieren verwandt. Auch sie haben einen organischen Innenraum und tragen ein Seelisches *in* sich, durch welches sie innerlich empfindende Wesen sind, so daß sich der Mensch den Tieren brüderlich verbunden fühlen kann.
Und auch auf die Tiere wirkt der ganze Kosmos bis hinauf zum Fixsternhimmel. Im Vergleich zum Menschen bietet das Rückgrat der Tiere jedoch den

kosmischen Einflüssen mehr Fläche. Das bedeutet, daß sich bei ihnen die Tierkreiskräfte stärker geltend machen. Das hat nun zur Folge, daß die Tiere jeweils bestimmte Organe einseitiger ausbilden, während andere vernachlässigt werden. So können die Vögel in die Höhe fliegen, wohin beim Menschen nur das Auge reicht. Dafür fehlen ihnen aber Kräfte in den Beinen. Der Mensch kann sich durch die aufrechte Haltung seiner Wirbelsäule den Tierkreiskräften[7] besser entziehen.

Im Hinblick auf seine zukünftige Entwicklung steht der Mensch jedoch erst am Anfang. So nimmt es nicht Wunder, daß man vielerorts die Kinder noch lehrt, daß der Mensch in früheren Zeiten als Affe auf den Bäumen herumgeklettert ist. Andererseits ermahnt man sie, beim Zahnarzt nicht wieder so ein «Affentheater» aufzuführen. Die Meinung, daß der Mensch vom Affen abstamme, wird sich letztlich nur so lange halten können, bis er eines Tages durch seine Taten eindeutig von seinem Menschsein zeugen wird.

Wenn wir studieren, welche Fertigkeiten der Mensch für das Leben auf der heutigen Erde besser ausgebildet hat als eines der Tiere, werden wir kaum welche finden; immer wieder entdecken wir ein Tier, welches ihm hinsichtlich bestimmter Funktionen überlegen ist.

Im Laufe seiner Entwicklung ist der Mensch durch manche Tierstufen gegangen. Wer beispielsweise einen Säugling in der 4. oder 5. Lebenswoche mit beiden Händen am Brustkorb umgreift, ihn etwas nach vorne beugt und die herunterhängenden Beinchen so vor eine Tischkante hält, als ob er den Tisch besteigen sollte, wird beobachten, daß die Beinchen, sobald die Fußrücken die Tischkante leicht berühren, plötzlich anfangen, Schreitbewegungen zu machen, als ob sie laufen wollten. Durch einen solchen «Schreitreflex» stellt sich ein Kälbchen schon am Tage der Geburt nach kurzem Torkeln auf die Beine. Beim Säugling hingegen verliert sich das automatische Schreiten wieder, und erst nach vielen Monaten macht das Menschenkind von sich aus seinen ersten Schritt, doch jetzt in ganz anderer Art. Denn die Wirbelsäule hat sich inzwischen für den *aufrechten* Gang vorbereitet. Diese Entwicklung wäre nicht möglich gewesen, wenn der Säugling das Laufen aus dem automatischen Schreiten heraus begonnen hätte. Wer sich darüber hinaus den kurzen Hals des Säuglings betrachtet und Kenntnis von seiner vergleichsweise riesigen Leber hat, wer ihm zuschaut, wie er beim Saugen ein einziges «Riechen» und «Schmecken» wird, der mag sich mit Recht fragen, ob sich hier ein Stoffwechselwesen entwickelt. Und wenn er ihm nach Jahren wieder begegnet, wundert er sich über Hals und Taille, die sich herausgebildet haben, und könnte er im Kopf die luftgefüllten Knochen sehen, würde er vielleicht bei sich denken: «Welch ein seltsames Vogeltier!» Doch er wartete vergebens darauf, daß *dieses* vermeintliche Vogeltier den Hals einmal ganz um sich herumdrehen kann.

So will im Menschen jedes Tier gerade erst damit anfangen, seine charakteristischen Besonderheiten auszubilden. Dann aber wird ein solcher Entwicklungsprozeß jeweils aufgehalten oder entwickelt sich sogar rückläufig. Doch von jedem Tier behält der Mensch etwas in sich und muß Zeit seines Lebens darüber wachen, daß ihn keines beginnt zu beherrschen. Dort, wo es ihm nicht gelingen will, schützt ihn die Krankheit: Der Mensch kann als Krankheit bekommen, was die Tiere *sind*, aber *er* ist fähig, diese Krankheiten zu überwinden. Wie ist das zu verstehen?

Nehmen wir einmal an, daß sich ein Kind mit einer Tollkirsche vergiftet hat. Es wird heiß und bekommt hohes Fieber; wir tasten einen schnellen, kleinen Puls, und seine Augen haben weit geöffnete Pupillen. Dagegen kann ein Vogel, z. B. eine Amsel, die Tollkirsche vertragen. Denn die Vögel gehören zu den Tieren mit den höchsten Körpertemperaturen, den schnellsten Herzschlägen, und ihre blanken Augen haben weit geöffnete Pupillen. Sie können eine Tollkirsche verdauen, denn sie ist ihrem Wesen nahe verwandt. Aber ein Kind kann *diese* Verdauungsleistung nicht erbringen, die notwendig wäre, um die Tollkirsche zu vermenschlichen. Doch nicht nur durch die Tollkirsche droht ein Mensch dem Vogel ähnlich zu werden, sondern beispielsweise auch durch eine Schilddrüsenüberfunktion. Dieses Krankheitsbild hat manches mit den genannten Vergiftungserscheinungen gemeinsam. Gesundwerden bedeutet, das jeweilige Tier in sich zu *zähmen*, statt dessen unterjochen zahlreiche Arzneimittel das Tier im Menschen. So gibt es keine bessere Krankheitslehre als das Studium der Tiere im Hinblick auf den Menschen. Dafür möchten die folgenden Betrachtungen manche Anregung geben.

Die Tiere leben im Einklang mit ihrer natürlichen Umgebung. Dem Menschen hingegen genügt es nicht, wie seine Brüder in der Natur zu hausen, vielmehr baut er sein Haus derart, daß er sich darin von ihr sogar ein wenig absondern kann und unabhängiger wird von den Verhältnissen draußen. Drinnen lebt er größtenteils im «Toten». Was er mit hineinnimmt, soll haltbar und trocken sein, lediglich Fenster und Türen ermöglichen eine Verbindung zur Außenwelt.

Auch durch die Kleidung unterscheidet sich der Mensch wesentlich von den Tieren. Die Tiere haben in der Regel immer dasselbe an und wechseln ihre Hülle nur, sofern es ein natürlicher Anlaß gebietet, z. B. die Jahreszeit. Der Mensch kann seine Hülle freier gestalten und an besonderen Tagen oder zu besonderen Gelegenheiten eine Kleidung für sich wählen, die über ihre Schutzfunktion hinaus seiner Seele Ausdruck verleihen kann. Hier zählt etwas, was außerhalb der Naturreiche gesucht werden muß und mit der Geschichte der Menschheit oder mit der Biographie des einzelnen Menschen zusammenhängt.

Doch auch der Natur selber kann der Mensch ein anderes Antlitz verleihen. Das Tier schafft sich zwar ein Zuhause, doch baut es das, was schon da ist, für seine Belange um. Anders der Mensch. Er ist ein Wesen, dessen Glaube «Berge versetzen» kann: in der Stoffwechseltätigkeit im Inneren und mit den Gliedmaßen draußen in der Welt.
So bleibt der Mensch einerseits mit bestimmten Fertigkeiten hinter entsprechenden Tieren zurück. Andererseits haben wir an seiner Art zu wohnen oder sich zu kleiden manches gefunden, was nicht ganz zu den Naturreichen gehört. Wenn wir unsere Frage nach dem Menschen weiter fassen und auch seinen zukünftigen Entwicklungsmöglichkeiten Raum lassen wollen, sind vielleicht garade diese mangelhaft ausgebildeten Fertigkeiten wie Vorboten einer Entwicklung, welche über die Naturreiche hinausweist. Zusammenhänge solcher Art können wir *innerhalb* der Naturreiche an der Pflanze studieren, welche ihre Blattentwicklung zurückhält, sobald die Blütenbildung beginnt. So liegt es nahe, nach Organen oder Organfunktionen zu suchen, die für ein Überleben auf der Erde nicht unbedingt gebraucht werden, an welchen jedoch Eigenschaften zu finden sind, die künftige Entwicklungsschritte vorbereiten *könnten*. Und es finden sich tatsächlich solche Organe. Zu ihnen gehört der Dickdarm, mit welchem immer mehr Menschen Probleme bekommen, so daß er häufig durch chirurgische Eingriffe teilweise oder sogar ganz entfernt werden muß. Trotzdem haben viele dieser Menschen eine normale Lebenserwartung. Im Dickdarm geschieht etwas ganz Außerordentliches. Zunächst wird hier der Darminhalt auf seinem 1,3 m langen Weg fester, d. h. der Dickdarm ist dauernd damit beschäftigt, etwas in uns fest werden zu lassen. Dieser Vorgang ist beschwerlich, weil das Feste nicht nur einfach fest wird, sondern dazu noch weitergeschoben werden muß. Erstaunlicherweise nimmt diese Tätigkeit unten rechts im Bauchraum, ganz in der Nähe des Darmausganges ihren Anfang, obgleich lediglich ein kleines Verbindungsstück notwendig gewesen wäre, um den Darminhalt, bevor er fest zu werden beginnt, auszuscheiden, wie wir es bei den Vögeln beobachten können. Statt dessen verläuft der Dickdarm des *aufrecht* stehenden Menschen nach oben in Richtung Leber und umfährt als ein lebendiger Rahmen das Dünndarmgeschlinge im Uhrzeigersinn. Erst dann löst sich der geformte Stuhl aus dem Enddarm heraus. Stuhlgang haben bedeutet, sich von einem Häufchen «Erde» zu befreien. Und wenn wir *diese* Erde mit jener lebendigen Erde vergleichen, die ein Regenwurm hinterläßt, müssen wir beim Menschen sogar von einer nahezu toten Erde sprechen. Überwiegt das «Erde-Bilden», das Verfestigen, entsteht Verstopfung, und wenn die «Erde» zu flüssig bleibt, bekommt der Mensch Durchfall.
Nun haben wir noch weitere Organe, welche wir für das Erdenleben nicht im selben Maße brauchen wie andere lebensnotwendige Organe. Zu diesen

gehört das Gehirn. Von seinem Aussehen her gleicht es dem Darm sogar ein wenig. Im Darm sind aber die Windungen stets bewegt, während die Gehirnwindungen den Eindruck machen, als ob sie sich bewegen könnten! Bei einem *trägen* Darm ist die Ähnlichkeit mit dem Gehirn größer. Seltsamerweise setzt sich das Gehirn tatsächlich mit den Darmgiften auseinander, die bei einer verzögerten Stuhlentleerung frei werden. Dabei handelt es sich vor allem um Stickstoffverbindungen aus der Eiweißernährung. Diese Gifte, die sich in bewegungsarmen, gasgefüllten Gedärmen bilden, bringen das Denken durcheinander. Die Altersverwirrung hängt oft mit einer jahrzehntelangen Verstopfung zusammen. Und umgekehrt gründet sich das Denken, sofern es an eine Gehirntätigkeit gebunden ist, auf die Fähigkeit eines anderen Organs, «Erde» zu bilden und auszuscheiden. Solches geschieht vor allem im Dickdarm.

Nun darf man nicht glauben, daß jene Menschen, deren Dickdarm entfernt werden mußte, deshalb nicht denken könnten. Wer erblindet, dem ersetzen mit der Zeit die tastenden Glieder das Auge. So vermögen wir außer im Dickdarm noch in anderen Organen «Erde» zu bilden. Aber das ist nicht selten mit gesundheitlichen Störungen verbunden. Geschieht das «Erde»-Bilden beispielsweise in den Zellhüllen bestimmter Gewebeverbände, werden sie dichter und lassen zu wenig Zucker in das Zellinnere hinein. Dadurch steigt der Zuckerspiegel im Blut an und sinkt im Inneren der Zellen: Der Mensch wird zuckerkrank. Insulin schließt die Zellmembran wiederum für den Zucker auf. Geschieht das «Erde-Bilden» entlang der Blutgefäße, verlieren sie ihre Biegsamkeit und verhärten, so daß der Blutdruck ansteigt. Bei einer entsprechenden Veranlagung wäre auch eine Nierensteinbildung denkbar. Schließlich könnte das Verfestigen sogar die Niere selbst ergreifen bis hin zur Entwicklung einer Schrumpfniere. Mit dem Begriff «Erde» ist also weniger die stoffliche Zusammensetzung als vielmehr der Prozeß als solcher gemeint. Die Kunst, einen fehlenden Dickdarm zu ersetzen, würde nun darin bestehen, eine Lebensart zu finden, die es ermöglicht, alles, was normalerweise im Dickdarm geschieht, gleichmäßig auf die dafür geeigneten Organsysteme zu verteilen und sich um eine entsprechende Ernährung zu bemühen, die keines dieser Organe überlastet.

Zu einem «gründlichen» Denken gehört neben dem «Erde-Bilden» aber auch das Stehen auf dem festen Erden*grund*. Schauen wir ins Tierreich zu den Vögeln. Sie haben kaum Kontakt zur Erde und brauchen sich von ihr nicht zu befreien. Wenn ein Vogel gerade anfangen will zu denken, muß er fliegen. So wundert es nicht, daß er bei seinem kümmerlichen Gehirn auch einen geradezu kümmerlichen Dickdarm hat und passend dazu stets Durchfall. Seine einzigartige Fähigkeit ist unbestritten das Fliegen. Hinsichtlich dessen bemerken wir bei den Vögeln noch eine weitere Besonderheit: Sie haben Luft in ihren Knochen. Seltsamerweise hat der Mensch dort, wo etwas in ihm fliegen kann, auch solche Lufteinschlüsse: in den Kopfhöhlen, wo die Gedanken «fliegen». Der Mensch ist aber so eingerichtet, daß er dort, wo seine Gedanken «fliegen», einen Ruhepol entwickelt hat. Und doch kann er mit seinen Gedanken weiter und schneller «fliegen» als jeder Vogel. Aber der Mensch ist ein Wesen, dem die Verwandlung der *Erde* anvertraut ist. *Er* muß auf der Erde gründen.

Nun gibt es weitere Organe, welche die Tiere in anderer Weise gebrauchen als der Mensch. Zu ihnen gehört der Kehlkopf. Beim Tier erschöpft sich die Aufgabe des Kehlkopfes vorwiegend darin, daß es Kraft dieser Organanlage seine spezielle Form gestaltet. Der Mensch dagegen hat sich Formkräfte zurückgehalten und formt mit ihnen das Wort.

Wir haben gesehen, daß sich der Mensch dank der besonderen Beschaffenheit seiner Wirbelsäule von der Erde aufrichten kann, so daß die Tierkreiskräfte nur eine abgeschächte Wirkung auf ihn haben. Und die Pflanze? Ist sie darin dem Menschen gleich? Ja und nein. Die Pflanze wird von kosmischen Kräften aufgerichtet, der Mensch muß sich von innen heraus Wirbel für Wirbel selbst aufrichten. Ein Bild für seine aufrechte Haltung ist der Stab. Diesem Stab haben die Tiere in all ihrer Einseitigkeit Zeitlebens gedient und sich von ihm lenken lassen. Doch allzuoft mußten sie erleben, wir der Mensch ihn mißbraucht und sie durch entsprechende Züchtungen nur noch mehr in ihre Einseitigkeiten hineingetrieben hat. Und wie er mit dem Stab die Herde draußen hütet, trägt er auch einen «Stab» *in* sich für seine innere Herde. Denn nur der Mensch kann das Tier *in* sich zähmen. Doch er gerät dadurch in Gefahr, selbst in Tierisches zurückzufallen. Der Löwe wird beispielsweise auf eine starke Seele warten, die im Leben lernen will, die Macht, die ihr gegeben ist, nicht zu mißbrauchen. So nimmt jeder Mensch *ihm* entsprechende Tiere in seine «Arche» auf und bringt sie mit auf die Erde.

Die Wirbelsäule ist *ein* Gerüst für diesen «Stab». Mit ihrem unteren Ende reicht sie in das Wärmezentrum des Stoffwechselbereichs hinein und nach oben verjüngt sie sich wie eine Flamme. Und wie die Flamme sich um den Docht, den sie verascht, weitet, läßt die Brustwirbelsäule dem Herzen und der Lunge Raum. So hat die menschliche Wirbelsäule eine innige Beziehung zur Wärme, zum Feuer, zur Flamme. Sie gehört zum leiblichen Gerüst für das ureigenste Selbst des Menschen, für sein *Ich*. Dieses Ich lebt und wirkt in der Wärme. Es befähigt ihn, mit dem Feuer umzugehen und durch das Feuer Verwandlungen herbeizuführen. Und wie sich der Mensch in der physischen Welt durch eine Haut von der Umwelt abgrenzt, ist die Ich-Wesenheit abgegrenzt und unterschieden von den Geistwesen. Dabei ist zu berücksichtigen, daß in

der geistigen Welt ein Abgegrenzt-Sein auch dann möglich ist, wenn die Wesenheiten einander durchdringen. Das Ich ist als viertes Wesensglied über die drei anderen gesetzt und soll sie mehr und mehr verwandeln.
Der physische Leib, der Äther- oder Lebensleib und der Astralleib geben dem Menschen Heimat auf dieser Erde: Mit ihnen fühlt er sich den Naturreichen verwandt. Doch sind diese drei menschlichen Wesensglieder so beschaffen, daß sie das Ich mehr und mehr aufnehmen können.
Beim gesunden Menschen klingen die vier Wesensglieder wie die Saiten eines gut gestimmten Instrumentes, und jeder einzelne Mensch hat ein individuelles Zusammenspiel seiner Wesensglieder. Das folgende Kapitel versucht, die Voraussetzungen dafür zu schaffen, auf dieses Zusammenspiel hören zu lernen.

II. KAPITEL

Erscheinungsformen der Wesensglieder im dreigliedrigen Menschen

Wenn wir den erwachsenen Menschen vom Kopfe bis zu den Füßen daraufhin betrachten, in welcher Art die Wesensglieder in ihren Elementen in ihm wirken, erscheint vor unserem inneren Auge das Bild vom dreigliedrigen Menschen (S. 19ff.). Dieses Menschenbild soll zur Grundlage für die folgenden Krankheitsbetrachtungen werden.

Am *oberen* Menschen prägen die Knochen zu großen Teilen die äußere Gestalt des Kopfes, ganz anders als bei den Waden, welchen ein Muskelmantel die äußere Form verleiht. Wie eine Schale umschließen die fest verzahnt miteinander verwachsenen Schädelknochen das empfindliche Gehirngewebe. Unter ihnen ist das Felsenbein, in welchem das Innenohr verborgen liegt, der härteste Knochen des Menschen überhaupt. Innen in der Schädelwölbung finden wir Furchen, die kleinen Flußläufen gleichen. Diese hat das venöse Blut im Laufe der Zeit in den Knochen gegraben. Denn alles, was fließt, wird hier vom Knochen begrenzt und muß sich seinen Formen zunächst anpassen. Viele Knochen sind nur spärlich durchblutet, und in den luftgefüllten Kopfhöhlen ist der Fluß sogar ganz unterbrochen, so daß die wesentliche Eigenschaft des Flüssigen, alles zu durchdringen und miteinander verbinden zu wollen, am oberen Menschen vergleichsweise wenig zum Tragen kommt.

Innen trägt der wasserklare Liquor[8] das Gehirn wie auf Flügeln, die im Atemrhythmus schwingen. Unterhalb des Gehirnes sammeln und vernetzen sich große Teile des venösen Blutes und strömen von dort zum Herzen zurück. Insgesamt fließen die Säfte im Bereich des oberen Menschen vergleichsweise ruhiger.

Auch die stoffliche Luft, die in den Atemwegen unentwegt bewegt ist, kommt in den Kopfhöhlen mehr oder weniger zur Ruhe. Diese Höhlen sind beim Kleinkind noch mit Gewebe verschlossen. Erst wenn sich im Schulalter der mittlere Teil des Gesichtes streckt und weitet und die Kräfte, die sich an den Höhlen gebildet haben, frei werden, entstehen dort, wo einst lebendige Substanz gewesen ist, Hohlräume. Die freigewordenen Kräfte befähigen den Menschen von nun an, sich von etwas eine lebendige Vorstellung zu machen.

Während in den Kopfhöhlen mit dem Freiwerden ätherischer Kräfte Substanz verschwindet, beobachten wir an den Zähnen das Gegenteil: Hier wird Substanz gehärtet. Schon bevor der Zahnwechsel begonnen hat, stecken die zweiten Zähne nahezu fertig im Kieferknochen, als ob sie auf Vorrat gebildet worden seien. Doch viele dieser Zähne warten noch jahrelang, bis es für sie an der Zeit ist, das Zahnbett zu durchstoßen.
Wie sich einst der Menschenkeim aus dem Wäßrigen entwickelt hat, deutet manches darauf hin, daß auch das Vorstellen anfangs dem Wäßrigen verbunden ist: Erinnert nicht das, was wir bildhaft in die Vorstellung rufen können, an sich im Wasser spiegelnde Bilder? Vorschulkinder wollen von sich aus bildhaft denken. Wenn ein Kindergartenkind ein rotes Dreieck sieht, dessen Spitze nach oben zeigt, wird es von sich aus sagen: Das ist ja ein Dach! – und vielleicht noch hinzufügen: Und jetzt mache ich ein Haus. Nun kommt der Erwachsene und erklärt ihm, daß es viel schlauer ist zu sagen: Das ist ein Dreieck. Dann gibt er ihm eine Schachtel voller vieleckiger Steinchen, aus welchen es alle Dreiecke heraussuchen soll, und gewöhnt ihm das bildhafte Denken ab. Nein, auch nicht ein grüner Tannenbaum, sondern ein grünes Dreieck! Das hat zur Folge, daß die Kräfte, welche das abstrakte Vorstellen zum Bilde verlebendigen könnten, brachliegen und manchmal erst nach vielen Jahren in Gestalt einer Krankheit auf der leiblichen Ebene wieder zum Vorschein kommen.
Wir haben den oberen Menschen mit seinen fest verwachsenen Knochen, dem ruhigen Strömen der Säfte und der in den Höhlen zur Ruhe kommenden Luft als einen Ort der Ruhe kennengelernt. Denn am Kopf ist der Beweger, der Astralleib, im wesentlichen außerhalb der physischen Organisation tätig und erfüllt den Kopf nur insofern, als er seine Tätigkeit in ihm «spiegelt», ganz so, wie auch die Bewegungen der Glieder sich im Kopfe «spiegeln». Dieses Spiegeln ist für das Bewegen notwendig. Denn sobald ein Teil dieses «Spiegels» ausfällt, so bei einem Schlaganfall, sind die Glieder nicht mehr fähig, sich zu bewegen, obwohl sie eigentlich gesund sind.
Ohne Zweifel gibt es aber auch am Kopfe bedeutsame, wenn auch sehr kleine Bewegungen, so, wenn jemand die Stirnhaut in Falten zieht oder die Nase rümpft. In diesen Bewegungen drücken sich vor allem feinste seelische Empfindungen aus.
Wie verhält sich die Wärme im oberen Menschen? Auf engem Raume sind unterschiedliche Wärmeverhältnisse zu bemerken und, verglichen mit den Temperaturen unterhalb des Zwerchfells, ist es oben am Kopfe kühler. Ausgenommen bei hohen Außentemperaturen. Dann kann es im Kopf so warm werden wie sonst nur im Bauch.
So ist die Ich-Organisation, die für ihre Tätigkeit eine gleichmäßige Wärme

braucht, am Kopfe gemeinsam mit dem Astralleib außerhalb des physischen Leibes tätig. Welche Bedeutung könnte dies für den Menschen haben?
Angenommen, einer Dame krabbelte eine Spinne ins Blickfeld. Dank des Astralleibes, der als seelisches Auge an die Spinne heranreicht, kann sie die Spinne bewußt wahrnehmen. Nehmen wir weiter an, daß sie einen Schrei ausstieße und davonliefe. Könnte sie durch ein solches Verhalten jemals etwas vom wahren Wesen der Spinne erfahren? Hier bedarf es der Ich-Tätigkeit, die das seelische Auge durchdringt und von welcher sich das seelische Auge, der Astralleib, mehr und mehr leiten ließe. So könnte die Dame ihre Abneigung mit der Zeit in den Griff bekommen, und ihre Beine würden sich mehr und mehr von ihrem Ich lenken lassen, so daß der Impuls, weglaufen zu müssen, mit der Zeit gezähmt werden könnte.
Am oberen Menschen sind wir im Hinblick auf Leben, Bewegung und Wärme in besonderem Maße davon abhängig, was diesem zu seiner Erhaltung vom unteren Menschen zugetragen wird, denn im oberen Menschen werden die Elemente von den höheren Wesensgliedern[9] nur teilweise durchdrungen. Vielmehr wirken diese außerhalb der leiblichen Organisation und dienen Wahrnehmungs- und Bewußtseinsprozessen. Dank seiner Nerven-Sinnes-Organisation nimmt der Mensch die Welt wahr und kann sich auch beim Schließen der Augen eine Vorstellung von ihr machen.
Studieren wir nun den Raum unterhalb des Zwerchfells, wo das *Stoffwechselleben* sein Zentrum hat. Die weichen Bauchorgane werden von den Beckenknochen getragen und von Muskelzügen und Bändern zusammengehalten. In den Eingeweiden befindet sich das Mineralische weitgehend in Lösung. Wie aber ist es möglich, daß Mineralisches hier gelöst bleibt und nicht ausfällt und Kristalle bildet? Dieses verdankt der Mensch zuallererst seinen Nieren. Denn das Blut, das von den Nieren in den Kreislauf zurückfließt, ist weniger salzig und somit der aufbauenden Milch ähnlicher geworden. Wie das Auge salzige Tränen weint, preßt das Blut in den Nierenkörperchen (Glomeruli) den salzigen Harn aus sich heraus. Man könnte daher sagen: Die Niere wacht darüber, daß der Körper nicht zur Salzsäule erstarrt.
Unterhalb des Zwerchfells fießen die Säfte in unterschiedlichsten Tempi, Rhythmen und Formen und bilden mit den Organen eine reiche Farbenpracht: das hellere und dunklere rote Blut, die grüngelbe Galle in der olivgrünen Gallenblase, die milchigtrübe Lymphe, der leuchtend gelbe Harn und schließlich die Farbengemische der Nahrung. Im sauren Magen werden die Farben durchlichtet, hellen auf, und eine kleine Weile später dunkeln sie in den basischen Säften des Dünndarmes wiederum ab. So «malt» der Mensch beim Verdauen im Dunkel der Leibeshöhle immer wieder neue farbenprächtige Bilder.

Indem das Wäßrige Wärme aufnimmt und weiterleitet, dient es der Ich-Organisation, und insofern es sich bewegen läßt, dient es dem Beweger, dem Astralleib. Und das bewegte, warme «Wasser» durchzieht den physischen Leib und vermittelt an ihn den Willen von Astralleib und Ich.
Eine besondere Verwandlung geschieht unterhalb des Zwerchfells mit der stofflichen Luft. Wir finden sie, mit Ausnahme der Magenblase, welche im Kopfteil des Magens an das Zwerchfell heranreicht, nur noch in Form von winzigsten, fein verteilten Luftperlchen, welche im Darm den Verdauungsbrei auflockern und die Säfte in Bewegung halten, vergleichbar den Kohlensäureperlchen im Wasser.
Um etwas über die Tätigkeit des Astralleibes im Stoffwechselmenschen zu erfahren, ist das Augenmerk daher auf die Bewegung im Flüssigen zu richten. So strömt das Blut in einer großen Bewegung durch eine Lücke im Zwerchfell nach unten in den Bauchraum. Ein Viertel davon fließt zu den Nieren, und das ist hinsichtlich der Nierengröße (Höhe 12 cm) eine gewaltige Menge. In den Nieren staut sich das Blut und beginnt in äußerst schnellen Läufen bis in die kleinsten Windungen zu rinnen und läßt keines der abertausend «Nierenäuglein» trocken. Auch die Kräfte, mit welchen es sich in die Glomeruli drückt und preßt, haben eine Beziehung zum Luft-Element.
Wenn das Blut aus den Verdauungsorganen wieder zum Herzen fließt, ist es von ganz anderer Art, besonders das zur Leber strömende Pfortaderblut. Dieses hat sich in ein dunkles, ruhig strömendes «Nährwasser» verwandelt. Wer sich anschaut, wie die Leber von unten am Zwerchfell haftet, gleich einem dunklen, quallenartigen Lebewesen, welches sich bei jedem Atemzug leise hebt und senkt, gewinnt den Eindruck, daß sie immerzu darauf wartet, wieder etwas in sich hineinsaugen zu können. Hier kommen Kräfte zur Wirksamkeit, die für den Rückfluß des Blutes zum Herzen von Bedeutung sind.
An die Tätigkeiten der Bauchorgane reichen wir mit unserem Bewußtsein nicht mehr heran. Hier ist der Astralleib in den Stoffwechsel hineingtaucht und dient dem Aufbau und der Erneuerung der Körpersubstanz.
Die Wärme im Stoffwechsel ist im Vergleich zum Kopf einheitlicher und beständiger. Sie ist weniger abhängig von der Umgebungstemperatur und darf als *ein* Organismus bezeichnet werden, in welchen die Ich-Organisation überall tätig ist. Auch der Menschenkeim findet hier, unter dem Herzen, Bedingungen, um zu wachsen und zu gedeihen.
Im Stoffwechselmenschen wirken die Wesensglieder gemeinsam, als ob sie nicht vier, sondern ein einziges Wesensglied seien: Das Mineralische ist in Lösung, der Lebensleib folgt in den Körpersäften den Bewegungen des Astralleibes, und alles geschieht in einer nahezu gleichmäßigen Wärme, in welcher das Ich die Verwandlung der Nahrung in menschliche Substanz lenkt.

In den *Gliedmaßen* verbergen sich die festen Knochen. Denn sichtbar ist nur der Muskelmantel, der den Gliedern Form verleiht. Erst wenn der Mensch krank wird, treten auch hier die Knochen deutlicher hervor, wie es am Schädel im Gesunden der Fall ist.
Eine weitere Besonderheit des Bewegungsmenschen sind seine Gelenke. In ihnen können die Knochen ihre Richtung zueinander wechseln. Anders als der Schädel stehen die Glieder im Dienste der Bewegung. Und so, wie der Mensch sich bewegt, lagert sich das Mineralische dem Knochen ein. Aus der Anordnung der Knochenbälkchen könnte man herausfinden, welche Bewegungen ein Mensch gemacht hat. Und wenn er sich fast gar nicht bewegt, werden die Knochen brüchig. Dann lagert sich zu wenig Mineralisches in sie hinein.
In den Gliedern fließt das erneuerte, sauerstoffreiche, hellere Blut nahe am Knochen entlang, so daß sich der Puls nur tief in den Gelenkbeugen, wo sich die Muskelbäuche verjüngen und in Sehnen auslaufen, tasten läßt. Das dunklere Blut fließt insgesamt knochenferner. Teilweise können wir seine Bahnen sogar bläulich durch die Haut schimmern sehen.
Körpersäfte, die beschwingt fließen, erleichtern die Bewegung der Glieder und umgekehrt. Durch jede Gliederbewegung wird ein Stoffwechselvorgang in Anspruch genommen. Stoffwechsel- und Gliederbewegung stellen sich immerzu aufeinander ein, sie gehören zusammen wie Frage und Antwort.
Im Seelischen entspricht dem Stoffwechsel-Gliedmaßenmenschen das Wollen. Immer, wenn etwas gewollt wird, wechseln Stoffe. An dieses Wollen reicht das Bewußtsein des Menschen jedoch nicht heran.
Dafür ein Beispiel:
Angenommen, ein Mensch wäre nach München gereist, um dort jemanden zu besuchen. Hat er sich nun diese Reise zuerst im Kopf erdacht und anschließend in die Tat umgesetzt, oder wollten die Glieder schon viel früher nach München aufbrechen, möglicherweise wegen eines Ereignisses, das mit dem geplanten Besuch gar nicht im Zusammenhang steht, jedoch eine Schicksalswende bringen sollte? Angenommen, daß es so wäre. Dann hätten die Glieder den Willen, nach München zu reisen, dem Kopfe vermittelt und der Kopf erst etwas später eine Begründung gefunden, die es dem Menschen erlaubt zu sagen, daß er eine Reise nach München plant, um jemanden zu besuchen.
Wäre es erstrebenswert, den Menschen für das, was als Wollen im Stoffwechsel und den Gliedern lebt, hellsichtig zu machen? Nicht unbedingt. Dadurch, daß er diesem Wollen gegenüber noch schläft, ist er davor geschützt, wieder umzukehren, wenn er eine Schau dessen hätte, was ihn in München erwartete. Es ist erst dann für den Menschen sinnvoll, darin aufzuwachen,

wenn er sich dadurch nicht abhalten läßt, sein Schicksal zu erfüllen. Denn der Lenker dieses Wollens ist sein ureigenstes Selbst, sein Ich. Das Ich lenkt die Glieder dorthin, wo wir unsere Erdenaufgabe finden. Frei sind wir darin, wie wir ihr gerecht werden und mit unserer Tätigkeit eine neue Zukunft veranlagen.

Betrachten wir im folgenden den *mittleren* Menschen, der im Brustraum sein Zentrum hat. Im Vergleich zum Schädel, der eine feste Schale bildet, ist der Brustkorb so beschaffen, daß die «Schale» überall durchbrochen ist. Zwischen den Rippen bleiben Räume frei. Wenn wir auf den Brustkorb achten, wie er sich hebt und senkt, und auch, wenn wir den Puls eines Menschen fühlen, bekommen wir eine Antwort auf die Frage nach seinem *Leben.*

Ich und Astralleib, die im oberen Menschen weit im Umkreis tätig sind, kommen im Brustraum aufeinander zu, um dann gemeinsam in den Stoffwechsel hineinzutauchen. Alles, was in der Außenwelt auf sie gewirkt hat, nehmen sie mit sich hinein, ziehen es wie durch ein «Nadelöhr» und wenden es nach innen.

In der Lunge wird die Luft zunächst daran gehindert, sich frei zu bewegen und allseitig auszudehnen. Aber ihre Eigenschaft, immerzu in Bewegung zu sein, wird hier dem Blute vermittelt.

Die Luft, welche die Lunge wieder verläßt, nimmt Kohlendioxid mit sich nach draußen, d. h. der Mensch atmet stofflichen Kohlenstoff aus! Und das Blut, das aus der Lunge zum Herzen fließt, wird um diesen Kohlenstoff leichter. Je stärker die Ausatmung, desto mehr geht dem Menschen von diesem «Gerüststoff» verloren und desto mehr auflösende Kräfte sind in ihm tätig. Wenn dagegen die Einatmung überwiegt, kommen die formenden Kräfte mehr zum Tragen, dann wird weniger Kohlenstoff abgeatmet. So kann der Mensch oberhalb des Zwerchfells über die Lungentätigkeit und unterhalb desselben durch die Nierentätigkeit den Mineralhaushalt beeinflussen.

Hier im mittleren Menschen werden von den beiden großen rhythmischen Organen, dem Herzen und der Lunge, für das Eintauchen des Astralleibes in den Stoffwechsel immer wieder neue Gleichgewichte geschaffen. Ein rennender Mensch braucht eine andere Atmung als ein Mensch, der nachdenkt. Alles, was der Mensch tut, würde ihn auf eine ganz bestimmte Weise krank machen, wenn nicht der mittlere, rhythmische Mensch immerzu einen Ausgleich schaffte. So hat jeder Mensch einen «Heiler» *in* sich, dessen Wohnstatt der Brustraum ist.

Im folgenden III. Kapitel wollen wir an der kindlichen Entwicklung nachvollziehen, wie sich der dreigliedrige Mensch im Laufe der ersten drei Jahrsiebte herausbildet. Wir werden sehen, daß der Brustraum des Säuglings noch kaum entwickelt ist und sein «Heiler» erst allmählich in ihn einziehen kann. Um so wohler fühlt er sich im Arm der Mutter, fühlt ihren Herzschlag, spürt ihren Atem und trinkt die heilende, nahe am Herzen gebildete Milch.

III. KAPITEL

Die Entwicklung der Wesensglieder im Kindesalter

Hilflos kommt das Menschenkind auf der Erde an. Plötzlich fühlt es den Herzschlag der Mutter nicht mehr. Es fängt an zu frieren, wird nicht mehr vom warmen Fruchtwasser umspült. Doch der Wärmemangel ruft zur Wärmebildung auf, und lufthungrig beginnt es zu atmen und lebenswillig sucht es die Milch.

Wer ein regelrecht geborenes, normalgewichtiges Kind mit einem Kinde vergleicht, das um einige Wochen zu früh zur Welt gekommen ist, macht eine erstaunliche Beobachtung: Das «Frühchen» sieht wesentlich älter aus! Für gewöhnlich sieht ein Mensch alt aus, wenn die Zeit ihre Spuren an ihm zurückgelassen hat. Dann bezeugt jede Falte: Hier war einmal Leben. Aber die Falten eines «Frühchens» runden und glätten sich mit jedem neuen Tag, bis es nach einer Weile genauso jung ausieht wie die gleichaltrigen, regelrecht geborenen Kinder.

Der vergleichsweise große Kopf des Säuglings ist reich durchblutet. Eine solche Blutfülle hat der Kopf eines Erwachsenen nur in seelischen oder krankheitsbedingten Ausnahmezuständen wie im Zorn oder im Fieber. Der Erwachsene hat solche durchbluteten Häute vor allem innerlich, dazu gehören z.B. die Darmschleimhäute. Was aber tut das Blut des Säuglings in der äußeren Haut, die doch im wesentlichen ein Sinnesorgan ist? Das Blut eines Säuglings hat eine außerordentliche Bereitschaft, sofort ins Stoffliche umzubilden, was seine Sinne wahrgenommen haben. Alles, was in der Umgebung des Kindes geschieht, ist Nahrung für seine leibliche Entwicklung. Auch was es im moralischen Umfeld erlebt, will sofort leiblich werden. So gesehen ist der Säugling wie ein einziges Sinnesorgan. Dieses Sinnesorgan hat jedoch eine willensartige Natur. Doch seine Sinne reichen nur wenig in die Außenwelt und sind noch mehr ins Leibliche orientiert. So schmeckt der Säugling die Milch bis tief hinunter in die Verdauungsorgane.

Dem großen, rotdurchbluteten Kopf entspricht unterhalb des Zwerchfells eine vergleichsweise große Leber. Diese füllt beim Säugling noch den halben Bauchraum aus!

An der Art, wie sich die Wirbelsäule im 1. Lebensjahrsiebt von oben (!) nach unten aufrichtet, können wir studieren, wie die Bildekräfte vom Kopfe aus in

den wachsenden Organismus hinunterwirken. Zunächst kann der Säugling den großen Kopf noch kaum halten: Entweder kippt er nach vorne oder nach hinten. Doch schon im Laufe der ersten Wochen lernt er, ihn immer ein bißchen länger oben zu behalten.
Im 4. Monat ist er plötzlich in der Lage, mit der Brustwirbelsäule eine Drehbewegung zu machen. Das Kind, das immer zuverlässig liegenblieb, auch wenn die Mutter kurz etwas holte, ist jetzt durch einen überraschenden Sturz von der Wickelkommode gefährdet (S. 162). In dieser Zeit ist der Knochenmensch noch eine Zweiheit. Erst, wenn sich das Kind an etwas hochzuziehen beginnt und sich schließlich auf die Beine stellt, senkt sich das Kreuzbein vollständig zwischen die Beckenknochen. So wird der Knochenmensch durch den ersten Schritt zur Einheit! Für die gesunde Entwicklung der Wirbelsäule ist es wichtig, dieses Ereignis nicht vorwegzunehmen, indem man z. B. versucht, das Kind vorzeitig auf die Beine zu stellen, sondern abzuwarten, bis es von sich aus diesen ersten Schritt tun will.
Anfangs hat man den Eindruck, als ob die Füßchen beim Laufen auf der Erde noch kaum eine Spur hinterlassen. Den kleinen schnellen Schrittchen entspricht ein schneller Herzschlag. Und so wenig die Füße beim Laufen auf die Erde drücken, drückt das Blut im Körperinneren. Der Blutdruck ist noch viel niedriger als beim Erwachsenen (S. 236) und die Atmung schnell und flach. Und erst, wenn das Kind beginnt, gleichmäßiger zu laufen, stellen sich Atmung und Herzschlag aufeinander ein. Der Herzschlag wird gleichmäßiger und langsamer, der Blutdruck steigt allmählich an, und die Atmung wird tiefer (S. 234 f.).
Für das Kleinkind gibt es keine bessere Erziehungsmethode *und* keine bessere Heilmethode als die Selbsterziehung der Erwachsenen. Alles, was es in seiner Umgebung erlebt, ahmt es im Leiblichen nach, allem, was es mit seinen Sinnen wahrnimmt, entspricht ein Stoffwechselvorgang, durch welchen es seinen Leib aufbaut. Erlebt es beispielsweise im moralischen Umfeld Unwahrheiten, bildet es Verdauungsorgane, in welchen unvollkommene Stoffwechselvorgänge ablaufen.
Das in der Nachahmung lebende Kleinkind kann keine Auswahl treffen hinsichtlich dessen, was es nachahmt. Denn es liegt im Wesen der Nachahmung, alles nachzuahmen, ohne es in Zweifel zu ziehen. Manche Eltern wollen ihr Kind davor schützen, etwas nachzuahmen, was ihm nicht guttut, und bringen es dazu, ein eigenes Urteil zu fällen. Wenn es aber anfängt zu urteilen, verwendet es Kräfte, die es zum Aufbau des mittleren rhythmischen Menschen, für Herz und Lunge, noch dringend braucht (s. u.).
Wenn ein Kind zur Erde kommen will, hat es schon längst «ja» zu den Fehlern und Unzulänglichkeiten der Eltern gesagt, denn wichtiger als alles andere

ist es dem Kinde, endlich wieder geboren zu werden. Und es ist vielleicht der größte Schmerz für ein Kind, das in der geistigen Welt in Liebe auf die Bereitschaft der Eltern wartet, wenn die Eltern ihm das Tor verschließen und sich möglicherweise von dem Gedanken leiten lassen, daß es in der heutigen Zeit nicht verantwortet werden könne, Kinder zu zeugen.
Am Ende des 3. Lebensjahres, wenn das Kind zum erstenmal Ich von sich selber sagt, ist das Gewissen im wesentlichen ausgebildet. Noch nimmt aber die Mutter die Stelle ein, die sich im späteren Leben als Stimme des Gewissens meldet. Von nun an merkt es: Jetzt tue ich etwas, was ich nicht darf, was die Mutter verboten hat. Dann «beißt» das Gewissen, und das Kind läuft mit Gewissensbissen herum. So lernt es an der Mutter, wie es ist, wenn das Gewissen beißt. Dieses ist die Voraussetzung dafür, daß es später die Stimme seines Herzens hört. Dann ist es nicht mehr die Stimme der Mutter, durch die es wachgepocht wird, sondern die Stimme des eigenen Herzens.
Eine Krankheit, die in diesem Alter häufig vorkommt, ist die Mittelohrentzündung (S. 186). Und besonders jene Kinder, die manchmal gar nicht auf die Gewissensstimme hören wollen, sind häufig davon betroffen. Möglicherweise hat ein solches Kind in seinem seelischen Umfeld einen Menschen zum Vorbild, dessen «seelische Ohren» für irgend etwas im Leben taub geworden sind.
In den folgenden Jahren baut und bildet der Lebensleib unermüdlich nach dem Willen der höheren Wesensglieder am physischen Leibe. Diese wirken im Kleinkindalter vor allem vom Kopfe aus in den Körper herunter. Auch viele Krankheiten, wie Masern, Scharlach, Röteln, entwickeln sich von oben nach unten. Sie tauchen dort auf, wo der Lebensleib behindert ist, am physischen Leibe zu arbeiten. Wenn z. B. ein schwächliches blasses Vorschulkind Keuchhusten bekommt, so rütteln die Hustenstöße an allen Organen, und alle Kräfte sind aufgerufen, die Lunge zur Entfaltung zu bringen, während anderes solange in den Hintergrund treten muß. So verliert das Keuchhustenkind an Gewicht. Aber anschließend ißt es plötzlich mit viel größerem Appetit als zuvor!
Gegen Ende des 1. Jahrsiebts haben die Bildekräfte des Lebensleibes den von den Eltern ererbten Modell-Leib soweit umgewandelt, daß er der Ich-Organisation und dem Astralleib zum Instrumente werden kann. Dann löst sich der Lebensleib teilweise aus dem physischen Leib heraus, um im Seelischen tätig zu werden. Die Kopforgane sind am weitesten entwickelt, so daß er aus ihnen zuallererst heraustreten kann. Zurück bleiben jene Kräfte, welche den Kopf ernähren müssen.
Durch eine entsprechende Erziehung, z. B. indem die Kinder mit fünf Jahren zur Schule geschickt werden, kann der Erwachsene bewirken, daß der Le-

bensleib den Organen *vorzeitig* entzogen wird, wenn sie noch unfertig sind. Dadurch bekommt das Kind schwächere Organe. Denn die einmal frei gewordenen Bildekräfte können den Organen *so* nicht mehr zurückgegeben werden. Dann bleibt uns nur noch, diese besonders sorgsam zu behandeln, damit sie sich, wenn auch etwas schwächer, so doch gesund entwickeln können.

Das bedeutet wiederum nicht, außergewöhnliche Begabungen nicht zu fördern. Man denke an den Cellisten Pablo Casals (†), der als 5jähriger von seinem Vater erbettelte, ihm einen Besen mit Saiten zu bespannen, damit er Cello darauf spielen könnte. *Diese* Kinder gehen gezielt auf ihre besondere Lebensaufgabe zu und lassen uns fühlen: Das *muß* jetzt sein. Da brauchen wir nicht besorgt zu sein, daß das Kind durch mangelnde Frühförderung etwas verpassen könnte. Denn es wird von sich aus alles daran setzen und uns drängen, so lange, bis wir ihm schließlich *doch* nachgeben und es etwas tun lassen, auch wenn es dafür vielleicht noch viel zu früh ist. Angenommen, ein Kind hätte eine solche außergewöhnliche musikalische Begabung und übte von sich aus viele Stunden am Tag. Dann wäre darauf zu achten, daß es z. B. auch mit Farben umgeht und malt, daß nicht nur das Ohr sich bildet, sondern auch die Augen. Das könnte dann ein sinnvoller Ausgleich sein.

Wenn Menschen etwas Zukünftiges auf die Erde tragen, haben sie doch nur einen gegenwärtigen Körper, der dem Zukünftigen noch kaum gewachsen ist. Denken Sie an Mozart. Er ist in seiner Zeit arm gestorben. Die Menschen erkannten den Wert seines Schaffens noch nicht. Dafür hat Mozart all seine Kindheitskräfte geopfert und ist krank geworden. Erst heute, in einer Zeit, in welcher die Menschen wiederum auf die geistige Welt zugehen, erwacht die Empfindung, wie seine Musik eine Hilfe ist auf diesem Wege, so daß die Menschen immer wieder Kraft aus ihr schöpfen wollen.

Solche Schicksale sind jedoch Ausnahmen. Dagegen dürfen wir Kinder, die nicht von sich aus auf ein besonderes Schicksal zugehen, in ihrer organischen Entwicklung nicht behindern, indem wir ihnen zu früh etwas abverlangen. Denn es brauchen doch die allermeisten Menschen für ihren Erdenweg gesunde Organe.

Nachdem sich im ersten Jahrsiebt die Lunge gegen die Leber behaupten mußte, macht der Brustraum auch einen Gestaltwandel nach außen durch: Oben streckt sich der Hals, und unten bildet sich die Taille. Und damit hat sich der Körper deutlich sichtbar dreigegliedert. In dieser Zeit beginnt der Zahnwechsel als Zeichen, daß die Bildekräfte für neue Aufgaben im Seelischen frei geworden sind. *Jetzt* ist das Kind schulreif.

In den ersten Schuljahren will das, was die Kinder nachahmen, nicht mehr sofort leiblich werden, sondern sie ahmen im Seelischen nach. Die freigewor-

denen Bildekräfte suchen nun nach seelischen Inhalten und wollen belehrt werden. Je mehr ein Kind seine Lehrer liebt, desto williger läßt es sich von ihnen die Seelenwelt erschließen.
Alles, was im 1. Jahrsiebt Ungünstiges nachgeahmt wurde, läßt sich im 2. Jahrsiebt noch in nützliche Eigenschaften verwandeln. Hat das Kind beispielsweise Ängstlichkeit nachgeahmt, so kann es jetzt zur Besonnenheit erzogen werden. Auch dafür ist es wichtig, daß das Kind seine Lehrer liebt und sich von ihnen lenken läßt. Für Umwandlungen dieser Art ist das 2. Jahrsiebt das wichtigste!
Wenn sich der mittlere Mensch herausgeformt hat, bemerken wir bei vielen Kindern, daß sie plötzlich fähig sind, heranziehende Krankheiten «abzufangen». Sie klagen häufiger über körperliche Zustände im Sinne von Befindlichkeitsstörungen wie Kopfschmerzen, Bauchschmerzen, leichtere Halsschmerzen, Schlaflosigkeit oder Erschöpfung. Diese kommen und gehen, ohne im Organischen erkennbare Spuren zu hinterlassen.
Mädchen und Buben dieses Alters unterscheiden sich nun mehr und mehr auch durch die Atmung: Die Mädchen atmen im wesentlichen gegen die Rippen zu und die Knaben zu $^2/_3$ mit dem Brustkorb und zu $^1/_3$ mit dem Zwerchfell, d. h. die stoffliche Luft reicht bei den Knaben tiefer in die leibliche Organisation hinunter.
In dieser Zeit wird das Ich, welches bis dahin vom Kopfe aus hinuntergewirkt hat, in das Stoffwechselgeschehen «eingekoppelt», wie es Rudolf Steiner genannt hat.
Ein 9jähriges Mädchen, das sprechen konnte, aber bisher noch niemals *Ich* von sich selber gesagt hatte, kletterte auf einen hohen Baum – es konnte auf die höchsten Bäume klettern – und klammerte sich dort oben plötzlich an einen Ast und schrie herunter: «*Ich* hab' Angst!» Dieser zweite Ichimpuls hat bei diesem Kind überhaupt erst dazu geführt, zum erstenmal *Ich* von sich selber zu sagen.
Von da an gehen Krankheiten nicht nur vom Kopfe, sondern auch vom Stoffwechsel, von der Verdauung, aus. Wodurch können die Verdauungsorgane krank werden? Beispielsweise durch alle unwahren, «schiefen» Gedanken. Zum Beispiel: Sie lassen das Kind etwas versprechen, was es voraussichtlich *so* nicht erfüllen kann: Versprich mir, daß du nie wieder lügst! Gleichzeitig sitzt der Vater über der Steuererklärung, und wenn jemand anruft, soll das Kind sagen, der Vater sei nicht da. Auch eine «Notlüge» bringt die Verdauungsorgane in Not! Denn jeder unwahre Gedanke hat im Stoffwechsel eine Entsprechung. Um aber nicht zu lügen, muß der Mensch zuallererst erkennen, was gelogen ist! Und das wird für uns alle immer schwieriger. Ob wir nun die Geschmacksnerven mit Süßstoff belügen, die Nase mit Duftstoffen, das Ohr mit

Klängen von Instrumenten, die gar nicht spielen, oder das Finanzamt – *ohne* Lüge gäbe es zunächst einmal einen gesellschaftlichen Zusammenbruch. Denn fast alles ist darauf ausgerichtet, daß die Menschen ohne Lüge gar nicht mehr auskommen. Doch genau das führt in die Stoffwechselkrankheiten hinein, und die Menschen werden gemeinsam das «Karma der Unwahrhaftigkeit», wie es Rudolf Steiner einmal genannt hat, tragen müssen. Die «Sommerzeit» ist auch eine Lüge. Stoffwechseltiere, wie die Kühe, geraten dadurch eine ganze Zeitlang durcheinander.

Ab dem 12. Lebensjahr neigen die Muskeln immer mehr dem Knochensystem zu. Dort, wo sie zu Sehnen auslaufen, verstärken sie sich und werden härter. Gleichzeitig bekommt das Kind Freude am Beschleunigen und am Abbremsen, was z. B. das Pferd hervorragend kann.

Diese Zeit ist hinsichtlich der Immunorgane eine ganz besondere: Das lymphatische Gewebe, das sich bisher immerzu vermehrt hat, nimmt von nun an wieder ab. Bis zum 20. Lebensjahr ist es schon um die Hälfte zurückgegangen, d. h. wenn die Immunorgane ihre größte Ausdehnung erreicht haben und schon wieder im Abnehmen begriffen sind, *dann* beginnt die Zeit der Erdenreife, die Zeit der Pubertät. Geschlechtsreif werden bedeutet, in eine Geschlechtserkenntnis zu kommen. Der Begriff *Erdenreife* ist insofern umfassender, als er deutlich macht, daß der Mensch nun reif geworden ist, um einzutauchen in das Wesen *aller* Dinge, und Samen bilden kann für eine neue Erde. Wie ein Kind die Pubertät erlebt und durchmacht, ist auch von jener Entwicklungsepoche abhängig, die ihr vorausgegangen ist, d. h. in welcher Weise sich die Immunorgane entwickeln konnten. Wenn diese aber, wie es heute vielerorts geschieht, durch Impfungen, radioaktive (Niedrig-)Strahlung und viele andere Einflüsse, geschwächt sind, ist es durchaus denkbar, daß sich daraus Störungen hinsichtlich der geschlechtlichen Entwicklung ergeben können. Unter einem solchen Gesichtspunkte könnte auch die Homosexualität einmal betrachtet werden. Denn seit der Immunschwächekrankheit AIDS wissen wir, daß Homosexualität und Immunschwäche zusammenhängen.* Dann wäre Homosexualität etwas, was nicht nur einzelne anginge, sondern uns alle, die wir auf der Erde eine solche Unordnung geschaffen haben, daß immer mehr Menschen gleichgeschlechtlich empfinden.

Das Kleinkind kann sich noch wenig in einen anderen Menschen hineinfühlen. Wenn ich zu ihm sage: Bitte gib mir doch mal *meine* Lieblingsfarbe, wählt es einen Stift und gibt ihn mir, ohne meine Lieblingsfarbe zu kennen. Ganz anders empfindet der junge Mensch zur Zeit der Erdenreife. Er lernt,

* Es spricht manches dafür, daß die Homosexualität durch eine gesunde Ausreifung der Immunorgane seltener würde.

sich in den anderen hineinzuversetzen. Das verdankt er der Geburt des Astralleibes aus dem Lebensleib. Damit ist das eigene Seelische erwacht, das nun nach und nach die Führung des Lebensleibes selber übernehmen will. Von da an will der junge Mensch aus eigener Einsicht handeln und weniger aus Liebe zu einer Autorität. Im oberen Menschen weitet sich der Astralleib für Wahrnehmungs- und Bewußtseinsvorgänge, und im unteren Menschen taucht er tiefer in das Stoffwechselgeschehen ein. Dieses Eintauchen des Astralleibes kann Schmerzen verursachen. Je mehr aber das Interesse für die Welt geweckt wird, desto weniger schmerzt das Eintauchen des Astralleibes.
In diesem Alter beginnt das Nachahmen der Gedanken, das *Nach*denken dessen, was von Menschen gedacht worden ist. Beim Denken baut der Körper ab, und das, was er abbaut, muß ausgeschieden und wieder erneuert werden. Viel mehr als früher beginnen jetzt die «Stoffe zu wechseln». Wer einmal in den Unterrichtsraum einer höheren Schulklasse hineinriecht, merkt deutlich, daß da in einer ganz anderen Weise ausgeschieden wird, als in der nach Blüten duftenden ersten Klasse.
Zu den Krankheiten des 3. Jahrsiebtes gehören Sehnenscheidenentzündungen, Bandverletzungen, Knochensporne, Knochenbrüche, aber auch zahlreiche Stoffwechselkrankheiten. Denn zunächst muß der Heranwachsende lernen, den freigewordenen Astralleib zu beherrschen. So schießen beispielsweise die Bewegungen noch allzuoft über das Ziel hinaus.
Im Laufe dieses Jahrsiebtes haben die Gliedmaßen ihre endgültige Länge erreicht. Das wiederum hat eine große Bedeutung für das Seelische. Denn was tut der Mensch mit seinen Armen? Austeilen, verteilen, mitteilen. Die Arme werden zur leiblichen Grundlage für die seelische Fähigkeit zu *ur-teilen*. Und wenn die Beine ihre endgültige Länge erreicht haben, können sie sich kraftvoll schließen und *ent-schließen*. So stützt sich der Entschluß, den ein Mensch im Seelischen faßt, auf das Schließen und Entschließen seiner Beine. Auf die Fähigkeit der Beine stützt der Entschluß, den ein Mensch im Seelischen faßt.
Im vierten Jahrsiebt ereignet sich die Geburt des Ich, das sich als jüngstes Wesensglied aus dem Astralleib herauslösen wird.

Zusammenfassung

1. Jahrsiebt: Die Mutter sieht eine Maus und schreit «iiiii»! Ein Weilchen später erbricht der Säugling.

2. Jahrsiebt: Die geliebte Autorität züchtet Mäuse. Das Kind wünscht sich zwei Mäuse zum Geburtstag.

3. Jahrsiebt: Der junge Mann bewundert die Mäusezucht, fände es aber artgemäßer, wenn die Mäuse, statt im Laufrad, frei im Keller laufen dürften.

4. Jahrsiebt: Er faßt den Entschluß, Mitglied im Tierschutzverein zu werden.

IV. KAPITEL

Der Wärmeorganismus und das Fieber

Wärme liegt allen Verwandlungen im Menschen zugrunde. In ihr lebt und wirkt das Ich (S. 28f.). In jedem Organ ist die Wärme eine andere. Die Wärme der Leber könnte aufgefaßt werden als eine Brutwärme, die sich nach innen wendet. Die Nieren dagegen strahlen Wärme ab. So ist der Harn, der sich im Nierenbecken sammelt, wärmer als das durch die Nieren fließende Blut. Eine ganz besondere Bedeutung haben für den Wärmemenschen die Lungen: Im Sommer ist die Luft, die wir atmen, warm. Im Winter dagegen kommt frostige Kälte mit ihr in die Atemwege hinein. Doch in dem kurzen Augenblick, wenn die Einatmung in die Ausatmung übergeht, geschieht etwas Unglaubliches: Die Luft, die gerade noch so kalt war, daß sich am Fenster Eisblumen bildeten, ist beim Ausatmen so warm geworden, daß sie das Eis zum Schmelzen bringen kann. Was ist mit der Kälte geschehen? Wo kommt die Wärme her?

Das Grimmsche Märchen vom «Gevatter Tod» handelt von der menschlichen Wärme. Es erzählt die Geschichte eines Arztes, der den Tod zum Gevatter hatte. Wenn der Arzt den dürrbeinigen Tod am Kopfende eines im Bette liegenden Kranken stehen sah, durfte er ihn mit einem Kraute heilen. Stand er aber am Fußende, so mußte der Kranke sterben und wurde vom Gevatter geholt. Als der Arzt eines Tages an das Krankenlager der Königstochter gerufen wurde, erblickte er den Tod zu ihren Füßen. Doch ihre Schönheit berührte ihn so sehr, daß er die Kranke aufhob und ihr Haupt dahin legte, wo zuvor die Füße gelegen hatten. Alsbald wurde die Königstochter wieder gesund. Gevatter Tod aber fühlte sich hinters Licht geführt und packte den Arzt mit seiner «eiskalten» Hand und löschte sein Lebenslicht aus.

Was kann uns dieses Märchen lehren? Am Haupte des Menschen ist die Kälte des Todes mit dem Leben noch vereinbar. Hier sind die Wesensglieder schon zu Lebzeiten kaum gebunden und wirken im Umkreis. Nicht so am Fußende. Solange der Mensch gesund ist, schaffen seine vom Stoffwechsel erwärmten Glieder in die Zukunft hinein. Und an diesem Orte der unentwegten Verwandlungen durchdringt die Ich-Organisation den physischen Leib. Und wenn das Ich eines Tages in seine geistige Heimat zurückkehren will, nimmt es eine Essenz aus allem, was die Glieder auf der Erde geschaffen haben, mit dorthin. Als ein Zeichen, daß die höheren Wesensglieder beginnen, sich vom physischen Leibe zu lösen, werden die Beine von den Füßen aufwärts langsam kälter, auch wenn die Wangen manchmal noch glühen. Dann schaut der Arzt den Tod am Fußende.

Bei der Geburt ist es umgekehrt. Die meisten Kinder bahnen sich mit dem Köpfchen voraus den Weg in die Welt und erfahren an ihm die erste Abkühlung. Die Füße dagegen verlassen die Körperwärme zuletzt. In der Bildersprache unseres Märchens können wir sagen: Beim Neugeborenen steht Gevatter Tod fast immer am Kopfende. Doch sobald sich die Lungen der Luft geöffnet haben, beginnt der Mensch die Kälte, die beim Atmen immer wieder neu in ihn eindringen will, mit seiner Wärme zu überwinden.

So bedarf der Wärmeorganismus des Kindes der ganz besonderen Pflege und Erziehung, damit die Ich-Organisation mehr und mehr von ihm aufgenommen und getragen werden kann. Säuglinge, die nachts die Eltern nicht schlafen lassen und stets unzufrieden sind, brauchen tagsüber möglicherweise mehr Wärme. Säuglingshändchen, die sich kühl anfühlen, zeigen einen schon länger bestehenden Wärmemangel zuverlässig an. Im Vergleich zum Erwachsenen verliert der Säugling viel Wärme über das oben offene, d. h. noch nicht vollständig knöchern verschlossene Köpfchen. Deshalb ist außer an Handschuhe vor allem an die Mütze zu denken; und auch der Hals ist vor Kälte zu schützen, daß nicht bei jeder Kopfbewegung der Wind ins Jäckchen weht. Denn es ist ja noch gar nicht allzu lange her, da lebte das Kind rundherum eingehüllt in der mütterlichen Wärme.

Neben der Kleidung ist für die Durchwärmung auch noch von Wichtigkeit, ob sich die Eltern begeistern können und für etwas «Feuer fangen»! Doch darf die Seelenwärme nicht mit Seelenhitze gleichgesetzt werden, die manchen beispielsweise während eines Fußballspieles erfaßt. Ich erinnere mich an einen Säugling, der bei der Fernsehübertragung einer Fußballweltmeisterschaft immer wieder erbrach, obgleich er dabei stundenlang in Vaters Arm auf dem Sofa liegen durfte. Als das Gerät dem Kinde zuliebe für eine Weile ausgeschaltet wurde, belohnte das Bäuchlein schon bald diesen Verzicht und nahm die Nahrung wieder an.

Erst im Laufe vieler Jahre lernt der Mensch verantwortlich mit der Wärme umzugehen. Je jünger er aber ist, desto mehr ist er noch auf unsere Hilfe angewiesen. So genügt es nicht zu sagen: «Zieh dich warm genug an!», denn die Kinder wissen nicht, was warm genug ist! Sie bleiben im kalten Wasser, bis ihnen vor Kälte die Lippen blau anlaufen. Für die Beurteilung, ob ein Kind z. B. schon Kniestrümpfe anziehen darf, ist der Wärmesinn der Hand am besten geeignet: Fühlen Sie an ein warmes Knie, wenn das Kind von draußen hereinkommt? Sind die Füße bis vorne an die Zehen warm geblieben?

Dort, wo wir auskühlen, ziehen wir unser Blut vor der Welt zurück; wenn wir aber unseren Wärmemantel weiten, reichen wir in die Wärmehülle eines anderen hinein und können weitaus mehr von ihm wahrnehmen. So ist die Erwärmung des Menschen zugleich auch ein zutiefst soziales Problem.
«Und es ist die wunderbare Tatsache zu verzeichnen, daß die Weltwesenheit den Umweg gemacht hat über unsere gesamte Organisation, um uns zuletzt die Erwärmung zu geben, die wir Menschen berufen sind umzuwandeln durch unser Ich in lebendiges Mitfühlen mit allen Wesenheiten. Wärme wird in Mitgefühl verwandelt in der Erdenmission.»[10]

«Fieber» bei gesunden Kindern

Ein lebendiges kräftiges Kind kann, ohne deshalb gleich krank zu sein, Fieber in sich erzeugen, z. B. beim Verdauen einer feurig gewürzten Speise, beim Herumtoben und auch, wenn es sich auf etwas freut. So fiebern manche Kinder einem Geburtstag nicht nur seelisch entgegen, sondern steigern in der Vorfreude ihre Körpertemperatur, ja selbst das Herz schlägt schneller, als ob es die Zeit bis zum ersehnten Tag antreiben wollte. Ein Kleinkind bekommt häufig sogar dann Fieber, wenn es miterlebt, wie die Mutter sich für etwas begeistert oder sich an etwas erfreut. Bei einigen Kindern jedoch geben immer wieder neu aufflackernde Fieberzustände Rätsel auf, weil weder eine organische Ursache noch der Zusammenhang mit einem seelischen Erlebnis erkennbar ist. Ein solches Fieber könnte die Folge davon sein, daß das Kind in seiner unmittelbaren Umgebung schwankenden Seelenstimmungen ausgesetzt ist, welche zeitlich nicht unbedingt mit den Fieberschüben übereinstimmen müssen. Dieses Wissen darf selbstverständlich nicht davon entbinden, das Kind gründlich untersuchen zu lassen.

Im selben Maße wie Begeisterung und Freude den Wärmemenschen beleben und befeuern, lähmen ihn Gleichgültigkeit und Langeweile. In solcher Umgebung sehen wir jene blassen, nervösen Kinder, die von einem Sinneseindruck zum nächsten drängen und immerzu etwas Neues wollen.

⚕ Hier helfen Überwärmungsbäder (S. 243 f.), das Seelenfieber auf die Ebene des physischen Leibes hinunterzuleiten.

Fieber bei kranken Kindern

Bei kranken Kindern entwickelt sich das Fieber für eine längere Dauer und meist unabhängig von momentanen äußeren Ereignissen. Wo es sich einstellt, können Verwandlungen herbeigeführt werden.

Vor langen Zeiten war die Erde selbst einmal in einem Fieberzustand, der ihrer Schöpfung voranging. So lesen wir im ersten Kapitel der Genesis, sofern wir die wörtliche Übersetzung aus dem Hebräischen berücksichtigen wollen: «Am Anfang schufen die Elohim die Himmel und die Erde. Und die Erde war ein Tohuwabohu, (...) und der Geist der Elohim *brütete* auf den Wassern.» Das hebräische Wort «Tohuwabohu» meint einen Zustand, bei welchem sich alles vermischt und das Obere zum Unteren und das Untere zum Oberen wird.

Ein solches Tohuwabohu herrscht im Körper des fiebernden Kindes: Da flammt und pulst der Stoffwechsel hinauf in die Sinnesorganisation, so daß es die Umwelt nur noch wie durch einen Schleier wahrnehmen kann. Es wird geplagt von Kopfschmerz und Schwindel. Sein Frösteln, das sich manchmal bis zum Schüttelfrost steigert, zeugt von einem großen Bedürfnis nach Wärme. (Bei einem richtigen Schüttelfrost fängt das ganze Bett an zu wackeln!)

So ergreift der Astralleib im Fieber die Säfte und wirbelt und brodelt in ihnen. Überall beginnt er anzustoßen und erweist sich darin als Helfer des Ich. Denn noch bevor eine Verwandlung durch das Ich herbeigeführt werden kann, müssen alte Strukturen aufgelöst werden. Und als eine Art Schlacke jener Umwandlungsprozesse finden wir Eiweiß im Urin.

Auf der *Höhe* des *Fiebers* beginnt die warme Haut feucht zu glänzen. Der warme Schweiß zeigt an, daß sich Ich und Lebensleib miteinander verbunden haben. Von da an dauert es gewöhnlich nicht mehr lange, bis der kleine Patient sich wesentlich wohler fühlt. Kinder, bei welchen die Verbindung zwischen Ich und Lebensleib nicht sogleich gelingt, machen dagegen einen erschöpften, mitgenommenen Eindruck. Dazu haben sie oftmals einen schwachen Kreislauf und bedürfen daher unserer besonderen Zuwendung.

Mit *fallenden Temperaturen* ebbt das Brodeln des Astralleibes langsam ab, und im selben Maße beginnen sich die Sinne wieder der Welt zu öffnen.

Zur Behandlung

⚕ Sobald Sie beobachten, daß sich bei Ihrem Kinde etwas zusammenbraut, können Sie mit einem Überwärmungsbad (S. 243 f.) eine heraufziehende Erkältungskrankheit wesentlich abmildern, aber nur, sofern Sie es noch rechtzeitig anwenden, d. h. wenn das Kind zwar schon fröstelt, jedoch noch kein Fieber hat.

§ Während es *Fieberanstieges* braucht das Kind vor allem Wärme. Die Wärme, welche wir ihm von außen geben, muß es nicht aus eigener Kraft erzeugen. Wollen Sie ihm die Dauer eines Schüttelfrostes, der eine besondere körperliche Belastung ist, etwas abkürzen, so füllen Sie Flaschen mit gut warmem Wasser und legen sie unter seine Bettdecke. (Selbstverständlich eignen sich hierfür Wärmeflaschen, doch sind sie nicht immer in der erforderlichen Anzahl vorhanden.)
Achtung! Das Kind nicht alleine lassen, daß Sie ein Zuviel an Wärme umgehend zurücknehmen und somit einer Kreislaufkrise vorbeugen können.
Sie haben es gut gemacht, wenn sich das Kind dank Ihrer Erwärmungshilfe wohler fühlt und weniger schüttelt.

§ Auf der *Fieberhöhe* ist der kleine Patient sorgfältig zu beobachten. Solange er einen zufriedenen Eindruck macht, in seinem Bettchen sitzt und spielt oder ruhig schläft, sind ernsthafte Komplikationen unwahrscheinlich.
Wenn aber das Fieber mit folgenden Symptomen einhergeht, sollten Sie einen Arzt hinzuziehen:
- Fieber, bei welchem sich das Kind sehr krank und matt fühlt.
- Fieber mit Unruhe und Verwirrungszuständen.
- Fieber mit starken Kopfschmerzen und Erbrechen.
- Fieber mit Nackensteifigkeit. (Bei einem steifen Nacken kann das Kind mit der Nase sein Knie nicht mehr erreichen.)
- Fieber, bei welchem es zu einem Fieberkrampf gekommen ist.
- Hohes Fieber (mehr als 39,5 °C im Enddarm gemessen) bei *gleichzeitig* kühlen Waden. Hier ist davon auszugehen, daß die Wärme irgendwo im Körper erheblich staut und die Körpertemperatur noch weiter ansteigen wird, so daß, neben anderen Komplikationen, mit einer Kreislaufkrise zu rechnen ist.
  Hinweis: Die Voraussetzung für einen Wadenwickel sind glühende Waden. Hier soll er daher *nicht* angewendet werden (S. 247).
- *Sehr hohes* Fieber (mehr als 40,5 °C im Enddarm gemessen).
- Fieber, das Ihnen angst macht und Sie unsicher werden läßt. Zum einen kennen Sie Ihr Kind sehr gut, und Ihre Sorge könnte berechtigt sein. Zum anderen ist das Ersuchen um Hilfe auch dann zu begrüßen, wenn sich dadurch die Angst verringert. Denn die Angst der Eltern lähmt die Gesundungskräfte des Kindes!

§ Wenn das fiebrige Kind unruhig wird und abends nicht einschlafen kann, wenn es am ganzen Leib bis hinunter zu den Füßen glüht und die Haut sich trocken und heiß anfühlt, dann dürfen Sie ihm einen Wadenwickel (S. 247) machen. Dieser sollte nicht eiskalt sein, sonst verengen sich die zur Haut führenden Gefäße und können die innere Wärme nicht nach außen leiten; vielmehr staut sie sich und belastet Herz und Kreislauf. Bei Kindern, die sich in ihrem Fieber wohl fühlen, warte man getrost ohne Wadenwickel bis zum Temperaturabfall.

Durch die im Fieberzustand gesteigerte Stoffwechseltätigkeit wird der Kreislauf besonders beansprucht. Sie unterstützen ihn, wenn Sie dem Kind über den ganzen Tag verteilt kleine Mengen zu trinken geben. (Eine große Menge auf einmal strengte wiederum zu sehr an.)
Als Getränke eignen sich die verschiedenen Teesorten, Mineralwasser und verdünnte Obstsäfte (1 Teil Obstsaft auf mindestens 2 Teile Wasser). Die Getränke sollen zimmerwarm, dürfen auch wärmer sein, keinesfalls aber kalt. Hat das Kind einmal ein großes Verlangen nach etwas Kaltem, so geben Sie ihm z. B. ein kleines Stückchen eines Eiswürfels aus dem Kühlfach zum Lutschen oder lassen auf drei Schlucke von etwas Kaltem drei Schlucke von etwas Warmem folgen.

Über das Ausbrechen von warmem Schweiß dürfen Sie sich freuen. Wenn Wärme als Träger der Ich-Organisation und Wasser als Träger des Lebensleibes zusammenkommen, kündigt sich Gesundheit an. Die kalte schweißige Haut dagegen bedeutet, daß das Ich noch nicht genügend eingreifen konnte und der Lebensleib wie ein Schiff ohne Steuermann im Wasser treibt. Wenn Sie jedoch für einen gleichmäßigen Wasserfluß im Körper sorgen und das Kind auch während des Fieberabfalles genug trinken lassen, helfen Sie dem Lebensleib und beugen einem Blutdruckabfall vor.

Mit einem sanften Einlauf (S. 239) erleichtern wir Ausscheidungsprozesse und gleichen einen Wassermangel vom Darm her aus.

Dreitagefieber

Wenn bei einem Kleinkind hohes bis sehr hohes Fieber (40,5 °C im Enddarm gemessen) 3 Tage unverändert bestehen bleibt und es sich dabei relativ wohlfühlt, teilweise sogar einen vergnügten Eindruck macht, ist an Dreitagefieber zu denken. Kommt nach diesen 3 Tagen bei abfallenden Temperaturen plötzlich ein Ausschlag zum Vorschein, der lediglich das Gesicht freiläßt, dürfen Sie davon ausgehen, daß Ihre Vermutung richtig war. Der Verlauf ist in aller Regel gutartig, doch lösen die hohen Temperaturen bei den Eltern nicht selten große Ängste aus, obgleich das Kind ganz offensichtlich keinen schwerkranken Eindruck macht.

Die Sorgen der Eltern steigern sich noch, wenn sie bei ihrem Kind zum erstenmal einen Fieberkrampf erleben. Doch ist es wichtig zu wissen, daß Fieber keine Epilepsie (S. 169) *erzeugen* kann, sondern daß sich eine schon veranlagte Epilepsie im Fieberzustand mitunter erstmalig zeigt. Bei den meisten Kindern hingegen ist der Fieberkrampf Ausdruck einer Ungeschicklichkeit im Umgang mit der Wärme: Sie wollen krampfhaft, d. h. zu überstürzt warm werden! Um aber die Wärme überall zu verteilen, bedarf der Mensch eines fähigen, beweglichen Wasserorganismus, der sie nach dem Willen der höheren Wesenglieder aufnimmt und weiterleitet. Weitere Angaben zum Fieberkrampf, siehe S. 168f.

Für die Behandlung des Dreitagefiebers gilt dasselbe wie für die oben beschriebenen Fieberzustände. Weil aber das Dreitagefieber schon bei Säuglingen im 2. Lebenshalbjahr vorkommt, sei nochmals an die notwendige Flüssigkeitsgabe erinnert: Je jünger das Kind und je höher das Fieber, desto größer ist die Gefahr, daß der Körper austrocknet! Geben Sie ihm daher tagsüber und, sofern es erwacht, auch in der Nacht alle Stunde etwas zu trinken, und für den Fall, daß die Lippen auszutrocknen beginnen, ist die stündliche Trinkmenge etwas zu steigern. So wie Sie einer Pflanze ansehen können, ob sie genügend Wasser bekommen hat, sehen Sie den Lippen des Kindes an, wie es um seinen Wasserhaushalt bestellt ist. Wenn ein Kind bei hohen Temperaturen und trockener Mund- und Lippenschleimhaut die Flüssigkeitsaufnahme verweigert, ist noch am selben Tage ärztlicher Rat einzuholen.

V. KAPITEL

Vademecum für die Krankheiten und Krankheitsursachen im Laufe der kindlichen Entwicklung

Geleitworte

Im Hinblick darauf, daß im 1. Jahrsiebt das Seelische der unmittelbaren Umgebung organbildend wirkt, wird es immer wieder notwendig, auch auf das Seelisch-Moralische hinzuweisen, das einer Krankheit zugrunde liegen könnte. Je besser wir aber mit der Zeit solche Zusammenhänge durchschauen lernen, desto größer wird die Versuchung, weniger an sich selbst, als vielmehr am Mitmenschen zu «arbeiten». Doch möge aus dem, was dieses Vademecum an Wissen vermittelt, kein böses Wort erwachsen, sonst beginnen die Organe des Kindes zu streiten wie die Vorbilder. Wirkliche Heilung geschieht aus Freiheit – aller Beteiligten. Auch die Frage, ob eine Krankheit einen Menschen zu Recht oder Unrecht trifft, führt nicht weiter, sondern, was ich selbst zum Heilen beitragen kann. Dafür ein Beispiel: Eine Leberkrankheit führt mitunter dazu, daß Menschen viel Zeit mit Schimpfen und Kritisieren verbringen. Im Leiblichen hat die Leber tatsächlich die Aufgabe, sich mit allen Stoffen «kritisch» auseinanderzusetzen! Bei der kranken Leber taucht dieses Verhalten zeitweilig im Seelischen auf. Nehmen wir einmal an, daß ein solcher Mensch mit jemandem befreundet ist, der selten schimpft, der aber immer, wenn es etwas zu schimpfen gibt, die leberkranke Freundin aufsucht und ihr die entsprechende Ungeheuerlichkeit erzählt und der nun dadurch, daß diese anfängt zwei Stunden darüber zu schimpfen, wieder ausgesöhnt ist mit der Welt. Immerhin hat das Unrecht, das einem widerfahren ist, einen anderen aus der Fassung bringen können.
Ist hier nicht die Seelenlast des einen durch die «seelische Lebertätigkeit» des anderen getragen und erleichtert worden? Dagegen könnte der leberkranken Freundin geholfen werden, wenn man ihr nicht nur schlimme Nachrichten bringt, sondern auch etwas erzählt, was ihr Freude macht. Denn Fröhlichkeit ist ein Jungbrunnen für die Leber!
Wer die Krankheiten in dieser Weise betrachtet, beginnt zu ahnen, daß auch

für ihn, ohne daß er es recht bemerkt, von anderen Menschen manches getragen wird. Darüber hinaus hat Rudolf Steiner darauf hingewiesen, daß immer mehr Menschen mit dem Entschluß zur Erde kommen, ein Krankheitsschicksal für einen anderen auf sich zu nehmen. Die Folgen der Taten müssen getragen werden, doch die Liebe ermöglicht es uns, einander dabei zu helfen.

Sie werden in diesem Vademecum nur wenige Hinweise auf einzunehmende Medikamente finden. Denn ich will *diese* Art der Heilmittelgabe nicht aus der persönlichen Begegnung zwischen dem Kranken und seinem Therapeuten herauslösen. Doch es werden viele Wege beschrieben, wie etwas Krankes genesen kann. Dort aber, wo ein Therapeut für seine Behandlung Raum braucht, möchte sich *dieser* Begleiter zurückhalten.

Ja, auch der kleine Patient braucht Raum, um gesund zu werden. Unter manchem Kinderkrankenbett sammeln sich im Laufe der Zeit alle möglichen Dinge an, die irgendwann einmal zum Spielen gedient haben. Von oben bekommt das Kind Heilmittel, daß bei ihm wieder Ordnung einkehre, und von unten strahlt das Chaos herauf! Was tun? Einmal haben wir bei einem kranken Mädchen, das sein Zimmer mit jüngeren Geschwistern teilte, die immerzu alles auf den Kopf stellten, rund um das Bett aufgeräumt und alles Darunterliegende hervorgeholt und anschließend einen Wollfaden in einem großen Kreis um das kranke «Burgfräulein» herum auf den Boden gelegt, so daß das Bett auf einer ordentlichen «Insel» stand. Die Kleinen haben dann mit großen Augen zugehört, als ich sagte, daß die Schwester zum Gesundwerden bis zum «Burggraben» Ordnung braucht, und daß man nur, um ihr etwas zu bringen, ganz vorsichtig darübergehen darf, daß aber alle Spielklötze «draußen» bleiben sollen. Einige Zeit später beobachtete ich, wie das vierjährige Brüderchen unversehens mit dem Fuße den Wollfaden streifte und ihn blitzschnell zurückzog, als er es bemerkte. Ja, wer will schon in einen «Burggraben» fallen!

Allen, die sich um einen Kranken therapeutisch bemühen wollen, möchte ich noch etwas mit auf den Weg geben: Eine Heilung vollzieht sich im wesentlichen unbewußt. Wir werden gesund und wissen eigentlich kaum etwas darüber, *wie* es dazu gekommen ist. Der Therapeut hingegen versucht eine Krankheit zu erfassen und ein Mittel zu finden, welches zu dieser Krankheit gehört. Dabei ist ein waches Erkennen notwendig. Was geschieht nun, wenn er sich selbst heilen will? Dann kann die Heilung nicht mehr im Unbewußten geschehen, weil er alles, was mit dem Heilmittel zusammenhängt, schon ausgeleuchtet hat. Krankheit und Heilmittel durchschauen, bedeutet daher für den Therapeuten, daß er auf die heilende Wirkung eines entsprechenden Mittels bei sich selber zumindest teilweise verzichten muß, denn wo Bewußtsein hinleuchtet, wird der Heilprozeß gestört. Andererseits können Heilkräfte wiederum aufgerufen werden durch Liebe und Achtung, die wir einem Heilmittel entgegenbringen.

Gedanken des Helfenden im Anblick des Kranken

«So lang du den Schmerz erfühlest,
Der mich meidet,
Ist Christus unerkannt
Im Weltenwesen wirkend.
Denn schwach nur bleibet der Geist,
Wenn er allein im eignen Leibe
Des Leidesfühlens mächtig ist.»

«...daß es so sein kann, daß der Schmerz, der in dem anderen lebt, uns nicht selber meidet, sondern in uns fortwebt, dazu ist Christi Blut auf Golgatha geflossen (...) Versuchen wir den Glauben, daß Liebe die Seele unseres geistigen Strebens ist, zu erweisen in einer Zeit, in welcher Liebe, Liebe, Liebe notwendig ist!»[11]

Allgemeine Gesichtspunkte zur Allergie

Der Mensch verdankt sein Erdenleben einer heftigen «allergischen» Reaktion: Das ist die Geburt. Da stemmt sich die Mutter mit aller Kraft gegen das Kind, um es dann noch einmal ganz neu an ihr Herz zu drücken. Auf seinem Wege durch die Engen des Geburtskanals macht es an den harten knöchernen Kanten eine wichtige Erdenerfahrung: Es stößt an!

Im Inneren des kindlichen Organismus vollzieht sich währenddessen im wahrsten Sinne des Wortes eine «*Wand-Lung*»: Im Herzen schließt sich eine siebte Wand,[12] aus den Lungen wird alles Wäßrige herausgepreßt, und mit dem Hunger nach Luft beginnt der Mensch seinen Erdenweg. So entfaltet sich die Lunge zur Geburtsstunde des Menschen, so erwacht ihre Tätigkeit an der Erde. Und immer, wenn es im späteren Leben gilt, eine neue lebendige Beziehung zur Erde zu bekommen, bedarf der Mensch ganz besonders dieses Erdenorgans.

Die Beziehung zwischen Lunge und Erde zeigt sich am Verlauf vieler Lungenkrankheiten, bei welchen die Beschaffenheit des Erdbodens für die Heilung mitunter maßgeblich ist. Zu solchen Lungenheilstätten gehört z. B. Davos. Dort fanden früher im wesentlichen diejenigen Hilfe, die Tuberkulose hatten. Heute sind es meist asthmakranke Menschen, die auf diesem Boden Linderung suchen. Neben Asthma bronchiale bessern sich hier oftmals auch andere allergische Krankheiten. Um den Zusammenhang zwischen den einzelnen Allergien und der Atmung nachvollziehen zu können, ist zu berücksichtigen, daß der Mensch nicht nur mit der Lunge atmet, sondern auch außerhalb dieses Organs eine Atemtätigkeit stattfindet, welche jedoch in der Lunge ihr Zentrum hat.

Die Bereitschaft, allergisch zu reagieren, bringt ein Kind mit auf die Welt; die Heftigkeit aber, mit der eine Allergie ausbrechen wird, ist zu beeinflussen. Wenn sich die Lungenflügel – wie es bei einer natürlich ablaufenden Geburt geschieht – frei entfalten und an der Luft weiten dürfen, nachdem *zuvor* alles Wäßrige aus ihnen herausgepreßt wurde, sind die Voraussetzungen für eine spätere Therapie zunächst gut. Die Mutter kann im Hinblick auf eine gesunde Lungenentwicklung ihrem Kind einen großen Dienst erweisen, wenn sie versucht, die Schmerzen während der Geburt so wenig wie möglich zu äußern, sondern alle Kraft nur dafür zu verwenden, das Kind herauszutreiben. Auf diese Weise erlebt sie den Schmerz vorwiegend in der Seele; das Neugeborene

ahmt jedoch sogleich ihren seelischen Schmerz nach und schreit aus Leibeskräften. Damit nimmt es überzeugend Besitz von seinem Erdenorgan!
Nun haben Kinder, die zu Allergien neigen, meist einen relativ großen Kopf und warten oftmals bis zum letzten Augenblick, um ihre Geburt anzumelden, so daß gerade bei ihnen, die zur vollen Entfaltung der Lungen das Gepreßtwerden des Brustkorbes im Geburtskanal dringend nötig hätten, der Druck der Mutter nicht ausreicht und geburtshilfliche Instrumente angewendet werden müssen. Indem wir jedoch später darüber nachdenken, welche Phasen versäumt oder abgekürzt worden sind, ergeben sich noch manche Möglichkeiten, wenn auch in anderer Art, etwas nachzuholen, auszugleichen und zu heilen. Denn der Arzt muß zunächst auf *seine* eingeübten Methoden zurückgreifen, mit welchen *er* die größte Erfahrung hat.
Schauen wir uns eine solche geburtshilfliche Maßnahme im Hinblick auf eine spätere Allergiebereitschaft am Beispiel der Saugglockengeburt[13] an. Ein Kind, das mit der Saugglocke zur Welt geholt wird, erfährt genau das Gegenteil von dem, was bei einer normalen Geburt geschieht. Statt gedrückt, gepreßt und geschoben zu werden und dabei tüchtig mitzutun, wird sein Kopf an eine Vakuumscheibe gesaugt, die mit solcher Kraft an ihm haftet, daß er im Sog – während das Kind herausgezogen wird – die Form verliert und die Kopfhaut sich unterhalb der Scheibe blutunterlaufen verfärbt. (Viele Ärzte wenden dieses Verfahren nur noch an, wenn wirklich nichts mehr weitergeht.)
Was bedeutet es, in einen Sog zu geraten? Zunächst Wehrlosigkeit. Der Bewegungsmensch erfährt sich in einer lähmenden Hilflosigkeit. Es kommt zu Verschiebungen zwischen flüssigen und festeren Anteilen. Was nach unten will, wird teils nach oben gesogen und staut sich im Kopfbereich; was hier zuviel ist, fehlt im übrigen Körper. Welche erhebliche Wirkung dieser Vorgang auf den Astralleib haben muß, zeigen unter anderem die Druckschwankungen, die sich dabei innerhalb der Körperflüssigkeiten ergeben. Statt vom Kopfe hinunterzuwirken, wird er nach oben gezogen. Krampfanfälle, häufig Schluckauf und Allergien in der ersten Zeit nach der Geburt zeugen von den Anstrengungen der Wesensglieder, wieder in ein Gleichgewicht zueinander zu finden.

⚕ Ein solches Kind braucht in den ersten Lebenswochen außerordentlich viel Ruhe und gleichmäßige Wärme. Dabei könnte das zeitweise leise Geschaukelt-Werden in einer Wiege den herausgeschockten Astralleib wie auf einer sanften Woge immer wieder ein Stückchen mehr hineinnehmen. Vor allem ist das Köpfchen warmzuhalten! Und wenn Sie ihm die Mütze anziehen, so umschließen Sie es hin und wieder mit beiden Händen und lassen es ein wenig den Druck Ihrer Hände fühlen.

Überall dort, wo etwas zur Reife gekommen ist und in die Welt hineingeboren werden will, so auch Gedanken oder Kunstwerke, brauchen wir allergische Prozesse, welche hier sogar gesunde Reaktionen sind. Bei einem allergisch veranlagten Kind kann ein solcher Zustand jedoch chronisch werden. Dann lehnt es neue Freunde ab und will nicht in die Schule gehen, denn da sind außer *einem* geliebten Lehrer auch noch die vielen anderen Menschen, vor welchen es sich scheut. Im Frühling, wenn seine Kameraden in die Natur hinausschwärmen, fühlt es sich bedrängt. Am liebsten sitzt es in seinem Zimmer und gibt sich einer Tätigkeit hin, die es ihm erlaubt, vor sich hin zu brüten. Doch manchmal kann es uns auch in Erstaunen versetzen, sofern wir ihm für Weniges viel Zeit lassen. Dann bringt es das Wenige zu einer besonderen Reife.

Allergisch veranlagte Menschen reagieren empfindlich auf äußere Einflüsse. Sie haben sowohl physisch als auch seelisch eine dünnere Haut. Allergische Prozesse machen das Kind unruhig und lassen es keinen Frieden finden. Wie bei einer Sucht wird es getrieben, sich zu kratzen, zu niesen, nach Luft zu ringen und sich sogar zu übergeben. Und wenn das Kind niesend seine Tröpfchen versprüht und viele Male hintereinander mit langem «iii» am Hatschi seine allergische Not äußert, so leiden seine Freunde mit ihm. Mit der Zeit können die Anfälle noch heftiger werden und durch immer kleinere Anlässe ausbrechen, bis schließlich schon das Foto von einer blühenden Wiese genügt, um einen asthmatischen Anfall in Gang zu bringen.

Dort, wo sich allergische Reaktionen ausbreiten, werden die Häute, besonders die Schleimhäute, für Körpersäfte und Abwehrstoffe aller Art, auch für Blutkörperchen, durchlässig, so daß ein Auflösen und Verdauen seinen Anfang nehmen kann. Wenn sich jedoch plötzlich auf der äußeren Haut oder auf solchen Schleimhäuten, die gewöhnlich der Wahrnehmung dienen, Verdauungsprozesse abspielen, dann muß der Mensch bewußt miterleben, was er im Darm verschlafen darf. Denn auch im Darm «juckt» es oft, doch das merken wir nicht und brauchen nicht fortwährend zu «kratzen».

Das Cortisonproblem

Das Überleben eines zu früh geborenen Kindes hängt im wesentlichen von seiner Lungenreife ab. Wenn mit einer Frühgeburt gerechnet werden muß, erhält die Mutter einige Zeit vorher ein cortisonhaltiges Medikament, weil dieses in der Nebenniere gebildete Hormon die Lungenreife vorantreibt. So werden durch Cortison die Schleimhäute der Atemwege abgedichtet und somit für Volumenschwankungen elastisch gemacht, daß sie wie Segel im Wind aufgebläht werden können, ohne zu zerreißen.

Mit Cortison verstärken wir also den Impuls der Nebennierenrinde, die Seele zu erden. Diese Eigenschaft macht es zu einem segensreichen Medikament für Notfälle aller Art. Setzen wir es aber bei chronischen Zuständen ein, z. B. um Allergien in den Griff zu bekommen, dann beginnt das durch Cortison stärker im physischen Leib gehaltene Seelische ihn langsam zu zerstören: Die Knochen entkalken, das Abwehrsystem bricht zusammen, Pilze und Viren breiten sich aus. Darüber hinaus muß damit gerechnet werden, daß eine Allergie, die mit Hilfe von cortisonhaltigen Medikamenten verschwunden ist, schon bald in anderer Art wieder zum Vorschein kommt, z. B. als Asthma bronchiale, Neurodermitis oder Heuschnupfen. Von einer Heilung dürfen wir jedoch erst dann sprechen, wenn der Stoffwechsel das Seelische aufnehmen kann, ohne Schaden zu nehmen.

Wege, die heilen helfen

§ In ähnlicher Weise, wie Cortison Allergien zum vorläufigen Verschwinden bringen kann, gibt es Gefühle, die eine Verschlimmerung hervorrufen können, wenn sie im seelischen Umfeld der Kinder wirken. Es sind Gefühle, aus welchen heraus die Vorbilder sagen: «Dazu hab ich keine Lust!» oder: «Ich hab Angst, daß...» Nun ist nicht gemeint, seine Unlust einfach zu verleugnen, sondern zu versuchen, ihr zunächst einmal etwas weniger Raum in der Seele zu geben. Wenn das Kind zeitweise miterleben darf, wie ein Mensch freiwillig und gerne für einen anderen etwas tut, was ihn normalerweise «ankotzen» würde, dann wirkt ein solches Verhalten wie eine heilkräftige Arznei.

§ Allergische Menschen haben in der Regel eine verkürzte, weil verspannte Nackenmuskulatur. Beobachten Sie, wie das Kind seinen Stift hält: Im Nacken verkrampfte Kinder quetschen sich vorne am durchgedrückten Zeigerfinger das Blut ab und halten den Stift fester als notwendig. Die Schrift aber muß fließen, und der Fluß beginnt nicht erst bei der Tinte. Schauen Sie, wie ein Stier seinen Nacken hält! Der Stier verkörpert ein Gegenbild zur Allergie. Ihm sitzt keine Angst im Nacken. Er bietet dem Rot die gehörnte Stirn. Nun soll sich der Mensch nicht ein Tier zum Vorbild nehmen; hier geht es lediglich darum, eine Fehlhaltung an einem Gegenbild deutlich werden zu lassen. Versuchen Sie daher, darauf zu achten, daß das Kind lernt, seine Tätigkeiten *so* auszuführen, daß der Nacken dabei gedehnt wird, d. h. kein Buch auf dem Bauch liegend lesen, auch nicht für jedes Wort, welches in der Schule von der Tafel abgeschrieben wird, den Kopf in den Nacken werfen, sondern lernen, die Augen bei gesenktem Kopf nach oben zu richten!

§ Eine gute Gelegenheit das Therapeutische mit dem Alltäglichen zu verbinden, ergibt sich beim Bürsten der Haare, indem Sie mit langsamen Bürstenstrichen die Durchblutung der Hinterkopf- und Nackenregion steigern. Dabei legt das Kind sein Kinn dem Brustbein auf, so daß die Nackenmuskeln gedehnt werden. Die Allergie hängt damit zusammen, daß der Mensch in seiner Hinterkopf- und Nackenregion nicht stark genug ist und daher gerade hier verletzlich. So darf *diese* Bürstenmassage, die um der Heilung Willen geschieht, nicht zum nächsten «Nackenschlag» werden, weder durch zu harte Borsten noch durch ungeduldige Worte.

§ Allergisch-sein bedeutet, vor der Welt zurückweichen müssen, und vor der Welt zurückweichen heißt, keine Liebe geben können. Wenn Sie das Kind jedoch warmen Anteil nehmen lassen an allem, was auf der Erde geschieht und dem älteren Schulkind mancherlei erzählen von fernen Ländern und ihren Menschen, dann legen Sie in seine Seele etwas, das eines Tages als Liebe zum Nächsten erwachen kann.

Siehe auch: «Asthma bronchiale», S. 60 ff.
«Heuschnupfen», S. 144 ff.
«Kuhmilchallergie», S. 179 ff.
«Muttermilchallergie», S. 189 f.
«Neurodermitis», S. 194 ff.

Asthma bronchiale

Ein akuter asthmatischer Anfall erregt die Aufmerksamkeit der Mitmenschen. Wir hören, wie der Kranke nur mühsam unter Stöhnen und Giemen die Luft aus der aufgeblähten Lunge herauskeuchen kann. Dabei sehen wir ihn mit hochgezogenen Schultern und aufgestützten Ellenbogen am Tisch oder im Bett sitzen.

Wollen wir wissen, wodurch diese dramatischen, manchmal sogar lebensbedrohlichen Zustände entstehen können, so stellen wir fest, daß die Listen derjenigen Stoffe, die dafür in Betracht kommen, immer länger werden, so daß es nahe liegt zu sagen: Jedes Teilchen dieser Erde kann unter bestimmten Bedingungen allergische Reaktionen im Menschen hervorrufen, vor allem Pollen, Tierhaare, Milben, Haselnüsse und viele chemische Stoffe, aber auch seelische Erlebnisse, körperliche Anstrengungen, das Klima und nicht zuletzt die Bodenverhältnisse. Die Polle, das Tierhaar, die Milbe sind jedoch genauso wenig und genauso viel die Ursache eines asthmatischen Anfalls, wie ein letzter Tropfen der Grund dafür ist, daß ein Faß überläuft.

Veränderungen in den Atemwegen

Die Schleimhäute, welche die Bronchien und ihre Verzweigungen von innen auskleiden, schwellen an, so daß für die frei strömende Luft weniger Raum bleibt. Im Hinblick auf Asthma kommt aber noch etwas Entscheidendes hinzu: Unter den Schleimhäuten verlaufen ringförmig angeordnete Muskelfasern, die während des Einatmens entspannt sind und die Luft bis in die feingefächerten, beerenförmig gebildeten Lungenbläschen zum Gasaustausch vordringen lassen. Beim Gesunden ziehen sich diese ringförmigen Muskelfasern *hinter* der nun wiederum hinausströmenden Luft elastisch zusammen und impulsieren auf diese Weise die Ausatmung. Beim Asthma jedoch beginnen sich diese Muskelfasern bereits anzuspannen, *bevor* die entweichende Luft die entsprechenden Stellen passiert hat. Nun versucht der Kranke sie trotzdem noch herauszupressen. Dabei entsteht das charakteristische Pfeifen und Giemen, welches am Ende der Ausatmung verstärkt zu hören ist. Dadurch, daß immer ein wenig mehr Luft in die Lunge hinein- als hinausgelangt, vergröbert sich im Laufe der Jahre die Feinstruktur der Bläschen, welche in-

folge der chronisch angestauten Luft zu sackartigen Gebilden ausgedehnt werden.
Was hier im Kleinen seinen Anfang nimmt, prägt mit der Zeit auch die äußere Form des Brustkorbes: Er weitet sich, die Rippen, die immer mehr Luft umgreifen müssen, heben sich, und die Brustwirbelsäule wird nach hinten zu einem Buckel ausgebuchtet.
Dort, wo sich Luft staut, bleibt weniger Raum für das Blut, welches nur noch spärlich um die Lungenbläschen herumfließt. Mit dem Blut zieht sich auch die Wärme zurück, so daß der zähe Schleim sich zunehmend schlechter abhusten läßt. Unter solchen Bedingungen gedeihen Krankheitskeime, infolgedessen die durch Asthma geplagten Kinder zusätzlich oft mehrmals im Jahr eine Bronchitis durchstehen müssen.

Veränderungen im Seelischen

Ein seelisches Gegenstück zur Atemnot ist die Neigung, ängstlich zu sein. Wird die Angst jedoch zu groß, hilft sich die Seele mit Zwangshandlungen. Indem das Kind irgend etwas zwanghaft tut, schwächt es seine Angstzustände ab. Eine Zwangshandlung gibt ihm Halt, denn ihr Ablauf entspricht der Vorstellung, die es sich davon machen kann. Wollen wir dem Kind einen Zwang austreiben, zumal wenn es stur auf etwas besteht, wofür kein vernünftiger Grund vorhanden ist, müssen wir wissen, daß damit seine Angst wiederum größer wird. Solche Kinder sind nicht selten über die Einsicht zu erreichen und absolut fähig, das Sinnlose ihrer Zwangshandlung zu begreifen. Wenn wir daher, statt es gewaltsam davon abzubringen, mehrmals geduldig und freilassend mit ihm darüber sprechen, wird das kaum seine Wirkung verfehlen.
Allem Neuen gegenüber verhält sich der kleine Patient lustlos. Diese Lustlosigkeit zeigt sich oftmals schon bei der Geburt, wenn sie immer wieder ins Stocken kommt, so daß man denken möchte: Dem Kind fehlt ja die Lust, zur Welt zu kommen!
Im Unterschied zu den anderen Kindern, die etwas Neues mit Spannung erwarten, leidet das Asthma-Kind darunter, wenn es sich nicht vorstellen kann, wie etwas werden wird und vor allem dann, wenn ihm zu wenig Zeit bleibt, sich darauf einzustellen. Ein Beispiel aus dem Schulalltag: Ein Lehrer, der seinen 11- und 12jährigen Schülern eine Freude machen wollte, unterbrach im Sommer mehrmals überraschend(!) den Unterricht, um mit ihnen Völkerball zu spielen. Begeistert folgten ihm die Kinder – bis auf eines! Das hat beim dritten Male vor Verzweiflung die Tür mit einem Fußball verwechselt. Für dieses Asthma-Kind wäre ein aufmunterndes Wort, vielleicht sogar auch nur

ein Blick notwendig gewesen, daß es merkt: Hoppla, da weiß jemand, wie ich mich fühle! Denn es ist nicht zuletzt deshalb verzweifelt, weil es die Freude der anderen Kinder nicht teilen *konnte*.

Asthma als Ausdruck einer Unregelmäßigkeit des Astralleibes

Wir haben den Astralleib kennengelernt als ein Wesensglied, das einerseits am Sinnes-Nervenpol Bewußtseinsprozessen und andererseits am Stoffwechsel-Gliedmaßenpol Aufbauprozessen dient. Wir haben gesehen, daß die Lunge als eine Art Scheide für den aus dem Stoffwechsel auf- und eintauchenden Teil des Astralleibes betrachtet werden kann. Es sei daran erinnert, daß sich dieses Eintauchen bis in die Nieren fortsetzt, so daß die Nierentätigkeit als fortgeführte Lungentätigkeit angesehen werden könnte. Beim Einatmen bemerken wir als Zeichen des auftauchenden Astralleibes, daß sich zunächst solche Bewußtseinsvorgänge verstärken, die der leiblichen Innenorganisation noch nahe sind, z. B. Riechen und Schmecken. Beim Ausatmen werden wir statt dessen in den Gliedmaßen regsamer: So riechen wir das angebrannte Gemüse, während wir einatmen, und beim Ausatmen setzen sich die Beine in Bewegung. Selbstverständlich können wir uns auch dann bewegen, wenn wir einatmen und eine bewußte Wahrnehmung haben, solange wir ausatmen. Hier geht es lediglich darum, daß wir ein wenig mehr wahrnehmen beim Einatmen und ein wenig eher handeln beim Ausatmen. (Ein Hexenschuß entsteht in der Regel, wenn eine «falsche» Bewegung bei gleichzeitiger Einatmung gemacht wird. Andersherum könnte man sagen, daß der Mensch, solange er einatmet, anfälliger für «falsche» Bewegungen ist.)
Was bei der Einatmung in den Stoffwechsel übergeht, wird Grundlage des tatkräftigen Willens. Überwiegt die Einatmung, wie es für asthmatische Zustände charakteristisch ist, bleibt der Mensch teilweise in der Vorstellung dessen, was er will, stecken, d. h. der Astralleib «stottert» und findet nur ruckweise in die Stoffwechselorganisation hinein. Dann fehlt dem Kind mehr oder weniger die Grundlage, um das, was es in der Vorstellung will, auch tatsächlich zu tun. Zeitweise ist es von den eigenen Vorstellungen so übervoll, daß es jeder Aufgabe, die ihm zusätzlich gestellt wird, lustlos aus dem Wege geht.
Die Gründe, weshalb sich der Astralleib in der Lunge verhakt hat, kennen wir selten. Doch gibt es manchen Weg, um dem Kinde wirksam zu helfen.

⚕ Wärme löst Verkrampfungen, bringt Blut und Schleim wieder zum Fließen. Senfauflagen (S. 248), Bürstenmassagen (S. 249) und die Brennesselbehandlung (S. 252) regen die Durchwärmung der Lunge an.
Niere und Blase niemals auskühlen lassen! Die Harnorgane müssen einen großen Teil jener Mehrarbeit leisten, die durch die kranke Lunge anfällt. Sammelt sich beispielsweise zuviel Kohlensäure im Blut, sind sowohl Lunge als auch Niere fähig, hier Abhilfe zu schaffen. Was die Lunge nicht bewältigt, übernimmt die Niere und umgekehrt.
Auf warme Füße achten! Kalte Füße lähmen das Kind beim Versuch, einen Entschluß in die Tat umzusetzen. Das «Ent-schließen» der Füße ist ein körperliches Gegenstück zum Willensentschluß der Seele. Wer sich zu einer Tat aufraffen will, und zwar gleich, nicht erst morgen, versuche einmal aufzustehen, mit einem ersten Schritt die Füße zu entschließen und gleich mit dem zu beginnen, wozu man sich entschlossen hat.

⚕ *Zur Ernährung*
Das Durstgefühl stellt sich bei diesen Kindern meist zu spät ein. Wir wissen aus der Notfallmedizin, daß das Blut während einer asthmatischen Krise fast immer zu dickflüssig geworden ist, so daß ein Notarzt als erstes eine Infusion anlegen würde.
Schweren asthmatischen Anfällen beugen wir vor, wenn wir das Kind daran gewöhnen, mehrmals am Tage langsam etwas zu trinken. So ist in diesem Fall der Tee in der Schulpause ebenso wichtig wie das Brot.
Blähungen vermeiden (S. 80). Sie drücken nach oben gegen das Zwerchfell und bedrängen zusätzlich Herz und Lunge.

⚕ *Allgemeine Gesichtspunkte zur Atemtherapie*
Im Hinblick auf ihre organische Veranlagung gibt es zwischen den einzelnen Völkern und wiederum den Menschen innerhalb eines Volkes teils erhebliche Unterschiede. So braucht ein Eskimo im Gegensatz zum Schwarzafrikaner einen Körper, der die Wärme in sich halten kann. Daraus ergibt sich aber auch eine ganz andere Art, mit dem Bewußtsein umzugehen. Das wird beispielsweise an der jeweiligen Schmerzempfindlichkeit deutlich. So ist ein Nordamerikaner weitaus empfindlicher beim Zahnarzt als ein Russe. Selbstverständlich gibt es innerhalb des russischen Volkes Menschen, die mit dem Nordamerikaner überdurchschnittlich viel gemeinsam haben und umgekehrt. Was haben nun die verschiedenen Bewußtseinszustände einzelner Völker mit der Atmung zu tun? Durch seine Art, zu atmen, kann der Mensch Einfluß

auf sein Bewußtsein nehmen. Ein einfaches Beispiel: Wer die Luft anhält, fällt in Ohnmacht. So nehmen auch die einzelnen Atemtherapien in einer zunächst unmerklichen, sehr feinen Weise Einfluß auf das menschliche Bewußtsein. Um eine bestimmte Atemtherapie befürworten zu können, ist es zum einen notwendig zu fragen, in welche Richtung sich das Kind entwickelt, und zum anderen, ob die von Ihnen ins Auge gefaßte Atemtherapie damit im Einklang steht. Hierfür einige Anhaltspunkte: Schauen Sie, was während der Übungen mit den Beinen geschieht: Sind sie gekreuzt? Wohin zeigt die Fußsohle? Eine Fußsohle, die himmelwärts gerichtet ist, rechnet nicht mit einem Menschen, der *fortschreiten* will in seiner *Erden*entwicklung. Wir haben die Lunge als ein Erdenorgan des Menschen kennengelernt (S. 55), und alles, was mit der Erde zusammenhängt, ist auch für die Krankheiten dieses Erdenorganes von Belang. So ist es z. B. wichtig, daß die Fußsohlen das rechte Verhältnis zur Erde finden. Die innere Beziehung zwischen Lunge und Fußsohlen zeigt sich, wenn ein Kind zu laufen beginnt: Im selben Maße, wie es lernt, gleichmäßig zu gehen, werden Herzschlag und Atmung regelmäßiger (S. 234).

Therapien, die aus der östlichen Welt zu uns herüber kommen, orientieren sich an der Wesensgliederkonfiguration eines östlichen Menschen und mögen im Hinblick auf ihn ihre Berechtigung haben. Denn jedes Volk hat andere Aufgaben, braucht andere Nahrung, wird anders krank und muß anders geheilt werden. So ist zunächst an der Art der Erkrankung abzulesen, in welche Richtung sich ein Mensch entwickeln möchte. Bei der Asthma-Therapie geht es in der Regel darum, dem Astralleib in die Stoffwechselorganisation hinunterzuhelfen. Die Gefahr einer östlichen Atemtherapie liegt für *uns* darin, daß die Lunge *so* «geheilt» wird, daß der Astralleib wie bei einer leisen Ohnmacht hinaus- statt hineingezogen wird. Doch wird der Tag kommen, an welchem das Menschenwesen einen neuen Versuch machen will, so daß hier das Überwinden der Krankheit eigentlich nur auf spätere Zeiten verschoben wird. Darüber hinaus lenken viele Therapeuten das Bewußtsein des Patienten auf das Atmen und lähmen somit seinen inneren «Heiler», der noch im Unbewußten wirkt (S. 53).

Wie aber können wir diesen «Heiler» in uns aufrufen, *ohne* das Bewußtsein auf ihn zu richten? Durch die Bewegung! Immer, wenn sich der Mensch bewegt, muß er geheilt werden. So atmen wir beispielsweise schneller, wenn wir rennen. Der große Bewegungsmensch hat in sich noch einen kleinen Bewegungsmenschen, der seine winzigen Gliedmaßen nicht minder geschickt bewegen kann: Das ist der Kehlkopf. Wir beeinflussen daher die Lungentätigkeit nicht nur über die äußeren Bewegungen, sondern auch über das Sprechen.

Bei asthmatisch veranlagten Kindern ist im besonderen darauf zu schauen, daß sie den Atemstrom bis ans Ende der Ausatmung sprechend benutzen lernen. Dabei sollte die Aufmerksamkeit ganz auf die Sprachgestaltung gerichtet werden. Wenn das Kind z. B. für die Schule ein Gedicht sprechen oder vielleicht sogar bei einer Theateraufführung mitmachen darf, könnten Sie diese Gelegenheit nutzen und mit ihm üben, seine Sätze in immer größer werdenden Bögen bis zum Ende einer Ausatmung zu sprechen.

Mit folgendem Hinweis Rudolf Steiners, wie ein Kind in die richtige Haltung beim Einatmen findet – richtiges Einatmen erleichtert richtiges Ausatmen und umgekehrt –, konnte ich gute Erfahrungen machen. Das Kind soll sich vorstellen, daß die Luft, die es in sich einströmen läßt, *grünlich* gefärbt sei.[14] Sie könnten dem Kind vor dem Einschlafen eine Geschichte von einem wunderschönen grünen Wald erzählen und gemeinsam mit ihm das Grün des Waldes atmen. Oder Sie setzen sich zu ihm, wenn es badet, geben dem Wasser einige Tropfen Tannen- oder Kiefernöl hinzu und lassen es den Duft «grünlich» einatmen; vor allem ist der Wald als solcher dafür ein guter, wenn nicht sogar der beste Ort. Auch bei dieser Übung bleibt die Atemtätigkeit, z. B. wie oft, wie tief, wie lang geatmet wird, im Unbewußten. Bewußt wird vielmehr die Vorstellung von der «grünlich» gefärbten Luft. Wenn das Kind einige Übung darin hat, so kann es mit folgenden Worten lernen auszuatmen: «Da war ich tüch-ch-ch-ch-chtig!» Dazu erzählen Sie ihm beispielsweise eine Geschichte von einem, der sehr tüchtig war und dessen Taten von Mund zu Mund gingen, und sprechen mit ihm gemeinsam: «Da war er tüch-ch-ch (bis wirklich alle Luft draußen ist, bis auf ein Restchen für:) -chtig!» Dasselbe ein zweites und noch ein drittes Mal. Ein bißchen Abwechslung könnte eine alte Dampflok bringen, die ihren Dampf abläßt: – tsch,tsch,tsch,tsch,tsch-sch-sch-sch-sch-sch… Atempause – tsch,tsch,tsch,tsch,tsch-sch-sch-sch-sch…

Bei älteren Kindern versuchen Sie nach einer Weile beide Übungen miteinander zu verbinden: «grünliche» Luft lautlos einströmen lassen, und «tüch-ch-chtig» sprechend ausströmen lassen.

Das Kind soll Freude beim Üben haben, das ich wich-ch-ch-chtig!

§ Bei vielen Tätigkeiten verkrampfen Asthma-Kinder ihre *Schulter-* und *Nackenmuskulatur*. Beobachten Sie, wie das Kind beispielsweise einem Erwachsenen zur Begrüßung die Hand gibt; das im Schultergürtel verkrampfte Kind zieht dabei einseitig die Schulter hoch. Das Blut aber muß frei vom Herzen in die Hände fließen, soll es doch Grundlage werden für ein geschicktes Handeln! Darin wird Sie jeder gute Musiklehrer unterstützen, indem er auf

lockere Schultern achtet. Es ist unsere Aufgabe, die Kinder bis in die Bewegungen hinein so zu erziehen, daß die Glieder mehr und mehr den Impulsen ihrer erwachenden Seele folgen können. Manchmal kommt man ins Staunen, wenn man dem Kind die Hand auf die Schulter legt und sagt: «Laß sie mal locker, nimm sie hinunter... noch mehr... noch ein bißchen mehr», wie es dann nach und nach die Schulter losläßt und im selben Maße sich der Hals herauszubilden beginnt!
Und im stillen könnte ich mich selber fragen, wie ich dem Kind entgegenkommen soll, damit es diese Geste, den Kopf zwischen die Schultern nehmen zu wollen – wie wir sie von Nesthockern kennen, wenn statt dem Regenwurm die menschliche Hand zum Streicheln kommt – immer weniger braucht.

§ *Musiktherapie*
Es gibt Musikinstrumente, durch welche sich das Asthma mit der Zeit wegblasen, oder zumindest deutlich bessern läßt. Dazu gehört die Trompete, das Horn oder Flügelhorn und ganz besonders das Krummhorn (S. 258). Beim Blasen dieser Instrumente bringen wir einen Prozeß nach vorne zu den Lippen, der sich beim Asthma in den tieferen Atemwegen abspielt. So ist sowohl das Blasen der Trompete als auch die asthmatische Krise eine Aufforderung, mit der gestauten Luft umgehen zu lernen. Mit einem solchen Instrument sollte in einer beschwerdefreien Zeit begonnen werden, sonst könnte das Kind sich überfordert fühlen, wenn es neben seinem eigentlichen Asthma auch noch das «künstliche» Asthma meistern muß. Es braucht einen Lehrer, dem es weniger darum geht, daß *dieses* Kind an *diesem* Instrument viel und lange übt, sondern der es über einen Zeitraum von zwei, drei Jahren an dem Instrument halten kann und Verständnis aufbringt für einen immer mal wieder hervorbrechenden Widerwillen. Ein solcher Widerwille wird begreiflich, wenn man berücksichtigt, daß dieses Instrument der asthmatischen Veranlagung an die Wurzel geht. Einem Widerwillen könnte vorgebeugt werden, indem das Kind epochenweise zum Blasen angehalten wird, so daß eine längere Pause jeweils abzusehen ist.
Für das Blasen der oben genannten Instrumente sollte die körperliche Entwicklung soweit abgeschlossen sein, daß der Blutdruck zumindest an die unteren Werte eines Erwachsenen heranreicht. Dann erst beginnen sich die Kräfte, welche die inneren Druckverhältnisse veranlagt haben, aus ihren leiblichen Funktionen herauszulösen, so daß der Mensch von da an lernen kann, auch außerhalb des Organischen mit Druckqualitäten umzugehen.
Ein sehr begrüßenswertes zweites Instrument sollte der Neigung des Kindes

entsprechen. Bisher habe ich immer wieder erlebt, daß Asthma-Kinder Tasteninstrumente bevorzugen. Diese kommen möglicherweise der Überlast ihres Vorstellungslebens entgegen. Denn der Klavierspieler kann sich zum einen dank der umfassenden Tastatur am leichtesten eine Vorstellung davon machen, wie etwas klingen wird, und zum anderen erlebt er bei der Tonbildung weitaus weniger Überraschungen als z.B. der Streicher, der den Ton durchtragen muß, solange er klingen soll.

⚕ *Liebe zur Geographie erwecken*
Wollen wir dem Astralleib helfen, sich im Stoffwechsel zu verankern, können wir versuchen, das Kind, sobald es in der Schule an der Reihe ist, für die Geographie zu begeistern und das, was es darüber im Unterricht hört, nach allen Richtungen zu vertiefen. «Durch die Geographie stellt sich der Astralleib auf die Beine, wird unten mächtiger.»[15] Mit der Geographie veranlagen wir im Kinde die Liebe zum Nächsten. So brauchen wir sie, um etwas voneinander zu erfahren, und um etwas miteinander zu arbeiten und auch um uns gegenseitig zu besuchen. Für die asthmatisch veranlagten Kinder ist es besonders wichtig, daß die Liebe zum Nächsten größer wird als die Angst vor ihm.

⚕ *Für den akuten Anfall*
- Das ärztlich verordnete Medikament.
- Eine Wärmflasche wie einen gutanliegenden Rucksack auf den Rücken binden.
- Heiße Pulswickel anlegen (S. 247).
- Zwei Tassen heißen Tee sehr langsam trinken lassen.
- Evtl. einen unblutigen Aderlaß anlegen (S. 251), zur besseren Beweglichkeit des Blutes.
- Draußen in der Natur:
  Den Rücken rechts und links der Wirbelsäule in großen, abwärts gerichteten Strichen rot reiben, z.B. mit einem (feuchten) Kleidungsstück. Anschließend hängen Sie ihm Ihre Jacke oder Ihren Mantel um die Schultern. Das hilft der Seele, sich zu beruhigen. Und auch hier, wenn irgend möglich, etwas zu trinken geben.

⚕ In Zeiten, zu welchen sich die Asthma-Anfälle verschlimmern, lassen Sie das Kind über 5 Tage jeweils einen halben Liter Schachtelhalmtee über den Tag verteilt trinken (3 gestrichene Teelöffel Schachtelhalm bzw. Equisetum arvense genügen für einen halben Liter Wasser). Dann folgen 2 Tage Pause und noch einmal 5 Tage Schachtelhalmtee wie beschrieben.

Im Seelischen ist das Kind vor Überraschungen zu schützen, ist ihm ein genügend großer Freiraum zu lassen – ohne daß ihm die Sonderbehandlung bewußt wird – und ihm dabei zu helfen, daß es seine Pflichten – trotzdem (!) erfüllen kann.

Atemstillstand

Zeichen:

- Der Brustkorb hebt und senkt sich nicht.
- Mit Ihrem Handrücken fühlen Sie vor Mund- und Nasenöffnung keinen Luftstrom.
- Die Lippen beginnen sich blau zu verfärben.

§ Was tun?

- Versuchen Sie den Verletzten auf den Rücken zu legen. (Das gelingt Ihnen mit dem *Rautek*-Handgriff sogar bei dem schwersten Menschen. Siehe «Erste-Hilfe-Kurs», Deutsches Rotes Kreuz)
- Mit dem nächsten Stück Stoff ziehen Sie die Zunge heraus und prüfen, ob der Mundraum frei ist.
- Anschließend knien Sie sich seitlich an den Kopf, umfassen ihn, als ob Sie eine Schale vom Boden aufheben wollten, und kippen ihn nach hinten, das Kinn schieben Sie nach vorne oben und verschließen mit dem Daumen die Lippen.
- Nun hauchen Sie Ihre Luft in die Nase, die mit einem dünneren Stück Stoff bedeckt werden darf. Wenn sich der Brustkorb hebt, fahren Sie in dieser Weise fort, andernfalls versuchen Sie eine Mund-zu-Mund-Beatmung. Sofern Sie beobachten, daß sich bläuliche Lippen wieder rötlich färben, ist Ihre Beatmung zunächst erfolgreich.

Zur Durchführung

Die Luft weniger hineinpressen, als vielmehr ruhig einströmen lassen, schneller und weniger tief für ein Kleinkind. Weiten Sie schon beim Einatmen Ihren Kehlkopf zum Vokal «A» und behauchen dann Nase oder Mund, als ob Sie mit dem warmen Atem eine vereiste Fensterscheibe großflächig auftauen wollten. Auf diese Weise können Sie die Beatmung bis zu einer Stunde wirkungsvoll und ohne Anstrengung betreiben.

Hinweis: Wenn Sie das Glück haben, einen ruhigen, bedächtigen Menschen zu Ihren erwachsenen (!) Freunden zu zählen, der einen vergleichsweise langsamen Pulsschlag hat, so bitten Sie ihn, sich für eine Beatmung zur Verfügung zu stellen. Ein Mensch mit einem schnelleren Pulsschlag, der möglicherweise dazu noch allergisch veranlagt ist, kann in der Regel den Kehldeckelschließreflex nicht unterdrücken, d. h. er verschließt, wie beim Schlucken, den Eingang zur Luftröhre, sobald die fremde Luft ankommt. Die Versuchsperson muß aber in der Lage sein, den eigenen Atem einzustellen und Ihre Atemspende ohne Reflex über sich ergehen zu lassen. Die Arbeit wird erleichtert, wenn Sie die Nasenöffnung mit einem Tuch bedecken.
Auf diese Weise habe ich einen Freund 30 Minuten problemlos beatmen können. Die Erfahrung, einen Menschen in der beschriebenen Art am Leben erhalten zu können, gibt Ihnen für den Ernstfall größte Sicherheit.

Der Badeunfall

Nicht zuviel Zeit damit vergeuden, das Wasser aus der Lunge zu bekommen, sondern bald mit der Atemspende beginnen. Der Gasaustausch kann in der Regel auch dann stattfinden, wenn das Lungengewebe teilweise voll Wasser ist. Umstehende bitten Sie, das Kind warm einzupacken. Dabei ist die Erwärmung der Füße ganz besonders wichtig.

Das Auto

Obschon das Auto weniger zu den Krankheiten zu rechnen ist, gehört es doch zu den Problemen, die im Hinblick auf die kindliche Gesundheit Beachtung finden müssen, um so mehr, wenn wir die sehr persönliche Beziehung berücksichtigen, die den Menschen und sein Gefährt bisweilen verbindet.
Wie kommt es, daß das Wort «Auto» häufig zu den ersten Worten gehört, die ein Kind spricht? Was prägt sich hier dem Kinde so stark ein, daß es dieses Wort so eilig nachahmt?
Das Auto bewegt sich! Es frißt Benzin. Es springt an! Es heult auf und rollt davon mit stolzen 180 Sachen. Nicht jedes, leider! Das eine kriecht und stottert oder säuft ab, ein anderes hängt am Berg und klappert. Endlich wird die alte Karre günstig abgestoßen. Der neue Wagen wird bedient. Im Auto wird erzählt, gekaut, gelutscht, geraucht, gesungen, gelacht und geschimpft. Manchmal sogar mit Kraftausdrücken. Dann geht die «Schnauze», die es vorne hat, jedoch meist geschlossen hält, beim Autofahrer um so weiter auf: Idiot! Fährt wie 'ne gesengte Sau!
Es bedarf im Auto großer Anstrengungen, sich von Gedanken und Gefühlen aller Art nicht überrollen zu lassen, denn diese Pferdestärken, mit welchen der Mensch die «Schnauze» herumkutschiert, kann er mit der Seele kaum ausfüllen. Das nutzen andere Wesenheiten, die sich prompt seiner Sprachorgane bemächtigen. Dann beginnen die Menschen plötzlich ganz gegen ihre sonstigen Gepflogenheiten Verkehrsteilnehmer zu duzen: «Du kannst mich mal!»
Wenn sich die Menschen autofahrend begegnen, geschieht es sitzend, und ohne aufeinander zugehen zu können, rauscht man aneinander vorbei.

Das Auto als Prüfung für Herz und Nieren

Jeder Autofahrer kennt das Gefühl, das einen überkommen kann, wenn eine plötzlich aufgetauchte Gefahr gerade noch einmal abgewendet werden konnte: Es ist, als ob sich etwas in einem zusammenpreßt und gleichzeitig auch etwas nach hinten oben aus einem herausgeschleudert wird. Dieses Gefühl geht eindeutig von den Nieren aus. Tatsächlich sind die Nieren bei Schockerlebnissen vermindert durchblutet, so daß die Aussage, daß ein

Schock dem Menschen an die Nieren gehe, zutreffend ist. Nach außen erbleichen die Wangen, nach innen erbleichen die Nieren.
Erlebt ein Kleinkind häufiger bei seinen Vorbildern solche Schreckmomente, dann hat es seine Seele schwerer, sich mit den Organen, namentlich mit den Nieren zu verbinden. Besonders aber während der Schwangerschaft ist auf eine besonnene Fahrweise zu achten. Schocksituationen, welchen die werdende Mutter ausgesetzt ist, könnten dazu führen, daß das Kind seinen Leib nicht recht ergreifen will. Zusammenhänge solcher Art hat man beispielsweise bei autistischen Kindern gefunden.
Oftmals geraten wir beim Autofahren in Streß, wenn wir nicht so flott vorankommen, wie es notwendig wäre, um irgendwo pünktlich zu sein. Dann will der Fuß mehr Gas geben als er darf, und alle anderen, die in der Schlange vor einem fahren, sind nur lästige Hindernisse. Solchen Situationen sind die Kinder häufig schon morgens ausgesetzt, wenn sie in letzter Minute zur Schule oder zum Kindergarten gebracht werden. Das Besondere dieser Art von Streß liegt darin, daß die Bewegung in den Gliedern zurückgehalten werden muß, trotz des Bestrebens, schneller weiterzukommen. Wenn die Glieder sich bewegen wollen, strömt, noch bevor die Bewegung überhaupt begonnen hat, entsprechend mehr Blut dorthin. So stellen sich Bewegungsimpulse und Durchblutung immerzu aufeinander ein. Im Auto sind es vor allem die Beine, in welchen sich mit der Zeit ein gewaltiger Bewegungswille zusammenballt. Die Katastrophen, die sich in den letzten Jahren in Fußballstadien ereignet haben, als sich die Menschen ohne Absicht zu Tode trampelten, sind ein trauriges Beispiel dafür, was geschehen kann, wenn solche Kräfte plötzlich sich zu entladen beginnen. *Dieser* Sport scheint besonders dazu geeignet zu sein, geballte Kräfte zu entfesseln, steckt doch die Seele des Publikums nachahmend im Fuße des Spielers, wenn er mit voller Wucht dem Ball seine Tritte versetzt.
Auch der Blutdruck stellt sich im Auto auf Bewegung ein und steigt. Während ein solcher Streßhochdruck bei den Vorbildern noch funktionell bleiben kann, d. h. in den Organen noch keine sichtbaren Spuren zu hinterlassen braucht, ist es durchaus möglich, daß bei den Kindern Herz und Nieren Schaden nehmen. Erlebt ein Kind öfter, wie sein Vorbild vor Anspannung die Zähne zusammenbeißt beim Versuch, den Vordermann nach der nächsten Kurve endlich abzuhängen oder bei «gelb» gerade noch durchzukommen, zeigt sich diese Lebensart, «immer auf dem letzten Drücker zu sein», im Erwachsenenalter auf der leiblichen Ebene als Bluthochdruck.

Rücksicht im Auto

Das Auto, das so eilig vorwärts rollt, verleitet zur Rücksichtslosigkeit. Nicht selten ertönt sogar die vor dem Herzen angebrachte Hupe als Sprachorgan, wenn es nicht schnell genug weitergeht. So erobern wir uns beim Autofahren im wesentlichen die Räume, die vor uns liegen. Im Auto ist «Vor»-sicht angezeigt. Der Fahrer schaut sogar dann, wenn er hinten etwas sehen möchte, nach vorne: in den Rückspiegel. Welche Folgen jedoch das Miterleben der Rücksichtslosigkeit für die körperliche Entwicklung der Kinder letztlich hat, wird sich in Zukunft erst zeigen. So muß manche Frage zunächst offen bleiben, z. B. ob nicht auch die Krebserkrankung, neben vielen anderen Ursachen, etwas damit zu tun haben könnte, daß entsprechende Organe sich nicht mehr allseitig wahrnehmen, sondern, ohne eine Grenze zu beachten, in ein anderes Organ hineinwachsen.

Was auf der Strecke bleibt

Eine Krankengeschichte aus der Psychiatrie
Ein Patient wird in eine psychiatrische Klinik gebracht, nachdem er mehrmals von der Straßenwacht auf der Standspur in seinem Wagen schweißgebadet vorgefunden wurde und nicht mehr in der Lage war, nach Hause zu fahren. Jedesmal äußerte er aufs neue den Verdacht, daß er möglicherweise einen Menschen umgefahren habe! Die Suche nach einem Unfallopfer verlief jedoch stets ohne Ergebnis.
Als wir ihn in der Klinik fragten, ob er denn nicht in den Rückspiegel geschaut habe, dann hätte er doch sehen können, daß niemand verletzt worden sei, antwortete der Patient, daß er sehr wohl in den Rückspiegel geschaut habe! Es sei ihm aber unmöglich gewesen, allein auf das zu vertrauen, was er darin sah, zumal er dazwischen immer wieder nach vorne habe schauen müssen.
War dieser an Schizophrenie leidende Mensch auf seine Weise der Wahrheit vielleicht sogar ein wenig näher, als es den Anschein hatte, wenn ihn die Empfindung quälte, daß da doch noch mehr auf der Strecke geblieben sein müsse, als im Rückspiegel gesehen werden könne?

§ Auto und Ohr

Der Gedanke liegt nahe, daß die Menschen, die heute so eilig vorwärtsstreben, später einmal mit der Sehnsucht zur Erde kommen, sich auch jene Räume zu erschließen, die sie hinter sich fühlen. Hier sind die Blinden den Sehenden schon voraus. An ihrer oftmals wunderbar aufrechten Haltung wird ihre besondere Fähigkeit deutlich, mit welcher sie wahrnehmen, was an ihren Rücken grenzt. In der Pflege des Musikalischen übt sich der Mensch, für solche Räume wachsam zu werden. Wie das Ohr leicht nach hinten gebildet ist, richtet sich auch die Seele beim Hören nach hinten aus. So könnten Sie dem Kind abends vor dem Einschlafen leise etwas vorsingen oder spielen. Dazu eignet sich die Adventszeit, in der die Seelen der Kinder zum Aufhorchen bereit sind.
Hinweis: Das Radio ist nicht das gleiche, denn der empfindsame Musiker bezieht das zuhörende Kind mit ein, wenn er spielt oder singt. Er geht (unbewußt) auf seinen Pulsschlag ein, so daß sich das Kind geborgen fühlt.
Neben dem Singen und Musizieren könnten Sie bei einem Spaziergang oder im Garten die Aufmerksamkeit der Kinder auf Vogelstimmen lenken, daß sie neben dem Maschinenlärm auf beseelte Laute hören lernen.

§ Auto und Auge

Kaum einem Menschen wird bewußt, wie oft er blinzelt. Was geschieht dabei? Einmal wird das Auge befeuchtet, vor allem aber schließen wir beim Blinzeln für einen kurzen Moment die Augen. Wir blinzeln meist dann, wenn wir woanders hinschauen. Beim Lesen blinzeln wir, wenn ein Gedanke oder Satz endet. Es ist eigentlich wie im Theater, wenn zwischen zwei Bildern der Vorhang fällt. Beim Erwachsenen «fällt der Vorhang» durchschnittlich 24mal pro Minute. Berücksichtigen wir, daß der Sehvorgang schon kurz vor dem Blinzeln im Gehirn unterbrochen wird, ergibt sich erstaunlicherweise, daß der Mensch insgesamt 12 Sekunden pro Minute *blind* ist. Beim Autofahren «fällt der Vorhang» nahezu doppelt so oft und bleibt sogar jeweils etwas länger zu. Das bedeutet, daß der autofahrende Mensch mit der Helligkeit zu kämpfen hat.
Kommen wir zu den Kindern: Ein Säugling blinzelt nur einmal pro Minute, doch mit jedem neuen Lebensjahr blinzelt das Kind einmal mehr pro Minute. Wir hatten gesehen, daß Säuglinge und Kleinkinder ganz an ihre Umwelt hingegeben sind und sich wenig abschirmen können gegen kränkende Sinneseindrücke, zu welchen die Lichtverhältnisse beim Autofahren gehören. So

wird es gut sein, während langer Autofahrten die Augen der Kinder vor zu großer Helligkeit zu schützen. Und zu Hause könnten sie recht viele schöne farbige Bilder malen. Denn die Farben sind Geschöpfe des Lichtes *und* der Dunkelheit. Sie ernähren die Seele, wie das Brot den Leib ernährt.

Bauchweh

Bauchschmerznotfälle

Bei Bauchschmerzen wachsam bleiben, bis ein Notfall mit großer Wahrscheinlichkeit ausgeschlossen werden kann. Merke: *Angst hindert Wachsamkeit!*

Wurmfortsatzentzündung
Der häufigste Bauchschmerznotfall bei Kindern ist die Blinddarmentzündung oder genauer Wurmfortsatzentzündung.
Beim Erkennen dieser Entzündung können sich sogar erfahrene Kinderchirurgen irren. Für uns bedeutet das, wachsam zu bleiben und eine solche Entzündung auch bei mangelnden Symptomen für möglich zu halten. Folgende Zeichen können – müssen aber nicht! – auf eine Wurmfortsatzentzündung hinweisen:

- Eine trockene, belegte Zunge.
- Ein Bauchschmerz, der von der Nabelgegend in den rechten Unterbauch wandert. Dem Kind tut beispielsweise nachmittags der Bauch rund um den Nabel weh, und abends konzentriert sich der Schmerz im rechten Unterbauch.
- Verschlimmerung des Bauchschmerzes durch Druck und durch Anziehen des rechten Beines.

Ausführliche Angaben zur Wurmfortsatzentzündung siehe ab S. 90 ff.

Invagination
Ein weiterer Bauchschmerz-Notfall, an welchen besonders im zweiten Lebenshalbjahr zu denken ist, entsteht, wenn sich zwei benachbarte Darmabschnitte ineinanderschieben. Wir sprechen von einer Invagination.
Die Kinder erkranken plötzlich und scheinbar aus voller Gesundheit mit folgenden Symptomen:

- Kolikartige Schmerzen verursachen Weinkrämpfe.
- Die Beinchen werden zur Entspannung der Bauchdecke angezogen.
- Erbrechen, Blässe und ein beschleunigter Pulsschlag von mehr als 140 Schlägen pro Minute.

Wenn sich ein Darmabschnitt in den folgenden schiebt, werden die in den entsprechenden Darmwänden verlaufenden Blutgefäße abgedrückt, so daß das Darmgewebe nicht mehr ausreichend durchblutet wird und innerhalb von Stunden abzusterben beginnt. Je früher daher der Säugling in kinderchirurgische Behandlung kommt, desto größer ist die Wahrscheinlichkeit, daß der Darm erhalten bleiben kann. Dauert dieser Zustand jedoch länger als 24 Stunden, so ist das Leben des Kindes in Gefahr und selbst durch eine Operation nicht immer zu retten. Wenn Sie aber nach ein bis zwei Stunden eine normale Stuhlmenge in der Windel finden und sehen, daß es dem Säugling besser geht, dürfen Sie den Verdacht auf Invagination zunächst zurückstellen.

Im Alltag begegnet uns das Phänomen der Invagination, wenn wir z. B. einen etwas feuchten Strumpf zu hastig ausziehen, ohne ihn vorne am Zehenteil festzuhalten, so daß er ein Stück weit umgestülpt wird. Ähnliches kann sich im Darm ereignen, besonders im rechten Unterbauch, wo der Dünndarm in den Dickdarm übergeht. Im gesunden Darm umschließen die Darmwände den Nahrungsbrei wie eine Haut, schaukeln und durchmischen ihn, lösen sich wiederum von ihm ab und geben ihn an den nächsten Abschnitt weiter. Anders bei der Invagination. Hier scheint der Dünndarm eine Wahrnehmungsschwäche für die Andersartigkeit des beginnenden Dickdarmes zu haben, so daß sich eine Störung im Zusammenspiel von Darmwand und Darminhalt ergibt. Dabei löst sich die Darmwand nicht ordentlich vom Darminhalt ab, sondern bleibt an ihm haften und stülpt sich mit ihm mehr und mehr in den beginnenden Dickdarm hinein.

Wer sich vorzutasten versucht zu einem seelischen Gegenstück dessen, was hier im physischen Leib geschieht, der kommt möglicherweise einer seelischen Zivilisationskrankheit auf die Spur. Diese Krankheit hängt damit zusammen, daß es dem Menschen heutzutage schwerfällt, einem geistig-seelischen Inhalt eine angemessene Hülle zu geben. So ist es nicht ungewöhnlich, wenn sonntags zum Frühstück die Zauberflöte in Stereo erklingt, das Telefon «wimmert», die Eieruhr rasselt, die Milch überläuft, die Kinder streiten, der Vater nach zwei gleichen Socken sucht... In einer solchen Hülle bleibt die Zauberflöte unerhört und findet keine Seele, die sie wirklich haben will. Wer aber kann schon von sich sagen, daß in seinem Leben Hülle und Inhalt stets miteinander stimmig sind?

Vergiftung?

Wenn ein Kleinkind Bauchweh hat, muß auch an eine mögliche Vergiftung gedacht werden. Blitzschnell überblicken, wo es etwas Giftiges erwischt haben könnte.

⚕ Bei Verdacht *sofort* drei Teelöffel Kohle pulvis ligni (Kohlepulver der Linde) in einem Glas Wasser aufwirbeln und zu trinken geben. Ausführlichere Angaben zur Vergiftung, siehe S. 218.

Pförtnerkrampf
Speit ein zwei bis vier Wochen alter Säugling die Milch im hohen Bogen wieder aus, könnte ein Pförtnerkrampf dahinterstecken. (Siehe S. 201 f.)

Hodentorsion
Ein Bauchschmerznotfall, der infolge einer ungünstigen Bewegung entsteht, ist die Hodentorsion.
Beispiel: Ein 12jähriger Knabe kommt vom Turnen oder Herumtoben nach Hause und klagt über Schmerzen in der Leistengegend. Sie bemerken, daß ein Hoden geschwollen und beim Abtasten sehr schmerzempfindlich ist. Hier besteht der dringende Verdacht, daß sich ein Hoden innerhalb seiner Häute verdreht hat und die Blutzufuhr unterbrochen ist. Nur sofortige chirurgische Hilfe kann eine Gewebeschädigung mit nachfolgender Unfruchtbarkeit verhindern. Außer bei Schulkindern kommt eine Hodendrehung auch bei den strampelnden Säuglingen vor.
Ein Organ, das dazu neigt, sich um sich selbst zu drehen, beginnt sich vom Gesamtorganismus abzuschnüren. Solches geschieht beispielsweise, wenn bei den Bewegungen das fließende Element des Lebensleibes zu wenig Berücksichtigung findet, so daß sie aus der Ganzheit der physisch-leiblichen Organisation herausfallen können.

Blähungen

Ein Säugling, der nach der Mahlzeit und dem Bäuerchen statt zufrieden einzuschlafen, unruhig wird, zeitweilig aufschreit und manchmal stundenlang weint, wird möglicherweise von Blähungen geplagt. Häufig verweigert das luftgefüllte Bäuchlein – ganz ähnlich wie bei den Größeren und Großen – jede weitere Nahrung. Beim Abtasten des Bauches werden Sie finden, daß er auch während der Schreiphasen angespannt bleibt.
Wie aber kommt die drückende Luft überhaupt in die Verdauungswege hinein? Ein Teil gelangt beim Hinunterschlucken der Nahrung dorthin, besonders wenn zu schnell und hastig gegessen oder getrunken wird. Tatsächlich schlucken wir mit jedem Bissen durchschnittlich eine kirschgroße Luftblase mit hinunter. Und obgleich das Luftschlucken, die «Aerophagie», schon lange zu den Zivilisationskrankheiten zählt, sind sich die wenigsten Menschen des-

sen bewußt. Beim Studium der menschlichen Embryonalentwicklung können wir verfolgen, wie Lunge und Magen aus demselben Gebilde hervorgegangen sind und sich erst später im Hinblick auf ihre unterschiedlichen Funktionen auseinanderentwickelt haben. So muß der Mensch sorgfältig darauf achten, das Luftige in die Lunge und das Flüssige in den Magen zu leiten. Doch es dauert eine ganze Weile, bis der Säugling *so* zu trinken lernt, daß er anschließend kein Bäuerchen mehr zu machen braucht. Wie gerne sich aber die Kleinen und Großen, obwohl sie eine Lunge haben, die Luft in ihren Magen holen, zeigt sich z. B. an der Vorliebe für Schlagsahne. Mit viel Geschick wird in die flüssige Sahne Luft gewirbelt, bis die gewünschte Festigkeit erreicht ist. Dabei dehnt sich die Sahne aus und wird sogar zu einem formbaren Gebilde. Das in sie gebettete Kuchenstück gleitet sanft hinunter in den Magen. Dort beginnen sich Luft und Sahne wiederum zu trennen. Die freigewordene Luft steigt im Magen aufwärts und drückt gegen das Zwerchfell. Im Dünndarm trennt sich dann die restliche Luft von der Sahne. Dabei entstehen Luftblasen, welche in der anthroposophischen Medizin auch als «Luftköpfe» bezeichnet werden. Während ihrer Wanderung durch den Darm drücken sie gegen die Schleimhäute und verschließen die Ausführungsgänge der Drüsen, und erst wenn sie weitergeschoben werden, können sich die Verdauungssäfte wiederum mit dem Nahrungsbrei verbinden. Um aber eine Luftblase wegzudrängen, krampft sich der hinter ihr gelegene Darmteil zusammen und drückt sie vor sich her. Trifft der «Luftkopf» vorne auf ein Hindernis, z. B. auf harten Kot, blasen sich die Darmwände auf und verursachen unangenehme Druckgefühle, die sich zu schmerzhaften Blähkrämpfen steigern können. Ein Luftkopf, der den Ausführungsgang der Gallenblase verlegt, kann – auch ohne Steine! – eine Gallenkolik hervorrufen; ein Luftkopf, der im linken oberen «Knie» des Dickdarmes hängenbleibt, bedrängt das Herz. Wer aber empfindet noch Freude beim Anblick von Schlagsahne, wenn er sie bereits im Munde wieder verflüssigen soll? Außer der Luft, die mit der Nahrung in den Darm gelangt, entstehen bei verdauungsschwachen Menschen Gärungs- und Fäulnisgase größeren Ausmaßes, durch welche die Blähungen noch verschlimmert werden. Durch Druck- und Schmerzgefühle wird das Bewußtsein auf die Bauchorgane gelenkt. Doch dieses ist hier ebensowenig am Platze wie ein Zuviel an Luft. Luft soll sich in der Lunge bewegen! Wenn aber im Darm Lungenverhältnisse herrschen, wird er krank, weil er dafür nicht geschaffen ist.

Für akute Blähungen

§ Im Liegen verteilt sich die Luft auf eine größere Fläche und hat weniger die Neigung, sich zusammenzuballen. Daher das Kind in Ruhe und Wärme ausschlafen lassen.

⚕ Sind die Blähungen mit Unwohlsein verbunden, wirkt oft ein kalter Leibwickel Wunder (S. 246). Vorher ist jedoch zu prüfen, ob das Kind bis hinunter zu den Füßen warm ist.

Blähungen vorbeugen

⚕ Langsam und sorgfältig kauen, ganz besonders die vegetarische Nahrung. Beim Kauen wird Speichel angesaugt, aber auch die Säftebildung in anderen Verdauungsdrüsen eingeleitet. Was im Munde versäumt wird, belastet die nachfolgenden Organe. Oder: Was die nachfolgenden Organe nicht belasten soll, darf im Munde nicht versäumt werden.

⚕ Noch langsamer und sorgfältiger kauen, wenn beim Essen Radio gehört wird. Denn sowohl Nachrichten als auch Nahrung müssen verdaut werden. Ein weiterer Gesichtspunkt: Nachrichten werden meist gehetzt gesprochen; das bemerken Sie, indem Sie einmal darauf achten, wie der Sprecher zwischen den Sätzen «nach Luft schnappt». Ein solches Tempo wirkt lähmend auf die Verdauungsorgane.

⚕ Den gut eingespeichelten Nahrungsbrei möglichst ohne Luft hinunterschlucken lernen. Das könnte z. B. für die jeweils ersten drei Bissen einer Mahlzeit geübt werden. Dabei bedürfen Nahrungsmittel, welche Luft enthalten, wie ein Brötchen oder Zwieback, unserer besonderen Aufmerksamkeit. Auch beim Trinken versuchen, das Luftschlucken zu vermeiden, z. B. beim Schlürfen.

⚕ Beobachten Sie, nach welchen Nahrungsmitteln Blähungen auftreten. Diese Nahrungsmittel dann entsprechend zurückhaltender verwenden, und wenn sie trotzdem gegessen werden, auf einen zusätzlichen Kuchen mit Schlagsahne an diesem Tag verzichten.

⚕ Die Mahlzeiten weder zu heiß noch zu kalt einnehmen. Die Verdauungsenzyme brauchen in der Regel die Körperwärme, um ihre volle Wirksamkeit zu entfalten.

Hat das Kind einen Magen-Darm-Katarrh?

Folgende Symptome sprechen für dieses Krankheitsbild:

- Erbrechen und Durchfall.
- Trockener Mund und belegte Zunge.
- Manchmal Fieber.

– Bauchkrämpfe.
– Sich sterbenselend fühlen.

Eine Bauchuntersuchung gibt Ihnen weiteren Aufschluß. Dazu schieben Sie dem nicht schreienden, zuvor beruhigten Kind ein kleines Kissen unter die Kniekehlen, damit sich die Bauchdecke entspannt. Dann legen Sie Ihre warmen Hände auf den Bauch und tauchen mit zartem Druck hinein, lösen die Handflächen wieder, tauchen neu hinein, bis die Bauchdecke unter Ihren Handflächen in eine leicht schaukelnde Bewegung kommt. Bei einem Dünndarmkatarrh sind die Darmschlingen voller Flüssigkeit – der Darm hat einen «Fließschnupfen»! – so daß Sie auf die genannte Weise ein «Quutschen und Quatschen» auslösen können. Und wenn Sie das Ohr an die Bauchwand legen, hören Sie es drinnen tüchtig «schniefen».

Therapeutisches

§ Mit dem *Durchfall* verliert der Körper Wasser und Salze. Sofern dieser Wasser- und Salzverlust bei der Pflege Berücksichtigung findet, darf der Durchfall als eine sinnvolle Reaktion des Organismus betrachtet werden: Mit der Möglichkeit, Durchfall zu erzeugen, ist der Körper fähig, auf schnellstem Wege etwas auszuscheiden. Beseitigen wir ihn dagegen zu früh, könnte der Prozeß nach oben umschlagen und zwei, drei Wochen später, manchmal sogar schon nach einigen Tagen, als Bronchitis, Husten oder Schnupfen wieder zum Vorschein kommen. Solches habe ich besonders bei allergisch veranlagten Kindern häufig beobachten können.

§ Beim *Erbrechen* verliert der Magen Säure. Mit Hilfe von Kochsalz kann er neue Magensäure bilden. Das Kochsalz gelangt aus dem Blut in den Magen. Eine leicht gesalzene Gemüsebrühe könnte helfen, den Salzverlust auszugleichen.
Im gesunden Magen ist der Astralleib unermüdlich damit beschäftigt, die Nahrung zu zerlegen. Bei dieser Tätigkeit stützt er sich im wesentlichen auf die Magensäure. Beim Erbrechen entbehrt der Astralleib seiner stofflichen Stütze und löst sich teilweise. Doch geht eine Lösung bisweilen einer besseren Bindung voraus.

§ Kommt zu Durchfall und Erbrechen *Fieber* hinzu, so ist die Gefahr der Austrocknung noch größer.
Zeichen: – Trockene Lippen,
– beim Säugling eingesunkene Fontanellen,
– dunkelgelber Urin und weniger nasse Windeln.

Eine solche Austrocknung kann bei einem Säugling innerhalb von Stunden geschehen. Sehr langsam und stetig soll die Flüssigkeit dem Körper wiederum zugeführt werden.

⚕ *Zur Ernährung*
Schleime, z. B. aus Gerste, Reis und Hafer, schützen die gereizten Schleimhäute. Als Suppengrundlage eignet sich das Wasser, in welchem das Gemüse, Getreide oder auch die Kartoffeln für die Familie gekocht worden sind. Wenn es dem Kind schon etwas besser geht, darf es haben, worauf es Appetit hat, jedoch jeweils nur kleine Mengen!

⚕ Das beste Heilmittel für einen Magen-Darm-Katarrh ist der Schlaf. Vorher können Sie dem kleinen Patienten einen sehr langsam durchgeführten Einlauf (S. 239) machen. Dabei bekommt der Körper die Möglichkeit, sich fehlendes Wasser zurückzuholen, und dasjenige, was übrig bleibt, findet Verwendung zu einem letzten Ausputzen. Anschließend wenden Sie den auf S. 246 beschriebenen kalten Leibwickel an. Auf diese Weise findet das Kind in den allermeisten Fällen in den Heilschlaf hinein.

Weitere Bauchweh-Ursachen

Bei einer *Nabelkolik* wird das Kind von wehenartigen Schmerzen überrascht, schreit auf, krümmt sich, zieht die Beine an und wartet ängstlich auf den nächsten Krampf.

⚕ Hat das Kind weder Durchfall noch Fieber, versuchen Sie zunächst mit Wärme auf dem Bauch die Krämpfe zu lösen. Dauern die Schmerzen länger als eine halbe bis dreiviertel Stunde, sollten Sie einen Arzt verständigen. Im nachhinein ist zu überlegen, ob Sie in den Tagesablauf noch ein wenig mehr Ruhe hineinbringen könnten, z. B. bei der Zubereitung der Mahlzeiten. Denn alle Hast und Eile, aber auch alle Zufriedenheit kocht der Mensch mit in das Essen hinein.

Eine *Mittelohrentzündung* verursacht besonders bei temperamentvollen zwei- bis dreijährigen Kindern Bauchbeschwerden. Denn bei den Erkältungskrankheiten reagieren die Immunorgane im Bauchraum und können Schmerzen verursachen. Daher schaut der Arzt zunächst in den Rachen und die Ohren, wenn ein Kleinkind auf den wehen Bauch zeigt. (Zur Mittelohrentzündung siehe S. 186.)

Manche *Abführmittel* können heftige Bauchschmerzen verursachen. Dazu gehören auch einige pflanzliche Mittel, z. B. Sennesblätter, durch welche die Darmmuskulatur zu einer heftigeren Bewegung angetrieben wird. Nun hat jedoch jeder Darmabschnitt andere Aufgaben, die er nur unvollständig erfüllen kann, wenn der Darmbrei vorzeitig weitergeschoben wird. Dann kommt er in den folgenden Darmschlingen jeweils zu früh an, d. h. er ist noch nicht «reif» für die an den jeweiligen Ort gebundene Verdauungsstufe. Außer daß der Darminhalt auf diese Weise für die Ernährung nur teilweise genutzt werden kann, kränkt es den Darm selber, wenn er etwas verdauen soll, was eigentlich in einem jeweils vorangegangenen Abschnitt an der Reihe gewesen wäre. Im Dickdarm verkürzt sich durch die schnellere und heftigere Bewegung der Eindickungsvorgang, so daß ein weicher wasserreicher Stuhl entlassen wird. Das von der beschleunigten Darmbewegung mitgerissene Wasser fehlt jetzt zweifellos an anderen Orten im Körper, d. h. die Verstopfung, die im Darm erfolgreich beseitigt werden konnte, taucht an anderer Stelle wieder auf und behindert dort den Fluß, z. B. in den Kieferhöhlen.

⚕ Verstopfung ist ein Ruf nach *Wasser*! 2 Liter – für kleinere Kinder entsprechend weniger – ungesüßten Tee, Mineralwasser oder verdünnten Obstsaft stellen Sie für den verstopften Patienten morgens auf den Tisch, und abends sind diese 2 Liter getrunken. Auf diese einfache Weise «heilt» fast jede Verstopfung!

In den Monaten *nach einer Bauchoperation* klagen die Kinder häufig über ziehende Schmerzen. Die Ursache sind meist Verklebungen oder narbige Verwachsungen, die besonders während eines Wachstumsschubes zu Beschwerden führen.

⚕ Wärme und eine regelrechte Verdauung sind dafür gute Helfer!

«Sich gestreßt fühlen», «sich ärgern», «sauer sein», solche Gefühle steigern die Magensäurebildung. Wenn aber mehr Magensäure gebildet wird, als für die Verdauung notwendig ist, beginnt die Säure den Magen selber anzudauen, so daß sich eine Magenschleimhautentzündung oder sogar ein Magengeschwür entwickeln kann. Unwohlsein und Schmerzen gleich nach der Nahrungsaufnahme gehören zu den Symptomen.

⚕ Eine Magenschleimhautentzündung kann mit Hilfe von Leinsamenschleim (S. 253) meist in wenigen Tagen ausgeheilt werden.

Haben Sie den Verdacht, daß die Bauchbeschwerden mit einem Kummer zusammenhängen oder weil sich das Kind in der Schule überfordert fühlt,

braucht es vor allem Zuwendung. Sie können ihm abends eine Baucheinreibung mit angewärmtem Öl machen. In diesem Schutzmantel läßt sich manche seelische Not lindern, so daß zu hoffen ist, daß es sich am nächsten Tag aus seiner eingerollten Bauchwehhaltung wieder mutig für die Welt ausrollen wird!
Je jünger das Kind ist, desto mehr kommt auch das seelische Befinden seiner Umwelt in Betracht. Haben Mutter oder Vater «seelisch» Bauchweh? Wenn einer dem anderen hier zur Seite steht, ist das für das Kind die beste Arznei.

Getreideunverträglichkeit

Es kommt immer häufiger vor, daß die Kinder Brot oder andere Nahrung aus Getreide nur noch schwer bzw. gar nicht mehr verdauen können. In diesem Zusammenhang möchte ich auf einen Tischspruch von Angelus Silesius hinweisen:

Das Brot ernährt uns nicht.
Was uns im Brote speist,
Ist Gottes ewiges Wort,
Ist Leben und ist Geist.

Dürfen wir mit Selbstverständlichkeit erwarten, daß uns Gottes Wort im Brote speist, auch dann, wenn wir fortfahren, Korn und Erde zu mißhandeln? Wird sich das Korn dem Gotteswort aufschließen können, wenn die Böden mit schweren Maschinen verdichtet und ausgebeutet werden?
Solche Fragen kommen einem in den Sinn im Hinblick auf die zahlreichen Kinder, die heute vom Brot krank werden. Das in vielen Getreidearten enthaltene Klebereiweiß «Gluten» verursacht bei ihnen eine fortschreitende Zerstörung der Schleimhaut im Zwölffingerdarm, so daß dieser immer weniger zur Verdauung beitragen kann. Was aber geschieht mit jenen unverdauten Nahrungsresten? Sie werden bereits dort, wo die Vermenschlichung der Nahrung gerade erst begonnen hat, schon wieder Naturprozessen überlassen. Gärungsgase treiben den Leib auf, und ein massiger, ölig glänzender Stuhl zeugt von der gestörten Fettverdauung. Der Krankheitsverlauf ist schleichend, so daß Zeichen der Unterernährung erst nach vielen Monaten sichtbar werden.
Die Getreideunverträglichkeit, «Zöliakie», hat sich bei uns schon so weit verbreitet, daß jedes Reformhaus glutenfreie Nahrungsmittel bereit hält. Weit mehr Kinder aber sind in einem Vorstadium der Zöliakie zu vermuten, denn

die Erfahrung lehrt, daß etliche Darmkrankheiten durch eine glutenfreie Kost zu bessern sind.
Wollen wir uns auch in Zukunft vom Getreidekorn ernähren, wird uns die Frage beschäftigen müssen, wie das Korn zu behandeln sei, daß unsere Kinder diese göttliche Speise erschließen, verdauen und verwandeln können, damit sie ihnen zum Lebensquell werde.

Benommenheit

Wenn ein Kind plötzlich benommen wird oder allmählich sein Bewußtsein verliert, ist sofort ein Notarzt zu verständigen. Bis zu seinem Eintreffen Atmung und Puls überwachen und notfalls wiederbeleben.
Angaben, die dem Notarzt die Orientierung erleichtern:

- Ist es möglich, daß sich das Kind vergiftet hat?
- Ist es vor Stunden oder Tagen auf den Kopf gestürzt?
  (Dadurch kann eine Blutung ausgelöst werden, die auf das weiche Gehirngewebe drückt.)
- Hatte das Kind in letzter Zeit einen Unfall, bei welchem es möglicherweise einen stumpfen Schlag gegen den Bauch bekommen hat?
  (So könnte z. B. eine verletzte Milz auch noch wesentlich später zu inneren Blutungen führen.)
- Vielleicht haben Sie andere Beobachtungen gemacht, die mit dem Zustand in Zusammenhang gebracht werden können?

(Siehe auch «Ohnmacht», S. 199 f.)

Bettnässen

Für den gesunden Menschen ist das Entleeren der Blase ein Vorgang, den er willentlich lenken, aber auch mehr oder weniger träumend einfach geschehen lassen kann. Letzteres ist beim Säugling normal. Er muß erst lernen, einen Druck in sich zu halten. Im Unterschied zum bettnässenden Kind erleben wir jedoch, wie sich seine Seele Tag für Tag ein Stückchen mehr mit dem Körper verbindet, und freuen uns an jeder neuen Regung, die er uns entgegenbringt. Bis es dann eines Tages soweit ist, daß die Windel als Zeichen seiner beginnenden Selbständigkeit trocken bleibt. Das bettnässende Kind verliert diese Fähigkeit wieder und muß dazu einen zweiten Anlauf nehmen. Das Einnässen geschieht in der Regel nachts. Während der Mensch normalerweise aufwacht, wenn ihn die gefüllte Blase drückt, schläft das bettnässende Kind so tief, daß es noch nicht einmal erwacht, wenn die äußere Haut mit den abgekühlten feuchten Verhältnissen in Berührung kommt.
Bei den wenigsten Kindern finden wir für das Bettnässen eine körperliche Ursache, z. B. eine Schließmuskelschwäche oder einen chronischen Blasenkatarrh; um aber die seelischen Ursachen zu heilen, brauchen wir meist viel Geduld. Manche Fragen müssen zunächst offen bleiben, bis das Kind Ihnen eines Tages eine Antwort entgegenlebt.
Das Nachdenken über folgende Fragen könnte weiterhelfen: Ist der physische Leib kraftvoll genug, um die höheren Wesensglieder zu halten?
Ist der Lebensleib durchlässig und beweglich genug, um die Impulse von Ich und Astralleib aufzunehmen?
Ist das Kind tagsüber stets warm, so daß die Ich-Organisation in den Leib einziehen und darin tätig werden kann?

Anregungen für die Therapie

⚕ Auf warme Hände und Füße achten. Gerade bei bettnässenden Kindern sind die Strümpfe oftmals vorne feucht und der große Zeh kalt, so daß sie am Tage mit ihrem Wärmeleib nicht bis ganz hinunter zur Erde reichen. Das wiederum wirkt sich auf das Nachtbewußtsein aus. Bleiben dagegen die Füße tagsüber warm (S. 213), wird das Bett in der Nacht weniger naß.

§ Bekommt das Kind während der Mahlzeit auch genügend «Festes» zum Beißen? Ein guter Biß ist das körperliche Gegenstück für eine Seele, die Halt in sich selber sucht.

§ *Fußmalen:* Stecken Sie dem Kind einen dicken Wachsstift zwischen den ersten und zweiten Fußzehen und lassen es einen Kreis, einen Fünfstern, eine Schnecke oder etwas anderes malen, und freuen Sie sich mit ihm, wenn es das eines Tages sogar mit geschlossenen Augen schafft! Dabei lernen die Kinder, geschickt zu werden und bis hinunter zu den Füßen das zu tun, was die Seele will.

§ *Musiktherapeutisch* sind Instrumente angezeigt, bei welchen die Lippen beim Blasen einen Widerstand überwinden müssen. Ein ideales Instrument dafür ist das Krummhorn, das sich gerade hier schon vielfach bewährt hat (S. 258 f.).

§ Ein *Zinnkrautsitzbad* pro Woche (S. 256).

§ Ein Mensch, der sich bemüht, einen Kummer zu ertragen, ohne gleich dem seelischen Druck nachzugeben, in Tränen auszubrechen oder, je nach Veranlagung, im Zorn den Gallefluß in Schwung zu bringen, kann zum Heilmittel werden. Denn die Druckverhältnisse im Seelischen wirken mehr oder weniger auf die leiblichen Druckverhältnisse der nachahmenden Kinder.
Hinweis: Tränen- und Galleflüssigkeitsbildung haben auch wesentliche Entgiftungsfunktionen. So fühlt sich der Mensch schon bald nach einem Tränenbzw. Zornesausbruch sehr viel wohler. Wer daher gewohnt war, viel zu weinen, könnte krank werden, wenn er *plötzlich* nur noch tränenlos weint. Wer sich jedoch regelmäßig immer ein kleines Stückchen mehr darum bemüht, der wird mit der Zeit Kraft gewinnen. Ähnliches gilt für den Gallefluß.

§ Vielerorts sucht man die Gründe für das Bettnässen in einer unbewältigten Vergangenheit, zum Beispiel als eine Folge familiärer Auseinandersetzungen. Und doch kann *ein* liebes Wort, das *heute* in der Umgebung des Kindes gesprochen wird, wesentlicher sein als das Aufsuchen der Taten von gestern.

§ In einem gut sitzenden Schlafanzug findet das Kind Halt. Mit Hilfe eines auf den Rücken gebundenen Knotens meidet es die Rückenlage, in der die Kinder erfahrungsgemäß einnässen.

§ Vor dem Einschlafen die Blasengegend mit warmem *Johanniskrautöl* einreiben (S. 257). Johanniskraut heilt Unregelmäßigkeiten der Blase und beruhigt das Gemüt.

§ Beim Bettnässen fehlt es dem Kinde an Geistesgegenwart. Will ein Mensch geistesgegenwärtig sein, helfen ihm ganz besonders die Engel. Eine Mutter, die ihr Kind in der Obhut des Schutzengels *weiß*, versuche ihn gemeinsam mit dem Kinde zu bitten, daß er es rechtzeitig aufwecken möge. Mehrmals haben wir erlebt, daß ein Kind mit Hilfe des Engels trocken blieb. Dabei müssen wir das Kind voll Vertrauen begleiten, auch wenn der Wunsch anfangs noch nicht in Erfüllung gehen darf.

Blinddarmentzündung

Der Blinddarm endet im rechten Unterbauch blind. Dieser Besonderheit verdankt er seinen Namen. An seinem anderen Ende verläuft er als erster Teil des Dickdarmes nach oben in Richtung Leber.

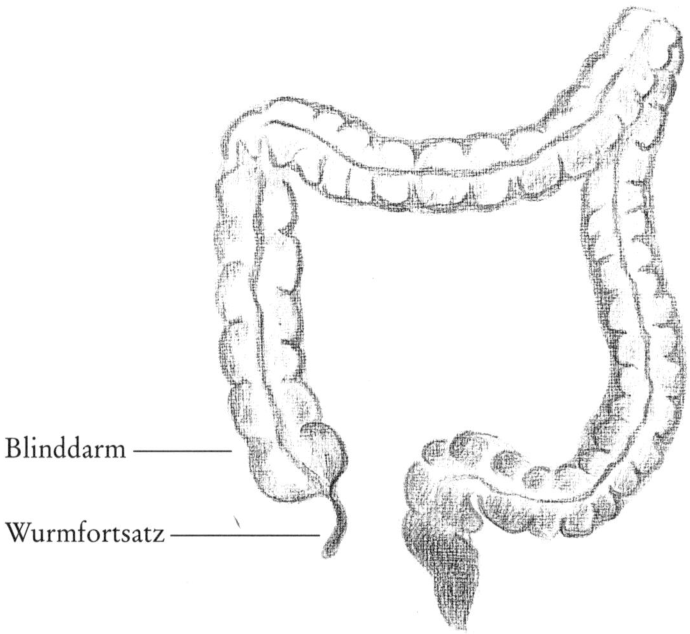

An seinem blinden Ende verjüngt sich die Darmlichtung in den rüsselartigen, nach allen Richtungen beweglichen Wurmfortsatz hinein, und weil er bei den einzelnen Menschen dazu noch unterschiedlich lang ist, läßt er uns oft im Zweifel, ob er sich dort, wo das Kind Schmerzen hat, überhaupt befindet. So kommt es, daß die richtige Diagnose manchmal erst gestellt wird, wenn sich die Entzündung schon bis auf das Bauchfell ausgebreitet hat. Das wiederum erklärt, weshalb zahlreiche Chirurgen diesen unberechenbaren Wurm lieber zehnmal zuviel als einmal zuwenig herausschneiden. Da jedoch in letzter Zeit die diagnostischen Verfahren immer bessere und genauere Aussagen ermöglichen, bleibt zu hoffen, daß dieses wertvolle Immunorgan den Kindern nur noch bei einer nachweislich schweren Entzündung entfernt werden muß.

Wenn sich der noch relativ flüssige Darminhalt aus dem Dünndarm durch eine kleine Öffnung in den Dickdarm ergießt, sackt ein Teil hinunter in den Blinddarm. Und wie eine Wurzel die Salze der Erde tastend «sieht» und ein Wurm als losgelöste Wurzel sich durch die Erde «riecht», so nimmt der Wurmfortsatz am Blinddarm wahr, in welcher Weise der Stoffwechsel die Nahrung verwandelt hat, und hält sich bereit, kranken Darmverhältnissen entgegenzuwirken.
Erinnert der Blinddarm an seinem kopfartig gebildeten Ende nicht auch ein wenig an ein Sinnesorgan? Das Wahrnehmen ist an diesem Ort besonders wichtig. Denn hier zerfallen Stoffe, und die Vergiftungsgefahren sind groß. Doch das lymphatische Gewebe des Wurmfortsatzes ist eine Geburtsstätte von Abwehrkörpern, welche der Ausbreitung von Zerfallsvorgängen entgegenwirken.
Während der Darmbrei auf dem Wege zur Leber rhythmisch durchmischt und weitergeschoben wird, scheidet sich Wasser aus ihm heraus. Dieses nimmt der Körper wiederum in sich auf. So wird der Verdauungsbrei bei seinem Gang durch den Dickdarm, welcher sich wie ein lebendiger Rahmen um die Dünndarmschlingen legt, immer fester. Und wenn er am Ende zur Ausscheidung kommt, ist er in seiner Konsistenz einem Brotteig vergleichbar, der gerade in sich zusammenhaltend in den Ofen geschoben wird. Und wie der Brotteig die Form, die ihm die Hände gegeben haben, im Ofen behält, ist das, was von einem gesunden Darm ausgeschieden wird, wie eine Ausgußform des Enddarmes: Indem der Körper etwas aus sich herausscheiden kann, hat er die Möglichkeit, sich zu verjüngen. Wenn sich aber im Darm zuviel angesammelt hat, bilden sich im Wurmfortsatz Abwehrkörper in so großer Zahl, daß er sich über das normale Maß hinaus entzündet und im eigenen Feuer zu verzehren droht.

Symptome, die an eine Wurmfortsatzentzündung denken lassen:
- Appetitlosigkeit.
- Eine trockene, belegte Zunge.
- Schwindel und Erbrechen.
- Schmerzen um die Nabelgegend, welche nach Stunden in den rechten Unterbauch wandern.
- Bei der Bauchuntersuchung finden Sie einen Druckschmerz im rechten Unterbauch.
- Im Enddarm messen Sie eine um ca. 1 °C höhere Temperatur als unter der Achsel. Begründung: Der Wurmfortsatz liegt in der Nähe des Enddarmes, so daß die Entzündungswärme dorthin ausstrahlt.
- Ein weiteres Zeichen könnte schon Tage zuvor auf eine bevorstehende

Wurmfortsatzentzündung hinweisen: Schmerzen im rechten Unterbauch, wenn das Kind eine Treppe hinuntergeht.

Bei Verdacht auf eine *akute* Wurmfortsatzentzündung:

- Leiten Sie vorsichtig einen an der Mündung eingefetteten *kleinen (!)* Klistierball mit einer warmen Flüssigkeit in den Enddarm. Oftmals führt eine Enddarmentleerung zu einer spontanen Entlastung und zum Verschwinden der Schmerzen. In diesem Fall war der Wurmfortsatz nur «gereizt». Wenn aber der Schmerz unverändert fortbesteht, spricht das für eine akute Wurmfortsatzentzündung.
  Achtung: Bei Verdacht auf eine akute Entzündung *keinen großen* Einlauf machen, sonst könnte durch den Füllungsdruck die entzündete Darmwand in die freie Bauchhöhle durchbrechen und der Entzündungsprozeß auf das Bauchfell übergreifen. Eine Bauchfellentzündung ist immer lebensgefährlich.
- Nur noch löffelweise zu trinken geben.
- Keine Wärme auf den Bauch.
- So schnell wie möglich einen Arzt hinzuziehen.

Was *vorbeugend* getan werden kann

⚕ Verstopfung mit Flüssigkeit ausgleichen (S. 83) und allgemeine Gesichtspunkte zur Ernährung beachten (S. 113 ff.).

⚕ Die Hautdurchblutung anregen! Eine gesunde, gut durchblutete Haut entlastet den Wurmfortsatz, denn die Haut ist *auch* ein Immunorgan.

⚕ Die Kinder erst dann Kniestrümpfe tragen lassen, wenn davon auszugehen ist, daß die Knie tagsüber drinnen *und* draußen warm bleiben.

⚕ Im Hinblick auf die Nachahmung schaue man darauf, wie die Eltern oder Geschwister solche Konsonanten aussprechen, bei welchen, wenn sie gut gesprochen werden, die Bauchmuskulatur besonders beansprucht wird. Hört das Kind seine Vorbilder «Ferd» oder «Pferd» sprechen? Den Zusammenhang zwischen «Pf» und Bauchmuskulatur können Sie nachvollziehen, indem Sie Ihre Hand auf den Bauch legen und erst «Ferd» und anschließend «Pferd» sprechen. So ist auch die Sprache der Vorbilder für ein gesundes Verdauungssystem der nachahmenden Kinder von Bedeutung.

Wenn der Wurmfortsatz *entfernt* ist

⚕ In dem Bewußtsein, daß dem Kind mit dem Wurmfortsatz ein wichtiges Abwehrorgan genommen werden mußte, ist nun alles zu tun, was eine Wurmfortsatzentzündung verhindert hätte. Denn wenn es für das Ganze im Körper notwendig würde, daß ein Wurmfortsatz reagierte, dieser aber nicht mehr vorhanden ist, dann werden Weichen für spätere Krankheiten gestellt. So hat man bei Patienten, die keinen Wurmfortsatz mehr haben, häufiger Dickdarmkrebs feststellen können.

§ Da dieser «Wärmeherd» rechts unten im Bauchraum sich nicht mehr entzünden kann, tun wir gut daran, dem Körper hin und wieder Wärme von außen zuzuführen, z. B. mit Überwärmungsbädern (S. 243 f.), ansteigenden Fußbädern (S. 242) oder warmen Einläufen (S. 239 ff.).

Auf der Suche nach *seelischen* Entsprechungen.

Der Blinddarm liegt nahe am Darmausgang. Nach mechanischen Gesichtspunkten wäre es denkbar, daß der Darminhalt an dieser Stelle ausgeschieden würde. Statt dessen rundet sich der Darm an seinem blinden Ende und wendet sich nach oben in Richtung Leber. Das macht zumindest verständlich, weshalb der Blinddarm ein Ort ist, an welchem der Darminhalt danach strebt, das blinde Ende zu durchbrechen. Man könnte sagen: Der Blinddarm mit seinem Wurmfortsatz versperrt dem Verdauungsbrei den Weg nach draußen. Bildet aber der regsame Wurmfortsatz ausschließlich eine Schranke? Gehen von ihm nicht auch Kräfte aus, welche der Schwerkraft entgegenwirken?
Was könnte diesem Vorgang im Seelischen entsprechen? Vielleicht, sich nicht nur vom Zweckdienlichen, Nützlichen leiten zu lassen, sondern sich auch um etwas zu bemühen, was erst in Zukunft Früchte tragen wird. Ein Beispiel aus dem Alltag: In einem hohen Raum wurde eine unregelmäßig gestaltete Decke mit einer Holzverschalung ausgekleidet. Dafür mußte fast jedes Brett in einer anderen Länge oben an der Decke gemessen und unten gesägt und gefeilt werden, den ganzen Tag Leiter rauf, Leiter runter. Müde geworden, sagte einer zum anderen: «Warum feilst du denn auch noch die Seite, die man gar nicht sieht?»
«Pro Deo!»[16] war seine Antwort.

Blutarmut

Ein gesundes blutreiches Kind schaut wach und freudig in die Welt. Es bewegt sich unermüdlich, belebt jede Ecke, öffnet sich den Menschen und geht auf sie zu. Dagegen scheint das blasse, blutarme Kind wenig Interesse für seine Umwelt zu haben. Seine Gesten und Bewegungen wirken unbeholfen; da genügt oft schon ein kleiner Schubs, um es aus dem Gleichgewicht zu bringen. Und so, wie der Körper als Ganzes leicht ins Schwanken kommt, schwankt im Inneren der Pulsschlag. Bei Anstrengungen beginnt er zu jagen und braucht relativ lange, um in Ruhe seinen Ausgangswert wieder zu erreichen. Der Blutdruck bleibt im Verhältnis zur Pulsbeschleunigung zu niedrig. So werden die Organe mangelhaft durchblutet und sind meist auch kleiner entwickelt. Das Bindegewebe ist schwach und nicht fähig, die Organe angemessen zu halten oder zu stützen. Das führt zu Senknieren, Langmägen, Rückenbeschwerden, Sehnenscheidenentzündung u. a.

Blutarme Kinder haben häufig blaue Augen und blonde Haare. Wenn aber der Bläßling dazu noch ein Schlauling ist, sind blaue Augen und blonde Haare die Regel. Denn ein schlauer blutarmer Bläßling braucht alle seine Kräfte zum Denken, so daß sie dem Blute fehlen, um die dunklen Farbpigmente in die Peripherie zu treiben.

Die Lebenskunst besteht nun darin, mit dem «armen» Blut haushalten zu lernen. Soll das, was das Kind tut, Hand und Fuß haben, darf ihm kein Gänsebraten im Magen liegen. Denn für ein geschicktes Handeln braucht der Mensch sein warmes Blut zuallererst in den Händen und nicht so sehr im Magen. Was geschieht nun, wenn das Kind mit der Gans im Magen einen Dauerlauf macht? Dann kommt sein ohnehin spärliches Blut nirgends ordentlich an, weder im Magen noch in den Gliedern. Wenn der Magen siegt, läßt sich das Kind ins Gras fallen; möglicherweise zwingt auch das Seitenstechen zum Anhalten. Siegen dagegen die Beine, beginnt die Gans aus dem lebendigen Verdauungsprozeß herauszufallen. Gifte bilden sich, die nach dem Dauerlauf zusätzlich noch verarbeitet werden müssen.

Manchmal versucht der Magen *alle* Kräfte auf seine Seite zu ziehen, auch die Kopfkräfte, so daß durch aufkommende Kopfschmerzen sogar das Denken eine Zeitlang ruhen muß.

Deshalb ist für blutarme Kinder nach dem Mittagessen eine Mittagsruhe, am besten ein Mittagsschlaf, angezeigt! Man könnte außerdem versuchen, dem Kind fünf bis sechs Mahlzeiten am Tag zu geben, die dafür etwas kleiner ausfallen. Morgens z. B. einen warmen Getreidebrei (leicht gesalzen mit etwas Sahne) und erst in der großen Schulpause das Brot. Hat das Kind nachmittags Schulsport, sollte es nur ein «leichtes» Mittagessen zu sich nehmen. Denn was es tagsüber nicht verdauen kann, bleibt nachts teilweise liegen und führt am nächsten Morgen, sobald die Kräfte in der Schule zum Denken abgezogen werden, zu Kopf- bzw. Bauchbeschwerden oder dazu, daß das Kind den Unterricht verträumt, weil es mit Verdauen beschäftigt ist.
Blutarmut ist fast immer mit Eisenmangel verbunden, welcher wiederum mit einer Willensschwäche zusammenhängt. Mit Recht spricht der Volksmund vom «eisernen» Willen. Blutarme, blasse Kinder fühlen sich zu schwach, um dem äußeren Leben von innen etwas entgegenzusetzen. Bekommen sie wegen ihres Eisenmangels mineralische Eisenpräparate, dann sind in vielen Fällen Verdauungsstörungen der Preis für den normalen Eisenwert im Blut. Der dunkler gefärbte Stuhl zeugt von der Unfähigkeit, mineralisches Eisen dem Lebendigen einzugliedern. Ebensowenig kann die Nahrung vollständig in menschliche Substanz verwandelt werden.
Insgesamt wirkt der Astralleib zu wenig im Stoffwechsel. Für die Therapie ist zu fragen: Was muß geschehen, um den Astralleib, der zu weit draußen ist, heranzulotsen? Wie müssen physischer Leib und Lebensleib beschaffen sein, damit er sich fester mit ihnen verbinden kann?

Beiträge zur Therapie

Alles, was das Blut in Bewegung bringt, alles, was ihm hilft, lebendig und warm zu fließen, schafft Voraussetzungen für die innere Aufnahme von Eisen: Sich an frischer Luft bewegen, im Garten arbeiten, hin und wieder tapfer in die Brennesseln greifen, auch der Biß in die saure Zitrone oder in einen scharfen Meerrettich gehören dazu. Damit rufen wir unseren inneren Kämpfer auf den Plan. Der greift nach dem Eisen und schmiedet daraus seine Waffen. Einen blutarmen, blassen 12jährigen Jungen forderte ich einmal auf, eine halbe Stunde täglich nach draußen zu gehen. «Aber ich weiß gar nicht, was ich da draußen soll», meinte er verdrossen. Manche dieser Kinder brauchen also «da draußen» eine sinnvolle Aufgabe. In diesem Fall wurde eine Tätigkeit gefunden, die «halb» draußen stattfand. Er half wöchentlich einmal im Kuhstall beim Ausmisten, und das tat er gern.

§ Manche Pflanzen, wie dunkelgrünes Blattgemüse, haben eine besondere Fähigkeit, Eisen in sich aufzunehmen. Solch ein Blattgemüse wird in den menschlichen Verdauungswegen in seine kleinsten Teile aufgespalten; und wie ein Mensch die Konstruktion einer Uhr verstehen lernt, indem er sie zerlegt, so lernt der Stoffwechsel beim Zerkleinern der Gemüseblätter, auf welche Weise sich die Pflanze mineralisches Eisen eingegliedert hat. Pflanzen, die auf eisenarmen Böden wachsen und trotz ungünstiger Bedingungen relativ viel Eisen in sich aufnehmen, sind von einem besonderen «pädagogischen» Wert für die Verdauungsorgane. Zu ihnen gehört z. B. die Walderdbeere!

§ Im Spätsommer und Herbst, wenn der Erdboden Sonnenwärme in sich aufgenommen hat und die goldenen Farben der Blätter die Seele erfreuen, wenn eine reiche Vielfalt der Nahrung schlummernde Verdauungskräfte weckt, dann bekommt das Blut neue Kräfte aus dem Kosmos: Von dort fällt mit den Sternschnuppen kosmisches Eisen, das Meteoreisen, zur Erde und regt die Organe an, sich dem Eisen neu aufzuschließen.
Wollen wir Blutarmut heilen, ist auch nach den Bedingungen zu fragen, welche die Seele braucht, um neuen Lebensmut zu fühlen. Denn Eisen nützt nur dem, der den Willen hat, mit seinen beiden Beinen auf der Erde zu stehen. Da helfen zuversichtliche Gedanken, die keinen Zweifel am Kinde zulassen wollen.

(Siehe auch «Kreislaufschwäche», S. 177 f.)

Dickling und Dünnling

Der Dickling[17] schöpft die Nahrung voll aus und läßt sich für die Verdauung Zeit und Ruhe. Beginnt sein Schulalltag mit einem guten, reichhaltigen Frühstück, wird er sich, nach einem mehr oder weniger anstrengenden Schulweg, in der ersten Stunde behaglich niederlassen und zuschauen, wie die anderen denken. Es tröstet ihn zu wissen, daß er das, was da gesagt wird, durchaus verstehen könnte, wenn er nur wollte. Doch zunächst verlangt der Bauch von ihm alle Kräfte zum Verdauen. Meistens kommt es jedoch gar nicht zu diesem fürstlichen Frühstück, weil der Dickling selten zeitig genug aufsteht und sich daher beeilen muß. Wenn seine Seele von der Nacht ins Tagesleben zurückkehrt, hat sie bei ihm viel mehr an Körper zu durchdringen als beim Dünnling, dem das Aufstehen für gewöhnlich leichter fällt.
Oftmals sind Dünnling und Dickling eng miteinander befreundet. Der Dünnling scheint sich beim Dickling wohlzufühlen und aus dessen Rundheit Kraft zu schöpfen. Der Dickling dagegen spart Kräfte, wenn der bewegungsfreudige Dünnling in die Tat umsetzt, was er ausgebrütet hat. Der Dickling braucht Raum, um darin zu ruhen. Der Dünnling braucht Raum, um sich darin zu bewegen. So steht der Dickling meist im Weg und wird gestoßen, hingegen stößt sich der Dünnling selbst irgendwo an und bricht sich z. B. ein Stück Zahn heraus. Selbstverständlich gibt es auch bewegungsarme Dünnlinge und lebendige, bewegliche Dicklinge. Letztere haben nicht selten schmale Fußgelenke und wohlgeformte Waden.
Irgendwo beeindruckt es den Dünnling, was der Dickling aus der Nahrung macht, die bei ihm offensichtlich nur durchläuft, ähnlich wie durch einen Vogeldarm, ohne daß er sie recht verwerten kann. Und der Dickling muß mitansehen, daß der Dünnling alles essen darf, was ihm zuweilen verboten ist, woran dieser jedoch manchmal gar kein Interesse hat. So staunt der Dickling, wenn dem Dünnling ein Osterhäschen so gut gefällt, daß es im Sommer immer noch heil vom Regal herunterschaut. Doch auch der Dünnling langt mitunter tüchtig zu! Wenn er aber einmal satt geworden ist, steht er zufrieden auf und wendet sich dem Tagesgeschehen wieder zu. Anders der Dickling! *Er* schmeckt das Essen nicht nur mit dem Gaumen, sondern, ähnlich wie ein Säugling, bis tief in die Verdauungsorgane hinein. Und was dort mit der Nahrung geschieht, beeinflußt seine Seelenstimmungen. Der Dickling ist daher bemüht, sich so zu ernähren, daß er mit dem, was da in ihm aufsteigt, zufrie-

den sein kann. Die Erfahrung, daß Mißgefühle durch entsprechende Nahrungsmittel abgeschwächt werden können, treibt ihn zur Unzeit, d. h. auch wenn er sich zuvor gründlich satt essen durfte, in die Speisekammer oder an den Kühlschrank. Dort holt er sich beispielsweise ein Glas eiskalte Milch und kippt sie in großen Schlucken hinunter. Warum tut er das? Er betäubt damit seine Leber, die nach der Mahlzeit regsam mit dem Verdauen beginnen will. Doch gerade davon fühlt er sich bedrängt und versucht mit Kälte den Leberstoffwechsel abzudämpfen. Oftmals hat er schon gehört: «Das tut dir nicht gut!» Aber er weiß, wie gut es ihm tut. Sie könnten versuchen, ihm die Leberwärme abzumildern, indem Sie weitgehend auf scharfe Gewürze, wie Pfeffer oder Senf, verzichten. Ebensowenig sollten die Gerichte krustig gebraten werden. Denn dadurch liegen sie nicht nur länger im Magen, sondern heizen dazu noch die Leber tüchtig ein! Manche Dicklinge stellen ihre Leber schon gleich morgens mit Zucker ruhig, so daß sie tagsüber kaum noch arbeiten will (S. 118) und der Stoffwechsel träge wird. Das wiederum schafft neue Unlustgefühle, neues Unbehagen. So findet der Dickling, trotz vorübergehender Erleichterungen, immer weniger seinen leiblich-seelischen Frieden, obwohl er dauernd ißt. Sein eigentliches Problem ist die Abhängigkeit von den Empfindungen, die aus den Organen aufsteigen, und die Gewohnheit, Mißgefühle sogleich mit Nahrungsstoff beseitigen zu wollen. Er muß lernen und braucht dabei erzieherische Hilfe, sich von seinen körperlich bedingten Empfindlichkeiten weniger beeinträchtigen zu lassen und seine außergewöhnliche Fähigkeit, fein zu empfinden, in den Dienst seiner seelischen Weiterentwicklung zu stellen.

Ein Dünnling, der zuviel gegessen hat, bekommt meist Durchfall oder erbricht und verliert für eine Weile den Appetit. Sowohl beim Erbrechen als auch mit dem Durchfall verwendet er sein Körperwasser, um das, was er nicht verdauen kann, durchrutschen zu lassen und auszuscheiden. Dabei trocknet er mehr oder weniger aus. Ein Dickling dagegen neigt dazu, das Wasser in sich zu behalten und darin zu speichern, was er über seinen Bedarf hinaus verdaut hat, so daß sein Gewicht ansteigt und sein weiches Gewebe mehr und mehr gespannt wird. Die damit in Zusammenhang stehende Verletzlichkeit wird daran deutlich, daß ihm schon kleinere Stöße weh tun und zu größeren blauen Flecken führen können. Auch für den Dünnling bleibt es nicht ohne Folgen, wenn z. B. die Salatblätter stückchenweise und noch erkennbar hinten wieder zum Vorschein kommen. Der menschliche Dickdarm ist für einen Darmbrei aus unverdauten Resten nicht geschaffen und wird davon krank. Ein Vogel hält das aus, weil er kaum Dickdarm hat!

Wenn wir das sorgfältige Ausschöpfen der Nahrung vom Seelischen her betrachten, bringt der wäßrig-lymphatische Dickling eine wertvolle Veranlagung

mit auf die Welt, die es ihm ermöglichen könnte, später einmal eine Aufgabe mit ganzer Herzenswärme zu ergreifen und geduldig in sich etwas zur Reife zu bringen. Damit aber eine solche Veranlagung zum Tragen kommt, muß er an sich arbeiten und Unstimmigkeiten – außer beim Cellospiel! – als mögliche Folge dieses oder jenes Genusses aushalten lernen. Dann wird er mit der Zeit erkennen, daß ein Genuß nicht Selbstzweck ist, sondern eine Hilfe für den Menschen, sich die Welt zu erschließen, und daß er diese Hilfe nicht über ihren Sinn hinaus ausnutzen darf, ohne Schaden zu nehmen.
Was bis zur Schulreife über die Nachahmung nicht erzogen werden konnte, liegt von da an auch in den Händen des Lehrers, der dem Dickling sicher noch manchen «Ruck» geben muß. Wenn es dann den Eltern gelingt, einerseits ihren Dickling zu trösten und andererseits die Lehrer voll Vertrauen zu unterstützen und einen «Ruck» als solchen zu begrüßen, anstatt zu sagen, er hätte besser *so* oder *so* sein sollen, so könnten sie vielleicht eines Tages fragen: Hatten wir einmal einen Dickling?
Das Ohr eines Dicklings wüßte manches vom Lachen der Menschen zu erzählen. Ein Clown bringt sie zum Lachen, wann *er* will. Über den Dickling lachen die Menschen, wann *sie* wollen. Doch nicht selten hat ein Dickling die Gabe, seine Mitmenschen hervorragend zu beobachten und sie in ihren besonderen Gesten treffend nachzuahmen, so daß auch *er* bisweilen auf dem Zwerchfell seiner Freunde zu spielen versteht.

Hinweise für die Behandlung des Dicklings

§ Wer immerzu futtern will, sollte Lebensmittel bekommen, bei welchen Geschmack und Inhalt übereinstimmen. Synthetische Stoffe täuschen die Verdauungsorgane, die sich auf etwas einstellen, das gar nicht kommt. Nehmen wir als Beispiel «Pudding mit Süßstoff». Das Kind sieht ihn und macht «Hmmm»! Das «hört» die Leber und freut sich und wird schließlich bitter enttäuscht. Diese Enttäuschung empfindet der Dickling unbewußt und fängt an, nach Zucker zu suchen, um ihn der Leber «nachzuliefern».

§ Mahlzeiten, die in sich abgerundet sind, helfen dem Dickling, sich anschließend einer anderen Tätigkeit zuzuwenden. Eine Rohkostplatte ist in diesem Sinne nicht in sich abgerundet, vielmehr werden die Verdauungssäfte angeregt, so daß er sich möglicherweise nachmittags beim befreundeten Dünnling den «Rest» besorgt. Wenn Sie aber den Nachtisch ein wenig danach ausrichten, was er sich stibitzen *würde*, helfen Sie einem solchen Verhalten vorzubeugen, jedoch nur ein kleines Schälchen davon, und dann ist Schluß!

§ Bei Abmagerungskuren bitte das Folgende bedenken: Ein Mensch, der an Gewicht verliert, beginnt seine Speicher zu entleeren und muß sich mit allem, was dabei zum Vorschein kommt, zunächst im Blute auseinandersetzen. Fett speichert in besonderem Maße (Umwelt-) Gifte, und verglichen mit den Monaten und Jahren, in welchen sie sich angesammelt haben, geraten sie beim Fasten in wesentlich höheren Konzentrationen in die Blutbahn und belasten die Organe, welche sie derart umwandeln müssen, daß sie ausgeschieden werden können. Das Kind muß daher nicht nur mit einem Nahrungsverzicht fertigwerden. Es ist wichtig, darauf vorbereitet zu sein, daß sich in seinem Verhalten auch manche unschöne Eigenschaft zeigen könnte, wenn entsprechende Giftprozesse auf die seelische Ebene übergreifen.

Im Hinblick auf das Seelische kommt jedoch beim Abnehmen noch etwas anderes in Betracht. Kaum jemand bezweifelt, daß in des Menschen Brust «zwei Seelen» wohnen: Jene Seele, der wir uns zugehörig fühlen wollen, aber auch die «andere» Seele, die uns manchmal sehr zu schaffen macht. Beim Fasten löst sich Seelisches mehr oder weniger aus seiner leiblichen Gebundenheit heraus. Dadurch werden z. B. die Träume lebhafter. Nun gibt es Eigenschaften, welche, solange sie an entsprechende Organtätigkeiten gebunden sind, zum Wohle des gesamten Organismus beitragen, obgleich sie der «anderen» Seele zugehörig sind. So darf sich eigenbrötlerischer Egoismus in der Lebertätigkeit voll ausleben. Denn die Leber ist vor allem daran interessiert, *ihre* Speicher mit Glykogen zu füllen, und hat dafür sogar ein eigenes Gefäßsystem: den Pfortaderkreislauf. Durch ihn wird ihr alles zugetragen, so daß sie sich von den anderen Organen absondern kann. Während sie aber in ihre Speicher arbeitet, laufen gleichzeitig lebenswichtige Entgiftungsreaktionen ab, so daß ihre Tätigkeit sinnvoll einem Ganzen eingegliedert ist. Beim Fasten – und in ähnlicher Weise auch bei den Krankheiten – lockert sich Seelisches mehr oder weniger aus bestimmten Organfunktionen heraus und taucht im Verhalten auf, z. B. als Eigenbrötlerei, sofern entsprechende Leberfunktionen betroffen sind. Aus welchen Organen sich aber letztlich Seelisches herauszulockern neigt, hängt mit der organischen Veranlagung und mit dem Schicksal eines jeden einzelnen Menschen zusammen. So sind es auch ganz unterschiedliche Überwindungskräfte, die jeweils aufgerufen werden müssen. Ein erwachsener Patient fand für seinen Zustand einmal folgende Worte: «Ich wußte gar nicht, wie viele wilde Tiere ich in mir habe.» Während sich der Erwachsene jedoch in sein stilles Kämmerlein zurückziehen, «in die Wüste» gehen kann, ist das Kind einer plötzlich in ihm aufsteigenden Bosheit viel hilfloser ausgeliefert und braucht einen Menschen, der um diese Zusammenhänge weiß und gar nicht erst davon ausgeht, daß es selbst dieses «wilde Tier» ist, sondern der es versteht, dem Kind verständnisvoll über eine Krise hinwegzuhelfen. Von sich aus wäre ja der Dickling wiederum unbewußt solchen Gefühlen mit einem Keks zu Leibe gerückt!

Für die Auswahl der Nahrungsmittel orientiere man sich an der Säuglingsnahrung und erhöhe lediglich die Menge. Die Milch sollte ausschließlich als Sauer- oder Dickmilch zimmerwarm gegeben werden. (Yoghurt, Kefir u. ä. sind wegen ihrer einseitigen Bakterienkulturen nur in kleineren Mengen zu empfehlen.) Während der ganzen Zeit ist zu über*wachen*, daß der Dickling jede (Tages-) Stunde zusätzlich zu seinen Fastenmahlzeiten mind. 100 ml zu trinken bekommt. Merke: Ein Kind, das in die Schule geht, kann in diesem strengen Sinne nicht überwacht werden!

Als Getränke eignen sich: Tafelwasser ohne Kohlensäure, Tee, Ananas-, Quitten- oder Zitronensaft, jedoch verdünnt und zuckerfrei. Über das Flüssige halten wir das Seelische, sofern es im physischen Leib zu wenig Halt findet, zumindest noch weitgehend auf der Ebene des Lebensleibes. Das ist bei Kindern ganz besonders wichtig, denn sie gehen ja erst auf die Erde zu, und von diesem Wege sollen wir sie nicht abbringen. Durch die (Sauer-) Milch bekommt die Seele immer wieder einen Impuls, sich mit dem physischen Leib zu verbinden, liegt es doch im Wesen der Milch, ein Kind zur Erde zu geleiten.

⚕ Angaben für alle, die einen *Schokoladenräuber* haben

Ein Süßholzwurzelvollbad pro Woche: Die Süßholzwurzeln mehrere Minuten lang kochen lassen, bis sie ihren süßen Geruch entfalten, dann in einen Leinensack füllen und ihn mit dem Teewasser dem Bade zugeben. Sie haben es gut gemacht, wenn der ganze Baderaum nach Süßholzwurzel riecht. Darüber hinaus sollte das Kind jeden Morgen etwas früher als gewohnt aufstehen. Zum Frühstück geben Sie ihm einen warmen Gerstenschrotbrei, der einige Stunden vorgequollen und leicht gesalzen ist, und dazu 1 EL Sahne. Zusätzlich bekommt es Magnesiumtabletten als Ersatz für das in der Schokolade enthaltene Magnesium, das die Seele zur Beruhigung sucht.

Eine solche Kur könnte 7 Wochen dauern, darf jedoch beliebig verlängert werden.

⚕ Und wieder für *alle* Dicklinge:

Das tägliche Waschen des Gesichtes jeweils mit *kaltem* Wasser beenden. Das regt die Ausscheidungsfunktionen an und ist für die Organe des Dicklings eine Wohltat.

⚕ Das Erlernen eines *Musikinstrumentes* könnte für ihn eine große Lebenshilfe sein. Beim Musizieren kommt seine Seele nach allen Richtungen in Bewegung. Das ist gerade für ihn wichtig, weil er sich körperlich zu wenig bewegt und somit seiner Seele nicht genügend Räume öffnet. Nach anfänglichen Schwierigkeiten, denn selbst dabei kann ihn sein Körper behindern, wird er mehr und mehr auch seinen Musiklehrer erfreuen und durch sein meist geduldiges, gründliches Üben sein Instrument bald gut beherrschen. Oftmals wählt er sich das Cello zu seinem Instrument, welches mit seinem vollen warmen Klang eine Stoffwechselbeziehung hat. Es wird auch nicht ohne Grund, im Gegensatz zur Geige, auf jener Ebene gestrichen, auf welcher der Stoffwechsel sein Zentrum hat. Ebenso kommt die waagerechte Bogenführung dem Dickling, der dem Wasser-Element verbunden ist, entgegen.

Gesichtspunkte zur Behandlung des Dünnlings

§ Der Dünnling braucht ein warmes Nest, das er sich seinen Bedürfnissen entsprechend herrichten darf. Ein solcher Platz, der ruhig klein sein kann, ist für ihn wichtig, denn er hat in seinem Körper zu wenig Halt.

§ Eine Mittagsruhe ermöglicht ein regelrechtes Einleiten der Verdauung, jedoch ohne Walkman-Stöpsel im Ohr.

§ *Zur Ernährung*
Bisher ist es selbst mit modernsten Methoden (Elektronenmikroskop) noch nicht gelungen, nachzuweisen, wie u. a. das mit der Nahrung aufgenommene Eiweiß durch die Darmwand schlüpft. Nach Rudolf Steiner nimmt der Mensch den Stickstoff, den er zum Aufbau seines körpereigenen Eiweißes braucht, aus der Luft auf, also über die Lungenatmung, und nicht, wie heute allgemein angenommen wird, durch die Darmwand. Danach wäre das Eiweiß, das der Mensch ißt, für den Körper etwa das gleiche wie ein zerlegtes Uhrenmodell für den Uhrenmacher. Hier sind weitere Forschungsergebnisse abzuwarten. Eines aber ist schon heute gewiß: Die Bewegung draußen in der Natur an frischer Luft fördert den Appetit, besonders am Meer, wo die Winde dem Dünnling um die Ohren wehen. Der Mensch atmet jedoch nicht nur mit der Lunge, sondern auch mit der Haut und in einer noch viel feineren Weise mit den anderen Sinnesorganen. Was die Augen sehen, atmen sie ein. Sehen sie etwas Häßliches, so atmen sie etwas ein, das mit schlechter Luft vergleichbar ist. Auch die Qualität der Farben ist dabei von Bedeutung. Schaut das Auge auf natürliche Farben, wie Pflanzenfarben, atmet es Leben ein. So sind die goldenen Farben des Herbstes eine Augenweide für die aufbauende Tätigkeit

der Leber. Und wenn die Augen auf etwas Rotes schauen, steigert sich der Appetit. Dabei sollte aber niemals die Freiheit vergessen werden. Denn wenn die Umgebung des Dünnlings ausschließlich in rote Farbe getaucht würde, damit er besser ißt, könnte sich seine Seele davon erdrückt fühlen. Denken Sie daran, wie viele Wochen es dauert, bis eine Pflanze feierlich die rote Blüte öffnet oder eine Frucht sich rötlich zu färben beginnt. Gerade an der kleinen Walderdbeere, die der Dünnling freudig am Wegrande entdeckt, erwacht seine Lust, sie zu essen.

§ Ein Hinweis von Rudolf Steiner:
«Die feinen Wachs- und Fettstoffe, die sich auf der Oberfläche der Gemüse- und Salatblätter entwickeln, sind das mächtigste Anregungsmittel für die körpereigene Fettbildung in der Ernährung des Menschen.»[18]

§ Eine *Fastenkur* für den Dünnling?
Fragen Sie einen darin erfahrenen Dickling. Er wird Ihnen bestätigen, daß im Anschluß an eine solche Kur das Zunehmen fast von selbst geht. Lassen Sie daher den Dünnling in den Ferien ruhig einmal 3 Tage ausschließlich Sauer- oder Dickmilch zu sich nehmen. Dabei lernt der Körper, die Nahrung besser auszuwerten. Die Sauermilch darf 5mal am Tage gegeben werden. Das Kind sollte sie langsam löffelweise «essen», jeweils soviel davon, bis es satt geworden ist.
Während der Sauermilchtage braucht der Dünnling zusätzlich *jede* (Tages-) Stunde etwas zu trinken, z. B. Tee, Tafelwasser ohne Kohlensäure, eine heiße Zitrone mit 1 TL Honig. Wenn der Hunger allzu groß wird, darf er zur Sauermilch ein paar Scheiben eines altbackenen Brötchens haben. Am 4. Tag noch leichte Kost (S. 119) und dann zur gewohnten Nahrung übergehen.
Ein 12jähriger Dünnling äußerte nach einer solchen Kur: «Ich hätte nie geglaubt, daß Wasser und trockenes Brötchen *sooo* gut schmecken können.»

Bei einem schönen Menschen beleben, beseelen und durchwärmen die Wesensglieder jedes Fleckchen Haut. Wird er jedoch so schwer, daß die Wesensglieder den Körper nur noch mühsam am Leben erhalten können, anstatt sich auf seine Funktionen zu stützen, dann hat er zu viel Gewicht. Wird er dagegen immer leichter, so daß die Seele nahe daran ist, ihm davonzulaufen, weil sie keinen Halt mehr in ihm findet, dann wiegt er zu wenig. Das Maß für sein Gewicht ist der einzelne Mensch selber. Es ergibt sich aus dem individuellen Zusammenspiel seiner Wesensglieder und richtet sich nach der Aufgabe, die er in der Welt erfüllen möchte. Denn der Körper mit seinem Gewicht ist für die höheren Wesensglieder wie die Beschaffenheit der Tonerde in den Händen eines Künstlers.

> «Vor jedem steht ein Bild, des, was er werden soll,
> Solang er es nicht ist, ist nicht sein Friede voll.»
>
> Angelus Silesius

Digitaluhren

Die folgenden Betrachtungen dienen als Beispiel, wie über Modeerscheinungen im Hinblick auf Gesundheit und Krankheit nachgedacht werden kann.
Von der Wortbedeutung her (digitus lat. «Finger») müßten eigentlich auch die Zifferblattuhren als Digitaluhren bezeichnet werden. Einst streckte der Mensch den Arm nach der Sonne aus und folgte mit seinem Finger ihrem Lauf. Doch seine Augen wurden vom Sonnenlicht geblendet, und so könnte er auf den Schatten gekommen sein. Denn auch der Schatten richtet sich nach der Sonne. An ihm lernte er den Stand der Sonne abzulesen und hat die Sonnenuhr erfunden, die man auch «Schattenuhr» nennen könnte.
Bei der Zifferblattuhr hat der Schatten ein materielles Kleid bekommen. Doch wenn der Zeiger auf dem Zifferblatt seine Runden dreht, erinnert er noch an den Lauf der Sonne. Dort, wohin die Augen schauen, wenn sie die Zeit ablesen wollen, an seiner äußersten Spitze, bewegt er sich am schnellsten, während er innen fast stille steht; da kommen wir in den Bereich der Ewigkeit. Dagegen greift die Digitaluhr nicht das Wesen dessen auf, was sie anzeigt. Vielmehr geht der Bezug zur Zeit durch die Art ihrer Anzeige sogar ein wenig verloren. Alle Zeitangaben sind an *einen* Ort versetzt. Dort springen die Zahlenelemente auf ihre neuen Positionen; man sieht nicht, woher sie kommen und wohin sie gehen, Vergangenheit und Zukunft treten zugunsten des Zeitpunktes in den Hintergrund.
Auf der Zifferblattuhr wird hingegen noch deutlich, wie die Zeit *verstreicht*. Wenn der lange Zeiger in Farbe getaucht würde, bräuchte er eine Stunde, um die Farbe auf dem Zifferblatt zu verstreichen.
Ältere Menschen sehen bei der Angabe, daß etwas eine Stunde dauert, in Gedanken noch den großen Zeiger einmal rundherum gehen, auch wenn sie die Zeit auf einer Digitaluhr ablesen. Aber für die Kinder bedarf es schon größerer Anstrengungen, sich einen Zeit*ablauf* bewußt zu machen und sich die Zeit einteilen zu lernen. Darüber hinaus macht das Hin- und Herspringen der Zahlenelemente unruhig. Dabei ist zu berücksichtigen, daß der Mensch diesen nahe am Pulsschlag angebrachten «Unruheherd» nicht nur mit den Augen wahrnimmt.

Ein kleiner Beitrag zur Diphtherie

§ Während des Zweiten Weltkrieges, als es wenige Medikamente gab, konnten viele Säuglinge und Kleinkinder durch die Anwendung eines uralten Heilmittels vor dem Diphtherietod bewahrt werden: Das war die Behandlung mit Eigenurin. Dabei wird der eben vom Kinde gelassene Urin aufgefangen und die betroffenen Rachenhäute damit benetzt (S. 250).

§ Von anthroposophischen Ärzten liegen Berichte vor, daß Hautanwendungen, wie Bürsten oder die Haut mit feuchten Leintüchern kräftig rubbeln, von großer Bedeutung für den Heilungsverlauf bei Diphtherie sind.[19]

Erfrierung

Dieses Krankheitsbild lehrt uns, wie einfühlsam die Wärme unter bestimmten Bedingungen «dosiert» werden muß, um ein durch Kälte verfestigtes Gewebe wieder zu beleben.
Wer im Winter schon einmal seine vor Kälte taub gewordenen Hände in heißes Wasser getaucht hat, wird sich an die heftigen reißenden Schmerzen erinnern, welche durch die plötzliche Erwärmung ausgelöst worden sind. Hier konnte die innere Erwärmung der äußeren nicht Schritt halten, so daß sich das in der äußeren Körperschale wieder bewegliche Blut vor dem noch unbeweglichen, kälteren Blut im Körperinneren angestaut hat. Dabei sind die Gefäße schmerzhaft erweitert worden. Die Schmerzen sind ein Zeichen, daß der Astralleib die Säfte in Bewegung bringen will.
Wenn ein Erfrierungsprozeß den ganzen Menschen ergriffen hat und die Körpertemperatur entsprechend abgesunken ist, geschieht bei zu schneller Erwärmung das Folgende: Stoffe, die durch die Kälte mehr und mehr aus dem Lebendigen herausgefallen sind, jedoch bei niedriger Temperatur ruhig gehalten werden konnten, beginnen das Blut zu vergiften, da sie weder verstoffwechselt noch ausgeschieden werden können. Erst wenn der Wasserorganismus seine Eigenschaft, sich bewegen zu lassen, überall zurückerlangt hat, kann er dem Willen der höheren Wesensglieder wiederum folgen.
Um einen bleibenden Erfrierungsschaden zu vermeiden, oder zumindest so gering wie möglich zu halten, muß der äußeren eine innere Erwärmung entsprechen.

§ Daher sehr vorsichtig mit dem Erwärmen beginnen. Vergleichen Sie die Unterzungenwärme des Unterkühlten mit der Wärme unter Ihrer eigenen Zunge. Wenn Sie den Eindruck haben, daß einige Grade Unterschied bestehen – für gewöhnlich fehlt das Thermometer in solchen Fällen –, genügt es für die erste halbe Stunde, ein Leintuch auf Körpertemperatur zu erwärmen und dem Patienten locker umzulegen.
Bei bewußtseinsklaren Menschen – unter ca. 30 °C Körpertemperatur verliert der Mensch das Bewußtsein – soll das innere Erwärmen durch die Gabe warmer Getränke unterstützt werden.

§ Warme Pulswickel (S. 247) anlegen.

⚕ In den darauffolgenden Tagen ist die Nierenpflege vordringlich (S. 256). Denn die Niere hat vor allem die Aufgabe, das mit Zersetzungsstoffen beladene Blut gründlich «anzuschauen», zu entgiften und wiederum in «Lebenswasser» zu verwandeln.

Erkältung

Bei den meisten Erkältungen bekommt der Mensch eine veränderte Stimme. Sie wird heiser oder kloßig und häufig tiefer, jedoch mischen sich nicht selten auch noch höhere Frequenzen dazu. An vielen Stellen fehlen die Übergänge, so daß die Stimme «kracht». Zusammenfassend könnte man sagen: Die Sprachorgane gehorchen dem Menschen nicht mehr. Immer wieder muß er seine Reden unterbrechen, um zu niesen, zu schniefen, zu husten oder sich zu räuspern.

Die Kehlkopforganisation ist von einem übergeordneten Gesichtspunkte betrachtet aber erst die eine Seite einer Organ*funktion*. Denn was bedeutet die Sprache ohne das Ohr? Und was bedeutet das Ohr ohne die Sprache? Bei allem, was das Ohr hört, schwingt der Kehlkopf mit. Auch, was ich selber spreche, bildet sowohl am eigenen als auch am Ohr des (der) zuhörenden Menschen. Kehlkopf und Ohr gehören zu einer Organ*funktion*, welche über den einzelnen Menschen und auch über ein Menschenpaar hinausweist.

So ist es sinnvoll, bei der Frage, warum die Sprachorganisation erkrankt, auch darüber nachzudenken, was ein Kind täglich hört. Es hört die Menschen sprechen, die Vögel singen, das Rauschen der Blätter im Wind, aber auch die Waschmaschine, den Staubsauger, Küchenmaschinen, Föhn, Rasenmäher, Autolärm und schließlich das Fernsehkinderprogramm als eine bunte Mischung gekünstelter Erwachsenenstimmen. Die jeweiligen Figuren mit den wackelnden Köpfen und den breitgezogenen Mäulern, mit entstellten oder gar keinen Nasen machen den Kindern vor, wie man spricht: Klappe auf und Klappe zu. Aber die Nasen unserer nachahmenden Kleinkinder bringen sich durch Schnupfen in Erinnerung. Denn so, wie der ganze Mensch krank wird, wenn man ihn vergißt oder nur einseitig betrachtet, wird auch die Nase davon krank. (Was hatten die älteren Kasperlfiguren doch noch für Nasen!)

Weil ein Kleinkind heutzutage mehrmals im Jahr erkältet ist, einigte man sich darauf zu sagen, daß es normal sei, wenn Kleinkinder mehrmals im Jahr erkältet sind. Darauf ließe sich entgegnen: Ja, so wichtig ist es der Seele, am Sprachorganismus zu heilen.

Wenn man bedenkt, daß jeder Atemzug ein Aufruf ist, neue Wärme zu bilden, dann ist es kaum verwunderlich, daß sich die allermeisten Erkältungskrankheiten in den Atemwegen abspielen. Wenn der Mensch zu schwach ist, um fremde äußere Wärme in eigene innere Wärme umzuwandeln, so erkältet er

sich und kann von den höheren Wesensgliedern nicht mehr genügend durchdrungen werden. Dann aber beginnt fremdes Leben aufzukeimen: Die Schleimhäute in den Atemwegen schwellen an, das Wäßrig-Schleimige staut sich in ihnen, und für die Luft bleibt immer weniger Raum. Dagegen sind solche Verhältnisse in den Verdauungswegen als gesund zu bezeichnen.
Bei Erkältungskrankheiten ist in besonderem Maße das Lymphgewebe entzündlich beteiligt. Die Lymphbahnen begleiten die venösen Blutgefäße und verlaufen mit ihnen zu großen Teilen unter der Haut. Die Lymphknoten entzünden sich meistens nahe am Krankheitsherd. Sie schwellen an, sind druckschmerzhaft, röten und erwärmen sich. Bei Erkältungen sind vor allem jene Lymphknoten betroffen, welche unterhalb des Kinns an der Innenseite der Unterkieferäste getastet werden können. Sie fühlen sich an wie kleinere oder größere unter der Haut gelegenen Weintrauben und bleiben häufig über die akute Krankheitsphase hinaus entzündet, d. h. auch wenn das Fieber schon gefallen ist und die Halsschmerzen am Abklingen sind. Ist der Krankheitsprozeß an Ort und Stelle nicht zu bewältigen, greifen die Abwehrreaktionen auf andere Lymphregionen über, besonders auf Lymphknoten im Unterbauch und der Leistenregion. Daher meldet ein Kind manchmal noch, bevor es über Halsschmerzen klagt, daß ihm der Bauch weh tut. Wenn aber die Lymphknotenbeschwerden 2 bis 3 Wochen nach einer akuten Erkrankung weiter fortbestehen, sollten Sie einen Arzt davon in Kenntnis setzen.

Ein Eßlöffel Meersalz in einem Glas Wasser mehrere Stunden einweichen und anschließend als warmen Wickel den geschwollenen Drüsen aufbinden. Diese Anwendung darf ggf. täglich wiederholt werden.

Für Kinder, die eine ganz besondere Bereitschaft haben, sich zu erkälten, lohnt der Versuch, eine Zeitlang zu beobachten, welche Ereignisse der Erkältung jeweils vorausgegangen sind. Denn eine Ansteckung führt nicht zwangsläufig zum Ausbruch einer Krankheit. Krankheitserreger, die keinen Nährboden finden, müssen sich dem Abwehrsystem unterordnen.

Beispiele:
- Hatte das Kind mehrmals feuchte kalte Füße?
- Ist es eine längere Zeit bei geöffnetem Seitenfenster im Auto mitgefahren? Es gibt tatsächlich Kinder, die einen solchen vergleichsweise harmlosen Wind nicht vertragen können und ebensowenig Zugluft anderer Art. Solches habe ich besonders an dünnen Bläßlingen beobachten können. Denn auch warme Zugluft entzieht dem Kind etwas von seiner eigenen *individuellen* Wärmehülle, die sich unter solchen Bedingungen immer wieder neu bilden muß. In einem solchen Falle könnte man z. B. darauf sehen, daß das

Bett an einer Innenwand aufgestellt wird und vor allem nicht ohne Schutz in einem Durchzugsbereich steht. Damit ist nun nicht gemeint, ein Kind jahrelang vor jeder Zugluft zu schützen, sondern vielmehr wachsam zu werden gegenüber seinen Schwächen und schrittweise mit ihm neue Fähigkeiten zu üben.

- War der Erkältung eine Geburtstagseinladung vorausgegangen, bei welcher das Kind ungewohnt viel Süßigkeiten gegessen hat? Oder durfte es sich beim Großeinkauf, wie immer zu solchen Gelegenheiten, eine fette Bratwurst holen?
  Wenn Sie im Laufe der Zeit Zusammenhänge dieser Art beobachten, könnten Sie vorbeugen, indem Sie dem Kind im Anschluß an solche Ausnahmen für einen halben Tag nur noch leichte verdauliche Krankenkost (S. 119) geben und auch nur so viel davon, daß es *fast* satt wird. Und *vor* einer solchen Einladung geben Sie ihm recht viel Mineralwasser. Dann wird es, ohne daß es vieler Worte bedarf, maßvoller zulangen.
- Fühlt es sich überfordert? Oder ist es besonders streitsüchtig und reizt die Mitmenschen, ihm lieblose Worte zu sagen? Hier hilft ein kräftiges Donnerwetter manchmal besser als tagelanges Nörgeln. Ein solches Kind sucht in der Regel Zuwendung, die es gerade dann vermißt, wenn aus irgendwelchen Gründen in der Familie alles drunter und drüber geht und die Eltern keine Kraft mehr haben, ihm die gewohnte Liebe zu geben. Diese Kinder neigen dann dazu, sich mit hohem Fieber ins Bett zu legen. Hier könnten Sie vorbeugen, wenn Sie ihm trotzdem (!) und auch, wenn es nur kurz sein kann, einmal am Tage Ihr *volle* Zuwendung schenken.

⚕ Einem erkälteten Kind nur noch Krankenkost (S. 119) geben.

⚕ Versuchen Sie, wenn irgend möglich, den Heilschlaf des kleinen Patienten nicht zu stören. Im Schlafe öffnet sich das Menschenkind für das, was aus der geistigen Welt heilend heruntertönt. Dabei liegt es im Bett wie in einem «Wärmeei» und «brütet» darin *seine* Stimme neu aus.

⚕ Achten Sie auch am Tage darauf, daß die Wärmekette, z. B. vom Bett über den Flur zum Bad, nirgends unterbrochen wird.

⚕ Besondere Bedeutung für den menschlichen Wärmemantel haben die Säure und die Talgschicht der Haut. Ein gutes Mittel zum Waschen eines kranken Kindes, anstelle von Seife, ist der Apfelessig. Sie nehmen ca. 2 bis 4 Eßlöffel Apfelessig auf ca. 500 ml Wasser.
Anschließend ölen Sie die Haut leicht ein. Ein Öl verliert jedoch viel von seiner schützenden Eigenschaft, wenn ihm synthetische Duftstoffe beigefügt sind (S. 141 f.).

§ Je schwerer die Erkältungskrankheit, desto notwendiger ist der *Einlauf* (S. 239ff.).

§ Ein krankes Kind entbehrt eines Helfers, durch welchen es sich in gesunden Tagen durch und durch erwärmen kann: Das ist die Bewegung. Frohsinn am Krankenbett belebt die Glieder und erweckt in der Seele die Lust, wieder gesund zu werden.

Im einzelnen finden Sie beschrieben:
«Fieber», S. 45ff.;
«Nebenhöhlenentzündung», S. 192f.;
«Halsschmerzen», S. 137f.;
«Polypen», S. 203f.;
«Husten», S. 147f.;
«Schnupfen», S. 213f.

Beiträge zur Ernährung

Alles, was ich auf den folgenden Seiten zum Thema Ernährung beitragen möchte, soll helfen, die Nahrung in aller Vielfalt immer besser zu vertragen. Denn auf die Verdauungsvorgänge im Leiblichen stützen sich entsprechende Vorgänge im Seelischen. Und je vielfältiger und reiner die Nahrung beschaffen ist, die der Mensch verdauen kann, desto vielseitiger kann sich die Seele den Leib zum Instrumente machen.
Doch in unserer heutigen Zeit kann es nicht mehr allein darum gehen, sich nur im Hinblick auf das eigene Leben gesund zu ernähren. Manche Kinder, deren Eltern besonders großen Wert auf eine biologische Ernährung legen, beginnen sich dagegen aufzulehnen und essen bei ihren Freunden Nahrungsmittel, welche zu Hause nicht auf den Tisch kommen. Einerseits ist es normal, wenn sich Kinder in bestimmten Entwicklungsepochen auflehnen, und doch sollte man sich jeweils fragen, warum sie es gerade aus diesem oder jenem Grunde tun. Wehren sie sich in diesem Falle tatsächlich gegen das biologisch gezogene Gemüse oder am Ende, ohne es in Worte fassen zu können, gegen die Art, *wie* es gekauft und gegessen wird: aus Sorge um die eigene Gesundheit und weniger, weil den Eltern die Heilung der Erde am Herzen liegt?
Die Schilderung folgender Begebenheit sei ein Beispiel dafür, was ein schwerkranker Mensch, dem die Verwandlung und Erneuerung der Erde tiefstes Anliegen war, auf sich genommen hat. Dieser Mensch litt an Leberkrebs und hatte in seiner letzten Lebenszeit häufig Schmerzen und weinte manchmal die ganze Nacht. Einmal ließ er zu, daß ich ihm eine schmerzstillende Injektion geben durfte, und schlief daraufhin friedlich bis zum nächsten Morgen ein. Am folgenden Tag dankte er mir fur diese eine Nacht, bat mich jedoch, ihm niemals wieder ein solches Mittel zu geben, denn er wolle unserer lieben Erde einen reinen Körper hinterlassen.

Es ist zu bemerken, daß die gemeinsamen Mahlzeiten immer weniger dazu geeignet sind, die Menschen miteinander zu verbinden; im Gegenteil, viele müssen sich anschließend absondern, um mit einer entsprechenden Befindlichkeitsstörung fertig zu werden. So gibt es bei Tagungen oder Einladungen am Abend oft die herrlichsten Salate. Anschließend gehen die Menschen zu Bett und können nicht schlafen. Dem einen wird es übel, ein anderer hat

Blähungen, wieder ein anderer quält sich mit einer Gallenkolik, und ein nächster wacht mit Kopfschmerzen auf.
Wie es trotzdem gelingen kann, allen Gästen das gleiche zu essen zu geben, ohne daß es zu Unverträglichkeiten kommen muß, zeigte ein Junge an seinem 12. Geburtstag. Er wußte, daß einer seiner Freunde allergisch auf Haselnüsse reagierte. Daher bat er die Mutter, diesmal keine Nußtorte – es war seine Lieblingstorte (!) – zu backen, sondern einen Kuchen, von welchem alle Kinder essen durften. Ihren Vorschlag, für das Allergie-Kind einen Sonderkuchen zu backen, lehnte das Geburtstagskind ab. In diesem Falle hat die Anteilnahme am anderen und die Bereitschaft zu verzichten eine gemeinsame Mahlzeit möglich gemacht.
Zunächst ist ausnahmslos für jeden Menschen alles, was er ißt, ein Gift, und das Verdauen ist ein leises Heilen. Was aber nicht verdaut wird, wirkt weiter als Gift und beginnt den Menschen zu kränken. Eine Ernährung ist dann für den einzelnen Menschen gesund, wenn sie die Organe weder über- noch unterfordert. Verdauen heißt, Nahrung vermenschlichen. Dazu müssen die Organe zunächst wahrnehmen, wie dasjenige beschaffen ist, was der Mensch gegessen hat, um dann die notwendigen Schritte zur Vermenschlichung einleiten zu können. Ißt er Fleisch, bedarf es der geringsten Anstrengungen, um an diesem Vorbild menschliche Substanz aufzubauen, weil das Tier dem Menschen am nächsten steht. Für das Verdauen von Pflanzennahrung brauchen wir schon weit mehr Kräfte. Gleichzeitig stärken wir aber auch durch diese Anforderung unsere Organe. Am wenigsten verwandt ist dem Menschen das Mineralische. Deshalb verträgt er es viel besser, wenn es zuvor von der Pflanze schon auf die Stufe des Lebendigen gebracht worden ist. So ist das pflanzliche Eisen in der Regel bekömmlicher, während mineralisches Eisen häufig Verdauungsprobleme schafft.

Anfangs können wir noch bewußten Anteil am Verdauen der Nahrung nehmen. Wir sehen, riechen und schmecken sie. Das wiederum regt die Organe an, sich darauf vorzubereiten. Sobald wir aber einen Bissen heruntergeschluckt haben, verlieren wir ihn aus dem Bewußtsein.
Die unterschiedlichen Vorlieben des einzelnen Menschen für dieses oder jenes Nahrungsmittel hängen eng mit dem Zustand seiner Organe zusammen. Eine Leber, die sich, aus welchen Gründen auch immer, nicht anstrengen möchte, erzeugt Lust auf Zucker. Manchmal ruft ein Organ sogar selber eine Geschmacksempfindung hervor. So verursacht eine kranke Leber bisweilen einen bitteren Geschmack im Munde, ohne daß etwas Bitteres gegessen worden ist. Nun gehört es tatsächlich zu den Aufgaben der Leber, etwas Bitteres zu erzeugen, z. B. den bitteren Gallensaft. Doch die gesunde Leber erzeugt Bitteres

an anderer Stelle. Ein bitterer Geschmack im Munde ist häufig mit trockenen Mundschleimhäuten verbunden. Das ist ein weiteres Leberzeichen. Denn offensichtlich fehlt hier der Durst, über welchen die Leber die Flüssigkeitsaufnahme lenkt.

Wir helfen der Leber, indem wir dem Körper noch zusätzliche Bitterstoffe geben, bis der Speichel wieder fließt und der bittere Geschmack sich verliert. (Siehe auch «Organpflege», S. 255)

So hat der Hunger auf bestimmte Nahrungsmittel ebenso organische Ursachen wie der Durst. Auch der Durst ist nicht nur eine Folge von fehlendem Körperwasser, sondern auch davon, in welcher Weise die Leber uns den Durst fühlen läßt.

Aber es ist durchaus möglich, die Organe zu erziehen, indem wir nicht ausschließlich der Lust auf etwas nachgeben, sondern auch die «Antiappetite», wie es Rudolf Steiner einmal genannt hat, pflegen, d. h. immer wenn sich die Gelegenheit bietet, auch ein klein wenig von dem dazuzunehmen, was uns nicht schmeckt. Dabei ist zu berücksichtigen, daß dem Widerwillen gegen bestimmte Nahrungsmittel oft entsprechende Organschwächen zugrunde liegen, so daß für die Pflege der «Antiappetite» das richtige Maß zu beachten ist, um die Organe wiederum nicht zu überfordern. Wenn wir aber versuchen, sie mit kleinsten Mengen zu schulen, werden sie mit der Zeit neue Fähigkeiten bekommen.
Es gibt aber auch «Antiappetite» geistig-seelischer Art, welche die Folge eines Erkenntnisvorganges sind. So beispielsweise, wenn ein Kind das Hühnchen plötzlich nicht mehr essen will, weil dafür ein Tier getötet werden mußte. Und selbst wenn es in diesem Falle nicht gezwungen würde, das Hühnchen zu essen, könnte sich noch ein weiteres Problem ergeben. Das ist die Frage, wie es die Menschen, die das Hühnchen essen, lieben soll. Hier können wir dem Kind in seiner Not helfen, wenn wir ihm auf andere Weise zeigen, daß das Leid der Tiere auch in uns Mitleid auslöst und daß es uns am Herzen liegt, dieses Leid zu verringern.

Folgen wir nun den zerkleinerten und mit Speichel verflüssigten Bissen weiter in den Magen. Hier beginnen die Magensäfte, vor allem die brennende, scharfe Salzsäure, die Eiweißstrukturen aufzulösen und zu zerlegen. Bei mangelhafter Säftebildung bleibt das Eiweiß teilweise unverdaut und fault.

Ein Kind, dem beim Aufstoßen Fäulnisgase entweichen, hat eine gestörte Eiweißverdauung. Wenn Sie die Organe für die Eiweißverdauung in Schwung bringen wollen, so lassen Sie ein Ei faul werden und halten es in einem Gefäß verschlossen. Daran soll das Kind hin und wieder riechen. Der Geruch des faulenden Eiweißes ruft alle eiweißverdauenden Kräfte im Menschen auf, so, als müßte das faule Ei, das durch die Nase gerochen wird, tatsächlich verdaut werden.

Die Helfer der Magensäfte sind spiralförmige Bewegungen, welche den Mageninhalt rhythmisch ergreifen und gegen die Magenwände schleudern, wie der Wind die Wellen gegen einen Felsen branden läßt.
Wenn sich dabei der Mageneingang nicht ordentlich schließt und Salzsäure in die Speiseröhre übertritt, bekommt der Mensch Sodbrennen. Und wenn sie in größerer Menge in den Zwölffingerdarm fließt, brennt sie Geschwüre in seine Schleimhäute hinein. Denn weder die Schleimhäute der Speiseröhre noch die Darmschleimhäute können die Magensäure vertragen.

Die Säfte im Darm sind basisch. Hier nimmt die innige Berührung der Nahrung mit Blut und Lymphe ihren Anfang. Zu den Säften, die zum Verdauen in den Darm fließen, gehört der Gallensaft. Er emulgiert Fette und macht sie somit wasserlöslich, so daß sie weiter aufgespalten werden können. Die Bauchspeicheldrüse, als eine allumfassende Verdauungsdrüse, sondert Säfte ab, welche sowohl für die Eiweiß- und Fettverdauung als auch für die Verdauung der Kohlehydrate wesentlich sind. So könnte es z. B. auf eine kranke Bauchspeicheldrüse hinweisen, wenn die Stuhlausscheidung ölig glänzt und der Toilettenpapierverbrauch ansteigt.

⚕ Sie erleichtern dem Körper die Fettverdauung, indem Sie leichter verdauliche Fette, z. B. Sauerrahmbutter oder kalt geschlagene Öle, verwenden und diese erst am Ende als letzte Zugabe dem Essen zufügen.

⚕ Sonnenblumenöl «schlürfen» (S. 254).

Was geschieht mit Nahrungsstoffen, die teilweise unverdaut durch die Darmwege geschoben werden?
Zuckriges gärt, Eiweiß fault und Fett wird ranzig! Solche Vorgänge finden draußen in der Natur statt, wenn sie aber im Darm vorkommen, sind sie Zeichen von Krankheiten.

Um im Umgang mit der Ernährung Sicherheit zu bekommen, müssen wir nicht nur einiges von den Nahrungsmitteln wissen, sondern brauchen vor allem die Fähigkeit, geduldig zu beobachten. Denn eine gesunde Ernährung muß stimmig sein mit dem, was jedem einzelnen Menschen «auf dem Bauch geschrieben» steht. So können die besten Körner Durchfall und Blähungen verursachen, und auch die unbehandelten Apfelsinen können Entzündungen

unterhalten, der beste Quark in den Gedärmen faulen und ein prachtvoller Salat den Leib auftreiben. Dafür ein Beispiel:
Man sagt, daß Äpfel stopfen. Das finden Sie bei dem einen Kind bestätigt, bei dem anderen jedoch nicht. Nun fällt Ihnen auf, daß das eine Kind das Kerngehäuse immer mitißt und das andere Schale und Kerngehäuse sorgfältig wegschneidet. Vielleicht erwacht in Ihnen der Forschergeist, so daß Sie herausbekommen wollen, was geschehen wird, wenn Sie alle Schalen und Kerngehäuse essen, die für den Apfelkuchen anfallen. Davon würden Sie möglicherweise Durchfall bekommen! D. h. ob der Apfel stopft oder nicht, hängt auch damit zusammen, welche Teile wir von ihm verwenden, aber auch, in welcher Weise die Verdauungsorgane mit dem Apfel umgehen können. Wer z. B. einen etwas längeren Darm hat, dem fällt das Verdauen von Blattgemüse und Rohkost leichter als anderen. Man vergleiche den langen Darm einer Kuh mit dem kurzen Darm eines Löwen.
Viele Menschen sind auf der Suche nach einer gesünderen Ernährung. Ob eine Ernährungsumstellung gelingt, hängt nicht nur davon ab, wie sie grundsätzlich vertragen wird, sondern ist auch eine Frage, wie einfühlsam der Übergang vom Gewohnten zum Ungewohnten gelingt.
Ein gutes Barometer, ob man mit der Ernährung auf dem richtigen Wege ist, ist die wachsende Anteilnahme an allem, was in der Welt geschieht.

Hinweis: In Zeiten der Umstellung sich nicht satt essen, aber viel trinken!

Wenn wir Nahrungsmittel verwenden, die aus unserer Gegend stammen und welche in der Nähe unseres Wohnortes reif geworden sind, kommen wir unversehens mit Heilmitteln in Berührung.
Wenn ein Mensch lange genug an einem Ort gelebt und sich mit Haus und Garten verbunden hat, beginnen dort Kräuter zu wachsen, wie er sie für seine organische Veranlagung brauchen kann. Auch hier gleicht die Pflanze aus, so daß sich ganz von allein entsprechende Heilpflanzen ansiedeln. Und wenn dieser Mensch stirbt, beginnen andere Kräuter in den Vordergrund zu wachsen.
Wer nun in unseren Breiten lebt und, statt Äpfel zu essen, sich vorwiegend von Bananen und Apfelsinen ernährt, wird nicht nur auf lange Sicht krank, sondern hinterläßt auch einen unpassenden Mist. Denn der hiesige Erdorganismus ist nicht dafür eingerichtet, massenweise Apfelsinen- und Bananenschalen zu kompostieren. Dagegen berücksichtigen wir den Verdauungsorganismus der Erde, wenn wir auf die Früchte warten lernen. Denn die hiesigen Erdbeeren wachsen tatsächlich für uns und wollen für uns die ersten sein. Und solange unsere Früchte reifen und wir so richtig Lust auf sie bekommen, hält die Natur Bitterstoffe bereit, die wir brauchen, um mit einer gesunden Leber

alles Obst zu verdauen. Wer daher im Mai täglich ein Löwenzahnblättchen pflückt und einige Zeit auf ihm herumkaut, bereitet seine Leber auf die bevorstehende Obstzeit vor.

Zum Zucker

Zur Zeit der bittersten Kälte haben viele Menschen, vor allem aber die Kinder, ein großes Verlangen nach Zucker. In den Wintermonaten, wenn auf der Erde Ruhe eingekehrt ist und sich das Leben aus der sichtbaren Natur zurückgezogen hat, da will sich auch die lebendige Verdauung etwas zurückziehen, und dabei hilft dem Menschen der Zucker. Wenn die Leber Zucker bekommt, füllt sie sogleich ihre Speicher mit Glycogen auf und braucht nicht mehr aus dem Verstoffwechseln anderer Nahrungsmittel den Zucker zu gewinnen und beteiligt sich daher weniger am Abbau der Nahrung.
Der Zucker macht die Nahrung, in welcher er vorkommt, unverdaulicher. Diese wichtige Erkenntnis verdanken wir dem Arzt M.O. Bruker, der sie durch jahrzehntelange Beobachtung an seinen Patienten gewonnen hat. Nach Bruker sollte der Körper lernen, vom äußeren Zucker unabhängiger zu werden und aus dem Getreide seinen eigenen Zucker zu bilden. Sehr gut vertragen wird der Getreideschrotbrei: Nachts vorquellen lassen und morgens leicht aufkochen, etwas salzen und dazu 2 Eßlöffel saure Sahne. So ist es wichtig, darauf zu achten, daß Süßigkeiten erst am Nachmittag gegessen werden, wenn die Leber den «Löwenanteil» der Nahrung bereits abgebaut hat.

Süßstoff statt Zucker?

Folge: Die Organe beginnen den Geschmacksnerven nicht mehr zu vertrauen, im Seelischen entspricht dieser Zustand dem Mißtrauen.

Weitere Gesichtspunkte zur Ernährung

Das Frühstück

Mit dem *Frühstück* werden die Weichen für den ganzen Tag gestellt. Wenn wir jedoch das Frühstück hin und wieder ausfallen lassen, können wir zumindest nicht so viel verderben, als wenn wir es hastig zu uns nehmen. In diesem Falle aber ausreichend trinken!
Eine Scheibe frisches knuspriges Vollkornbrot mit Butter und Hartkäse, dazu ein Ei kann heute kaum noch ein Mensch gleich morgens nach dem Aufstehen verkraften. Ein solches Frühstück kann bei einem Kind, das morgens in der Schule Mühe hat, sich zu konzentrieren, bewirken, daß seine Kräfte zum Verdauen abgezogen werden und für die Aufmerksamkeit im Unterricht fehlen.
In der großen Pause sind die Verdauungsorgane meist aufgewacht. Jetzt kann

ein Frühstück gut verkraftet werden. Die Bauern haben das früher immer so gehalten, daß sie ganz früh nur etwas getrunken haben und erst nach der Stallarbeit gegen 9 Uhr hungrig (!) sich zum sog. «Bauernfrühstück» versammelten.
Als Brotaufstrich sind besonders Marmeladen zu meiden, die unter Verwendung säuerlicher Früchte und Zucker hergestellt sind.

Die Kinder, die noch viel weniger auf der Erde wurzeln als die Erwachsenen, brauchen auch weniger Wurzelgemüse. Vielmehr sollen sie das essen, was an der Sonne reif geworden ist, Blattgemüse, Früchte. Die Karotte gehört zu den Ausnahmen, sie trägt die goldgelbe Sonnenfarbe tief in die Erde.

Wie viele *Eier*? Für Kinder genügt das «Sonntagsei», besonders im Hinblick auf die zahlreichen Nahrungsmittel, die unter Verwendung von Eiern hergestellt wurden. Zu viele Eier verderben den Instinkt!

Die *Gewürze* sollten den entsprechenden Eigengeschmack des Nahrungsmittels verstärken, zur Entfaltung bringen und nicht, wie es meist geschieht, den Eigengeschmack verdecken, sonst bilden sich Verdauungssäfte, die nicht ganz stimmig sind zu dem, was gegessen wurde.

Krankenkost

Für die Wahl der Nahrungsmittel orientiere man sich an der Säuglingsnahrung. Jedoch dem kranken Kind statt süßer Milch die Milchprodukte in saurer Form geben, z. B. Dickmilch, Sauermilch, Sauerrahm. (Begründung siehe S. 179 ff.)
Das kranke Kind hat oft einen guten Instinkt für das, was ihm guttut, doch es fehlt ihm dabei häufig das Maß. Geben Sie ihm daher eine kleine Menge von dem, was es sich wünscht.
Für den Fall, daß das Kind nichts essen möchte, ist es wichtig, ihm stündlich eine kleine Menge zu trinken zu geben, z. B. Tee oder stilles Mineralwasser.

Fremdkörper

Einem 2- bis 3jährigen Kind ist beim Lutschen versehentlich eine Murmel (Nuß, Geldstück, Hülsenfrucht) in die *Luftröhre* gerutscht. Es fängt an, pausenlos zu husten. Was ist zu tun?

⚕ Sie halten das Kind an den Füßen hoch, Kopf hängt nach unten, und während es schreit oder hustet, d. h. solange es ausatmet, schlagen Sie mit geballter Faust elastisch zwischen die Schulterblätter und stellen sich dabei vor, daß etwas herausgeschleudert werden soll. Wenn Ihre Kraft nicht ausreicht, um das Kind an den Füßen zu halten, so legen Sie es mit dem Kopf nach unten über Ihre Knie und klopfen ihm, während es ausatmet, zwischen die Schulterblätter. Mehrmals den Versuch wiederholen!

⚕ Bleibt der Erfolg aus, wenden Sie den sog. *Heimlich*-Handgriff an: Sie umfassen das Kind von hinten mit beiden Armen und ballen eine Hand zur Faust, umschließen sie mit der anderen Hand und stoßen kräftig von unterhalb des Brustbeines nach oben innen gegen das Zwerchfell. Auch diesen Stoß während der Ausatmung des Kindes durchführen. Dadurch soll es zum Aufstoßen gebracht werden in der Hoffnung, daß der Fremdkörper gleichzeitig mit der Luft herausgeschleudert wird.
Den *Heimlich*-Handgriff können Sie an gesunden schlanken Erwachsenen üben, deren Magen relativ leer sein sollte. Bitte beachten: 3 Stöße sind für *eine* Versuchsperson genug! Ihre zusammengeballten Hände sollen dem Zwerchfell einen kurzen, elastisch-federnden Stoß versetzen. Wenn Sie eine Versuchsperson zum leichten Aufstoßen bringen konnten, sind Sie für den Ernstfall ausreichend vorbereitet!

⚕ Bleiben auch diese Versuche erfolglos, so beachten Sie, bis der Notarzt kommt, das Folgende:
Wenn das Kind nur noch hin und wieder hustet und Sie den Eindruck haben, daß es ihm gutgeht, daß es regelmäßig atmet, so beruhigen Sie es und warten ab.
Beobachten Sie dagegen, daß seine Lippen blau anlaufen und daß es nicht mehr genügend Luft bekommt, ist unverzüglich mit der Beatmung (S. 69f.) zu beginnen, auch wenn der Fremdkörper dabei tiefer rutschen könnte. Dazwischen noch einmal kurz versuchen, ihn herauszuschleudern, doch wichtiger

ist jetzt die Beatmung, welche erfolgreich ist, wenn sich die Lippen wieder etwas rötlicher färben.

Das Kind hat einen *Fremdkörper geschluckt:*

⚕ Telefonischen Rat bei derjenigen Klinik einholen, in welche Sie das Kind bringen wollen. Manche Ärzte empfehlen, Sauerkraut zu essen, besonders wenn spitzige Gegenstände verschluckt worden sind. Durch die Magenbewegungen wird das Sauerkraut um den Fremdkörper herumgewickelt. So kann unter Röntgenkontrolle meist in Ruhe abgewartet werden, bis er auf natürlichem Wege wieder herauskommt.

Es hat etwas ins *Auge* gekriegt:

⚕ Vorsichtig versuchen, das Teilchen mit feuchter Watte herauszuwischen. Manchmal löst es sich, wenn Sie das Kind blinzeln lassen. Sofern etwas unzugänglich unter das Lid gerutscht ist oder das Auge verletzt sein könnte, bringen Sie das Kind zum Augenarzt.
Während der Fahrt beide (!) Augen locker abdecken und leicht verbinden, dann bleibt das verletzte Auge ruhig und muß nicht die Bewegungen des gesunden Auges mitmachen.

Das Kind hat sich etwas in die *Nase* geschoben:

⚕ Fremdkörper, wie z. B. Perlen, lassen sich oft herausschneuzen. Am besten, Sie machen dem Kind vor, was es tun soll: Durch den Mund Luft holen – dabei halten Sie ihm die Nase zu – und feste herausschneuzen.

⚕ Eine andere Methode: Sie blasen dem Kind kräftig in den Mund! Ihre Luft wird anschließend durch die Nase entweichen, weil sich der Kehldeckel, wie beim Schlucken, reflexartig schließt.
Falls der Erfolg ausbleibt und Sie das Kind zum HNO-Arzt bringen müssen, so füllen Sie die Nasenlöcher locker mit Watte aus, so daß der Fremdkörper nicht mit der Luft nach hinten und weiter in die tieferen Atemwege rutschen kann. Kindergartenkindern könnten Sie sogar die Nasenöffnung oder nur das entsprechende Nasenloch mit einem Pflaster zukleben. Bei Säuglingen und im frühen Kleinkindalter ist ein Verkleben der Nasenlöcher nicht zu empfehlen, da sie im wesentlichen Nasenatmer sind!

Es steckt etwas im *Ohr*

§ Ein *Insekt*
Mit einigen Tropfen Alkohol wird das Insekt im Gehörgang betäubt. (Diese Methode jedoch nicht anwenden, wenn das Kind in den vorangegangenen Wochen eine Mittelohrentzündung gehabt hat und eine Öffnung im Trommelfell noch nicht vollständig zugeheilt sein könnte.) Anschließend die Mündung eines Staubsaugerrohres am Ohr ansetzen. Beim Saugen die Ohrmuschel nach hinten oben ziehen und etwas hin- und herbewegen. (Damit das Kind keine Angst hat, kann vorher am Bein ein wenig gesaugt werden.)
Läßt sich das Tier nicht herausbekommen, den HNO-Arzt aufsuchen.

Eine *Erbse* oder etwas Ähnliches

§ Auf oben beschriebene Weise das Teilchen versuchen mit dem Staubsauger herauszuholen. Wegen der Zartheit und Verletzlichkeit des Gehörganges mit seinen dicht unter der Haut liegenden Nervenausläufern ist davor zu warnen, ein solches Teilchen mit Instrumenten fassen zu wollen.

Etwas *Spitzes*

§ Ein spitzer Fremdkörper, der das Trommelfell durchstoßen hat, verursacht einen heftigen Schmerz. Weitere Zeichen einer Trommelfellverletzung: Blutiges Ohrsekret, Hörverschlechterung und Schwindel.
Lediglich Fremdkörper, die herausstehen, sanft zu entfernen versuchen. Jedoch *dringend* den HNO-Arzt aufsuchen.

Wenn der Erwachsene versucht, die kleinen Kinder in seiner Nähe zu behalten und sie nicht lange allein zu lassen, so werden Unfälle seltener und Sofortmaßnahmen können lebensrettend, weil rechtzeitig, erfolgen!

Ein kleiner Beitrag zum Thema Fußball

Vor einiger Zeit entstand der Hit: «*Fußball regiert die Welt...*» Schauen wir uns eine solche Weltregierung einmal an:

- Wenn es um eine Tat geht, ist ein Bein in der Luft.
- Das menschliche Miteinander wird durch Fußtritte und Pfiffe geregelt.
- Was auf einen zukommt, läßt man knallhart an sich abprallen.
- Man gröhlt, wenn der andere unterliegt.

Spielerisch und wie für ihn geschaffen, umfassen die Hände den Ball. Man denke an die Königstochter im «Froschkönig», sie wirft und fängt ihre goldene Kugel mit den Händen. Nun ist der Fußball nicht golden! Stimmt! Aber zweifellos ist der Fußball ein Ball und als solcher ein Abbild der Sonne, wie auch das menschliche Haupt ein Abbild ihrer Rundheit ist. Doch das «Sonnenabbild» des Menschen wird von den Füßen *getragen*. Anders beim Fußballspiel, wenn Fuß und Ball aufeinanderprallen. Hier ist der mittlere, fühlende Mensch am wenigsten gefragt. Doch gerade dieser mittlere fühlende Mensch entwickelt sich ganz besonders in den ersten Schuljahren und braucht eine *ihm* entsprechende Nahrung. Dagegen könnte man das Fußballspielen im Hinblick darauf sogar als «Antinahrung» bezeichnen. Denn in den ersten Schuljahren sind es vor allem die zur Herzensebene gehörenden Hände, die lernen müssen, geschickt das Richtige zu tun. Und die Füße tragen den Menschen dorthin, wo er anfangen will zu *hand*eln und dienen der Freiheit seiner Hände.
Wie konnte es dazu kommen, daß der Fußballsport zu einer Massenbewegung geworden ist?
Diese Frage ist für diejenigen wichtig, die ein Kind im Hinblick auf seine Entwicklung vom Fußballsport fernhalten möchten, wie es z. B. an vielen Waldorfschulen geschieht. Lassen Sie einmal vor Ihrem inneren Auge vorüberziehen, was die Füße von morgens bis abends im Alltag tun. Die meisten werden sich eingestehen müssen, daß die Füße immer weniger im Sinne dessen gebraucht werden, wofür sie geschaffen sind. Wohin aber mit dem «Überschuß» an Kräften?
Es wäre doch kaum denkbar, daß ein kleiner Lausbub nach einer langen Wanderung jemandem in den H... tritt, weil *dann* die Füße rechtschaffen müde und «zufrieden» sind. Anders ergeht es den Füßen eines Kindes, das im lärmenden Berufsverkehr zwischen U-Bahn-Schacht, Ampeln und Autos stets

hellwach reagieren muß, um nicht unter die Räder zu kommen, in aller Unerbittlichkeit, die das Leben in den Städten mit sich bringt. Solche Füße bleiben «unzufrieden», bis eines Tages die Lust im Kinde erwacht, in gleicher Sprache zu antworten. Und um sich abzureagieren, eignet sich das Treten, wofür das Tier dem Menschen Vorbild ist. Da macht es nicht viel Unterschied, ob man selbst tritt oder als Zuschauer andere für sich treten läßt.

Den Menschen, der im Auto bis hinunter zur Fußspitze hauptsächlich zum Sinnesorgan wird, könnte man beim Fußballspiel bis hinauf zum Kopf, welcher beim Schlagabtausch per Kopfball zur Gliedmaße wird, als ein gerichtetes Willensorgan bezeichnen. An einem Beispiel möchte ich zeigen, was geschehen kann, wenn ein solcher gerichteter Wille «durchgeht»:

Ein 14jähriger schmalgliedriger Junge von fröhlicher Wesensart ist während eines Fußballspieles auf der Zuschauertribüne von seinen älteren (!) Kameraden krankenhausreif geprügelt worden, weil er sich begeistert zeigte über die sportliche Leistung eines Spielers der «gegnerischen» Elf.

Fußball regiert, nein: fesselt die Welt. Bis sich eines Tages die Herzenskräfte entfalten und so mächtig werden, daß sie «die Bande sprengen», wie es beim eisernen Heinrich im «Froschkönig» geschehen ist.

Fußpilz

Ein Fuß, der auf Pilzen steht, steht nicht fest genug auf der Erde. Fußpilz ist eine Krankheit, bei welcher das Gewebe der Fußsohle anfängt zu zerfallen und porös zu werden. Somit schiebt sich zwischen Fuß und Boden eine luftig-wäßrige Schicht, so daß die Fußsohle nicht ordentlich auf der Erde gründen kann. Der Fußpilz selber ist für das bloße Auge unsichtbar; weil er jedoch zu der großen Familie der Pilze gehört und mit seinen Verwandten viele Gemeinsamkeiten hat, möchte ich zunächst am Beispiel jener Pilze, die vom Augenschein, ja sogar von der Art, wie sie schmecken, bekannt sind, an einige wesentliche Eigenschaften erinnern.

Abseits von Wind und Sonne wachsen die Pilze auf modrig feuchten Waldböden oder unterhalb der Rinde morscher Äste. Wenn ein Baum zum Himmel wächst und seine Krone dem Licht, der Wärme und dem Wind entgegenträgt, dann läßt er, der sich nach oben hin verjüngt, das Alte unter sich zurück. Mit der Zeit wird die Rinde dem Erdboden zunehmend ähnlicher, und die welken Blätter, die der Baum aus dem lebendigen Dasein abgeschieden hat, bedecken mit der Zeit vielschichtig den Boden. Wo der Erdorganismus Zerfallsprozesse zeitlich ausdehnt, werden Kräfte des einstmals Lebendigen zurückgehalten. Diese «ätherischen Reste» dienen den Pilzen als Lebensgrundlage. Den Raum, welchen die Krone oben in der Weite sucht, nutzen die Pilze unten in der Fläche.

Im Menschen gibt es Gewebearten, die den Pilzen in mancher Hinsicht ähnlich sind. Dazu gehört z. B. das Gehirngewebe mit seiner blutarmen Bleichheit und dem Bestreben, sich nach oben abzurunden – ganz anders die Blüte, die sich nach oben öffnen möchte. Und so, wie die Pilze Erdenstoffe speichern, könnte man das Gehirn als Abdruck von «Gedankenstoffen» bezeichnen. Sogar die feuchte, nahezu stehende Luft in den Höhlen des Kopfes gleicht dem Klima, das die Pilze brauchen, um zu gedeihen. Draußen im Walde durchkreuzen Vögel diesen Raum, in den Kopfhöhlen hingegen sollen Gedanken «beflügelt» sein. Wenn nun der Mensch einseitig denkt und Begriffe, die für das Tote gelten, auch für das Lebendige verwendet, indem er z. B. von seiner «Pumpe» spricht, wenn er sein lebendig schlagendes Herz meint, dann bleiben jene Kräfte, die ihm ein lebendiges Denken ermöglicht hätten, als «Reste» zurück. Ein solcher Rest könnte auf die leibliche Ebene hinuntergeleitet und z. B. als Fußschweiß ausgeschieden werden. Die Pilze

nehmen diese ätherischen Reste entgegen und gedeihen an ihnen, ganz ähnlich wie es am Fuße der Bäume ihre großen Verwandten tun.
Der Verdacht auf Fußpilz liegt nahe, wenn auf der Haut weißliche schuppige, rissige Gebilde entstehen, die sich jeweils aus einem roten Pünktchen entwickeln. Diese Pünktchen jucken und werden beim Kratzen leicht wund. Das Hautgewebe ist durch den Pilzbefall brüchig und leicht verletzlich geworden. Vom Fußpilz kann jedoch nur eine Haut befallen werden, die ihre Geschmeidigkeit verloren hat.

Hinweise, um dem Fußpilz die Lebensgrundlage zu entziehen

- Innerlich gilt es vor allem die Leber zu pflegen (S. 255). Sie hilft beim Verdauen ätherischer Reste.

- Mehrmals täglich über mehrere Wochen (!) die befallenen Stellen mit Ringelblumensalbe einreiben. Vielleicht könnte dazu eine Strumpfhose derart umgeändert werden, daß man die Fußteile abtrennt und dem Kind statt dessen Kniestrümpfe zum Darüberziehen gibt. Denn wenn es mehrmals täglich die Strumpfhose zum Einreiben der Füße ausziehen muß, hält es diese Therapie meist nicht wochenlang durch.

- Die Schuhe sind zu pflegen wie eine zweite Haut, indem man sie z. B. von innen mit ätherischen Ölen einreibt und von außen mit Schafswollfett.
(Zum Thema Schuhe siehe «Schnupfen», S. 213 f.)

- Wer fremdes Leben bei sich nicht haben möchte, der trage selber Leben, Luft und Licht bis in alle Ecken. Denn unbelebte Ecken ziehen fremdes Leben an. Wenn Sie sowohl in den Schuhen als auch im weiteren Umkreis des Kindes ein Klima schaffen, welches *Pilze* aller Art nicht vertragen können, rufen Sie Kräfte auf, die den Fußpilz überwinden helfen.

- Schließlich können wir durch künstlerisches Arbeiten, und hier im besonderen beim Malen, ätherische Bildekräfte in Bewegung bringen und nutzen.

Alle diese Methoden und noch viele andere, welche nicht weniger wirksam sind, haben eines gemeinsam: Sie erfordern viel Mühe und sind aufwendig. Wenn Sie sich daher für ein chemisches Mittel entscheiden wollen, möchte ich folgendes zu bedenken geben: Mit chemischen Medikamenten können viele Pilzarten in kürzester Zeit abgetötet werden. Das Verstoffwechseln, zum einen der Medikamente, zum anderen der Schlacken, die beim Zellsterben der Pilze anfallen, bedeutet für die Leber eine große Belastung. Dadurch kann sie sich viel weniger mit dem Umsetzen ätherischer Reste beschäftigen, so daß diese u. a. durch einseitiges Denken angefallenen Reste zunächst bestehen bleiben müssen.

Wenn wir nun die Pilze erfolgreich bekämpft haben, können sich andere Erreger um so besser ausbreiten. Den Pilzen folgen in der Regel die Bakterien, aber auch umgekehrt. Das sei am Beispiel des Penicillins, einem Produkt des Schimmelpilzes, beschrieben:

Dieser Pilz gedeiht im Käse, der aus der lebendigen Milch gereift ist und noch ein wenig von den ätherischen Kräften der Milch zurückbehalten hat. (Nicht selten besteht eine große Ähnlichkeit zwischen Käse und Füßen, z. B. wenn die Füße nach Käse riechen! Das wiederum ist ein Zeichen, daß noch nicht genug getan worden ist, um dem Fußpilz den Nährboden zu entziehen.) Durch seine Fähigkeit, Penicillin zu bilden, hält der Schimmelpilz die Ausbreitung der Bakterien in Grenzen. Diese Eigenschaft nutzt die Medizin zur Bekämpfung bakterieller Infektionen. Doch muß im Anschluß an eine erfolgreiche Antibiotikatherapie bei zahlreichen Kindern mit Pilzen gerechnet werden.

Wenn wir darin fortfahren, Pilze und Bakterien immerzu gezielt zu beseitigen, anstatt ihnen den Boden zu entziehen, beginnt der Körper die ätherischen Reste, ähnlich wie einen Splitter, einzukapseln. Damit werden sie ein wenig zur Außenwelt und stören die lebendigen Vorgänge nicht mehr. Im Unterschied zu einem Splitter können aber solche ätherischen Reste noch nach Jahrzehnten auf leiblicher Ebene anfangen zu wachsen, so daß sich gutartige Geschwülste, rheumatische Verhärtungen, aber auch bösartige Tumoren entwickeln können.

Das Wuchern von Pilzen, Bakterien und Tumoren ist ein Aufruf an den Menschen, seine «innere Erde» zu verwandeln, daß sie ein fruchtbarer Boden werde, auf welchem sein «Ich-Keimling» gedeihen kann.

Gehirn(haut-)entzündung

Es gibt im Körper Häute, welche immer ein ganz klein wenig entzündet sind, ohne deshalb krank zu sein. Solche Häute haben wir im Darm. Hier ist ein Ort, an welchem Säfte an- und abschwellen, ein Ort der Röte und Wärmebildung, ein Ort der Verwandlung und Erneuerung.

Wenn der Stoffwechsel überlastet oder krank ist, greifen entsprechende Verdauungstätigkeiten auf andere Häute über, vor allem auf die äußere Haut, als dem großen «unbeschriebenen Blatt» des Menschen. Dort zeigen sie sich in Gestalt von unterschiedlichsten Ausschlägen. Aber der Mensch hat auch noch andere Häute, die für solche Stoffwechselprozesse denkbar ungeeignet sind: die Gehirnhäute. Zunächst versucht der Körper, notwendige entzündliche Reaktionen auf die äußere Haut abzuleiten. Wenn ihm das aber nicht gelingt, sind die Gehirnhäute gefährdet, besonders bei Kindern, die zu Nervosität neigen oder nervlich belastet sind. So konnte man bei Masernkindern, deren Ausschlag nur wenig oder gar nicht herauskam, häufiger eine Gehirn(haut-)entzündung feststellen.

Es ist daher eine gute Vorsorge, die äußere Haut zu beleben, zu durchbluten und gesund zu erhalten, so daß sie im Notfall bereit ist, entsprechende Organfunktionen auf sich zu nehmen.

Im Hinblick darauf sollte man auf Hautpflegemittel, welche antibakterielle Substanzen chemischer Art als Inhaltsstoffe haben, verzichten, weil sie die Entwicklung von Hautausschlägen teilweise verhindern und somit begünstigen, daß unbewältigte Stoffwechselprozesse die Gehirnhäute ergreifen. Das gilt um so mehr für Säuglinge und Kleinkinder. Denn bei ihnen wirken die höheren Wesensglieder vor allem vom Kopfe hinunter in die leibliche Organisation. Aber auch entsprechende Verschiebungen betreffen zuerst die Nerven-Sinnes-Organisation.

Am häufigsten entwickelt sich eine Gehirn(haut-)entzündung während einer Erkältung, besonders bei den Säuglingen, deren Atemwege noch nicht genügend ausgereift sind, um sich mit den Symptomen, die zu einer Erkältung gehören, auseinandersetzen zu können. So fehlen z. B. die Kräfte, die notwendig wären, um Schleime abzuhusten. Ebenso wenig sollte ein Säugling Schnupfen haben, weil er noch fast ausschließlich durch die Nase atmet.

Bei zu früh geborenen Kindern erhöht sich die Bereitschaft, eine Gehirn(haut-)entzündung zu bekommen, wegen der gleichzeitigen Unreife von äußerer Haut und Verdauungsorganen. Darüber hinaus müssen viele von ihnen für eine längere Zeit über die Magensonde ernährt werden, in welche die Milch in den allermeisten Kliniken viel zu schnell hineingegeben wird. Es wäre viel gewonnen, wenn die Mutter darum anfragt, ob sie diese Infusionsmilch, die in der Regel nicht die eigene ist, selber in die Magensonde hineingeben darf. Dann könnte sie sich dafür pro Mahlzeit mindestens 20 Minuten Zeit lassen und vielleicht sogar jeweils ein wenig von dieser Milch einspeicheln und zur anderen dazumischen. Je sorgfältiger die Verdauungsorgane berücksichtigt werden, desto unwahrscheinlicher ist es, daß sich eine schwere Gehirn(haut-)entzündung entwickeln wird. So hat man beispielsweise herausgefunden, daß einer Gehirn(haut-)entzündung häufig Blähungen vorausgehen. Es wäre daher eine gute Vorsorge bei schwächeren Säuglingen *sofort* mit einer Ernährungsumstellung zu reagieren, wenn sie unter Blähungen zu leiden beginnen.

Zeichen einer Gehirn(haut-)entzündung:

- Besonders bei Säuglingen ist häufig ein Krampfanfall ein erstes Zeichen. In diesem Alter ist der Krampfanfall in der Regel von kurzer Dauer und hat Ähnlichkeit mit einem Reflex (S. 166 ff.).
- Bewußtseinstrübung: Sie ist beim Säugling u. a. daran zu erkennen, daß er sich schwerer wecken läßt.
- Nackensteifigkeit: Dabei kann das Kind mit der Nase sein Knie nicht mehr erreichen.
  Eine weitere Möglichkeit, die Nackensteifigkeit zu überprüfen: Sie legen Ihre Hand unter das Kopfkissen und versuchen, vorsichtig den Kopf des Kindes etwas anzuheben. Auf diese Weise läßt sich verhindern, daß es aus Angst den Nacken anspannt.

  Hinweis: Beim Säugling fehlt die Nackensteifigkeit, bzw. ist nur sehr schwach ausgeprägt. Seine Nackenmuskulatur ist dafür noch zu wenig entwickelt.
- Kopfschmerzen.
- Berührungsempfindlichkeit der äußeren Haut. So bereitet das Waschen mit einem Waschlappen oder das Kämmen der Haare Mißgefühle, manchmal sogar Schmerzen.
- Fieber, Erbrechen.
- Das Kind macht insgesamt einen sehr kranken Eindruck.

Eine besonders schwer verlaufende Gehirnhautentzündung ist die *Meningokokkensepsis*. Davon sind vor allem Kleinkinder betroffen. Außer den charakteristischen Zeichen, wie Nackensteifigkeit, Kopfweh, Erbrechen und Fieber, werden auf der Haut stecknadelkopfgroße, dunkelrote bis bläuliche Pünktchen sichtbar. Dabei handelt es sich um Hautblutungen infolge einer Störung der Blutgerinnung. Diese Pünktchen können am ganzen Körper oder auch nur vereinzelt, häufig im Knöchelbereich, vorkommen.

⚕ Bei Verdacht auf Gehirnhautentzündung sollte das Kind umgehend in ärztliche Obhut gegeben werden.

Ein kleiner Beitrag zur Gelbsucht

Eine Haut, die sich gelb färbt, wird ein wenig zur Leber. Denn es gehört eigentlich zu den Aufgaben der Leber, sich mit jener Substanz auseinanderzusetzen, welche die gelbe Farbe verursacht: Es ist das Bilirubin. Der größte Anteil stammt aus dem Abbau der roten Blutkörperchen. Das Bilirubin muß, bevor es in die Verdauungswege kommt, von der Leber umgewandelt werden. Sie bildet daraus eine Substanz, welche ein wesentlicher Bestandteil der gelben Galle ist. Diese sammelt sich in der Gallenblase und wird bei Bedarf in die Verdauungswege abgegeben.

Wenn aber die Leber krank wird, kreist das Bilirubin weiter im Blut, so daß seine Konzentration ansteigt. Dadurch wird die Stuhlausscheidung heller, denn die dunkle Farbe ist ein Endprodukt des Bilirubins, welches bei einer Gelbsucht nur in geringen Mengen von der kranken Leber verstoffwechselt und in den Verdauungswegen weiter umgewandelt werden kann.

Einen Teil des im Blute angesammelten Bilirubins nimmt die Haut auf und macht damit ihre Verwandtschaft mit der Leber deutlich. Sowohl die Leber als auch die Haut gehören zu den großen ätherischen, venösen Organen des Menschen.

So haben Leber und Haut nicht nur die Laus gemeinsam, welche bekanntlich über die Haut, zuweilen aber auch über die Leber läuft – sie tut's tatsächlich!

Bei der *Neugeborenengelbsucht* handelt es sich um einen verzögerten Beginn der abbauenden Lebertätigkeit. Zunächst hat dieses Organ vor allem sich selbst erst einmal aufbauen müssen und füllt mit seinem weichen Gewebe noch große Teile im Bauchraum aus. Doch mit jedem Atemzug wird die Leber von der sich entfaltenden Lunge mehr und mehr nach unten gedrängt. Beide Organe, Lunge und Leber, ringen zeitlebens miteinander. Das wird sogar bis hin zur Heilmittelwirkung deutlich. Denn manches gute, heilkräftige Kraut für die Lunge schadet im Übermaße der Leber und umgekehrt.

Von der Beziehung zwischen Lunge und Leber erzählen schon die Göttersagen, nach welchen der Adler als Repräsentant der Lunge dem an einen Felsen geschmiedeten Prometheus die Leber wegfrißt. So finden wir in den Mythen bedeutende Wahrheiten im Hinblick auf die organische Entwicklung des Menschen.

Um ihre Tätigkeit voll aufnehmen zu können, braucht die Leber eine gewisse

Reife. Diese ist beim Neugeborenen häufig noch nicht ganz erreicht, so daß sich das Bilirubin in die Haut einlagert und sie gelb färbt. Bei einer harmlosen Neugeborenengelbsucht steigt die Bilirubinkonzentration im Blut auf ca. 6 mg % und fällt in der zweiten Woche schrittweise wieder ab, bis sich ein Normalwert im Bereich von 0,3 bis 1,0 mg % Gesamtbilirubin eingestellt hat. Bei zu früh geborenen Kindern braucht die Leber meist noch etwas länger, um für den Abbau des Bilirubins gerüstet zu sein, so daß die entsprechenden Werte über die erste Woche hinaus auf über 10 mg % ansteigen.
Wenn nun das Bilirubin immer weiter anstiege, würde es außer in der Haut auch in den unteren Gehirnstrukturen eingelagert werden. Das ist ein lebensbedrohlicher Zustand, zu dem es in der Regel jedoch erst bei Werten über 21,0 mg % Gesamtbilirubin im Blute kommt. Aus diesem Grunde behält man Säuglinge, deren Bilirubinwert auf ca. 7 mg % angestiegen ist, während der ersten beiden Lebenswochen zur Beobachtung in der Kinderklinik. Da jedoch nur ein paar Tröpfchen Blut für die tägliche Laborbestimmung notwendig sind, könnte diese Überwachung, vor allem wenn sich die Werte bereits deutlich nach unten entwickeln, eigentlich auch ambulant durchgeführt werden. Denn «Beobachtung» bedeutet für das neugeborene Kind in den meisten unserer Kliniken, daß man außer der Laborbestimmung die Leber dazu bringen will, schneller mit dem Abbau zu beginnen. Dazu werden den Kindern chemische Schlafmittel verabreicht, die durch ihre Schädlichkeit die Leber zur Notreife treiben. Wenn nun die Leber daraufhin beginnt, bestimmte Schlafmittel abzubauen, hat sie damit zugleich auch die Fähigkeit erlangt, Bilirubin zu verstoffwechseln. Eine solche Maßnahme ist bei den meisten Säuglingen nicht zu rechtfertigen, da ihre Bilirubinwerte weit unter der kritischen Grenze liegen und in der Regel von selbst zurückgehen.
Durch eine Ganzkörperbestrahlung mit weißem Licht will man den Hautstoffwechsel anregen, eingelagertes Bilirubin abzubauen. Es wäre gewiß auch hier schonender, jeweils nur eine Teilkörperbestrahlung durchzuführen.
Durch die Gabe von Vitamin K wird die Blutgerinnung gefördert, für welche die Leber einen wichtigen Beitrag leistet. Bei einer unreifen Leber, wie sie bei zu früh geborenen Kindern vorkommt, neigt das Blut dazu, überall in die Organe hineinzubluten. Andererseits wird der Körper durch eine Überdosierung von Vitamin K in die Verfestigung getrieben.
Weitere Mittel, die auf unterschiedliche Weise verfestigend wirken und in vielen Kliniken den Säuglingen noch routinemäßig verabreicht werden:
Vitamin D zur Vorbeugung von Rachitis (S. 207f.), Fluor zur Vorbeugung gegen Karies (S. 228) und in letzter Zeit auch Calcium, damit sich das Kind später nicht so leicht die Knochen bricht.
In einem Leib, der zu früh fest wird, kann die Seele weniger bilden. Dieser

Leib hat es schwer, dem Willen der höheren Wesensglieder zu folgen. Das bedeutet für das spätere Leben, das Schicksal nicht voll ergreifen zu können und daher von einer unergründbaren Traurigkeit erfüllt zu sein.

Worte eines schwerkranken 13jährigen Mädchens:
«Ich will lieber einen kranken Körper, der *mich* reinläßt, als wohlauf sein, aber selber draußen bleiben.»

Gleichgewichtsstörungen

Gleichgewichtsstörungen können Zeichen eines Gehirn- oder Rückenmarkstumors sein, daher *sofort* einen Arzt aufsuchen.

Ha-ha-ha-ha-hatschi!

Immer wieder Hatschi! 3 Tage schon. Nun reicht's! Das Kind nimmt sonst eigentlich nie, nur heut' mal Chemie. Schnell sind die Nasenschleimhäute wieder abgeschwollen, und es ißt wieder! Mit der verstopften Nase war ihm der Appetit vergangen. Warum war eigentlich die Nase verstopft? Lästige Frage, was soll's.

Hatschi! Was ist das? Du niest ja schon wieder? Ist es nicht erst ein paar Tage her? Ob das ein neues Virus ist oder noch das alte? Im Vergleich zu anderen Kindern nimmt es wirklich wenig Chemie, genaugenommen, so gut wie nie. Machen wir eine Ausnahme. Man sieht doch, wie gut es ihm tut. Solange es nicht übertrieben wird, und wir übertreiben nicht.

Unser Kind hustet heute. Irgend jemand muß es angesteckt haben. Eine Kinderkrankheit kann es nicht sein, denn das Kind hat den Impfplan eingehalten. Der Arzt meint, wir müssen vernünftig sein und in diesem Falle ein Antibiotikum geben. Auf dem Beipackzettel steht, daß es bei Nierenschwäche nicht genommen werden darf. Das paßt gut. Unser Kind hat gesunde Nieren! Tatsächlich, nach zwei Tagen geht's ihm schon wesentlich besser. Doch der Arzt warnt davor, das Mittel vorzeitig abzusetzen, weil sonst die Bakterien wiederkämen.

Einige Zeit später erkrankt mein Kind an einem Harnwegsinfekt. Glücklicherweise erst drei Wochen *nach* der Erkältungskrankheit, sonst hätten wir damals das Antibiotikum nicht geben können, Sie erinnern sich, wegen der Nebenwirkungen. Oder hat am Ende...? Da frage ich den Arzt, ob so ein Antibiotikum außer Nebenwirkungen auch Nachwirkungen habe. Solange es nicht an mindestens 1000 Kindern untersucht worden sei, sei mein Verdacht nur eine reine Vermutung und vom wissenschaftlichen Standpunkte so nicht zu vertreten. Allerdings, meinte er, sei mit einem Harnwegsinfekt nicht zu spaßen! Wie recht er hatte! Gegen das erste Mittel waren sie schon resistent, doch das zweite hat «gegriffen».

Wie bitte? Nach drei Wochen jammert es über Brennen beim Wasserlassen. Beim Urologen erfahren wir, daß Pilze die Ursache seien. Ja und jetzt? Wo's nicht sein muß, sagt er, verwendet er's nie, aber in *diesem* Falle geht's nicht ohne Chemie.

Eines Morgens will es plötzlich nicht mehr frühstücken und sitzt so blaß und zittrig da. Es rennt aufs Klo. O je, das Kind hat Durchfall. Der Kinderarzt

meint, hier müsse gehandelt werden, und verschreibt ein Mittel, das den Durchfall stoppen soll. Mein Vertrauen wächst, als unser Kind am Abend bereits wieder verstopft ist.
Zwei Wochen später klagt es über Schmerzen beim Schlucken. Da erfahre ich vom Arzt, daß Herz und Nieren gefährdet sind, selbst *mit* Chemie: Das gibt mir zu denken. Auch die Klinik befürwortet eine Mandeloperation. Was draußen sei, könne sich nicht mehr entzünden. Da capo al fine…

Wer es recht bedenkt, erkennt, daß uns das Schicksal meist zuerst die kleinere Last als Krankheit aufbürdet und in unendlicher Geduld und unerschöpflicher Phantasie immer wieder neue Überwindungsmöglichkeiten schafft.

Halsschmerzen

Im Unterschied zum Schnupfen kommt es bei einer Halsentzündung oftmals zu Schmerzen, so daß es jedesmal eines kleinen Anlaufs bedarf, um den Speichel hinunterzuschlucken. Dabei empfinden wir plötzlich, wie eng es im Halse ist! Wenn aber dieser Krankheitsprozeß hier nicht überwunden werden kann, begegnet er uns möglicherweise später an einem anderen Ort im Körper, wo ähnliche Engen vorhanden sind, z. B. den Nierenkörperchen (glomeruli). Diese entzünden sich und schwellen an, so daß die Ausscheidung erheblich behindert wird. Auch im Herzen, vor allem dem linken Herzen, haben wir Stellen, an welchen es eng werden kann, wenn sich dort Entzündungen auszubreiten beginnen, z. B. zwischen Vorkammer und Kammer, oder zwischen Kammer und großer Körperschlagader. Aus diesem Grund raten heute noch viele Ärzte dazu, chronisch entzündete Mandeln entfernen zu lassen, damit sich die Entzündung nicht auf Niere, Herz oder die Gelenke fortpflanzen kann. Sinnvoller scheint es mir, nach der Ursache zu suchen, aus welchem Grunde die Mandeln, die wie zwei Wachposten an der hinteren Pforte zu den Verdauungswegen stehen, immer wieder entzündlich reagieren.

⚕ Ab sofort die Verdauungsorgane auch über die Ernährung entlasten (S. 119).

⚕ Besonders Kindern, die etwas cholerisch veranlagt sind, hilft das Gurgeln mit frischem Eigenurin (S. 250). Damit werden sie oft schon an einem Tag schmerzfrei. Je heftiger der Beginn und je schneller die erste Anwendung, desto größer ist der Erfolg! Dabei betrachtet der Körper wie in einem Spiegel, wie seine Niere arbeitet, wie sein Astralleib in ihm tätig ist, und zieht aus dieser Wahrnehmung Konsequenzen.

⚕ Eine weniger wirksame, jedoch ebenfalls gute Methode, um Halsschmerzen zu behandeln, ist das Gurgeln mit Salbeitee: Salbeitee kochen, einige Körnchen Zitronensäure dazugeben und in eine Thermoskanne füllen. Mehrmals täglich so heiß, so tief und so lange wie möglich gurgeln.

Halsschmerzen als Notfall

Sobald sich aber *Atemnot* einstellt, ist umgehend ein Arzt zu verständigen. Denn Halsschmerzen könnten auch einmal Zeichen einer *Epiglottitis* sein, bei

welcher der Kehldeckel, d. i. jenes Gebilde, welches die Luftröhre schließt, sobald wir etwas hinunterschlucken, anschwillt und dadurch den Luftweg verlegt. Die Epiglottitis kommt im frühen Kleinkindalter vor.
In den Tagen zuvor war das Kind meist leicht erkältet, etwas heiser, schien jedoch nicht ernsthaft krank zu sein. Dann kommt der Abend, an welchem Sie vielleicht gegen 22 Uhr noch einmal kurz ins Kinderzimmer hereinschauen und das Kind mit schwacher, merkwürdiger kloßiger Stimme meldet, daß ihm der Hals weh tut. Es fängt an zu röcheln. Sein Zustand verschlimmert sich innerhalb von einer bis zwei Stunden. Es bekommt hohes Fieber, wird zunehmend teilnahmslos, die Lippen verfärben sich bläulich, es atmet kaum noch und macht einen schwerkranken Eindruck. Hier ist *Eile* geboten; es könnte schon nach einer Stunde zu spät sein.

Bis zum Eintreffen des Notarztes muß das Kind beatmet werden (S. 69f.), notfalls sogar mit Druck, um trotz der Schwellung noch Luft in die Lunge hineinzubekommen. Im Krankenhaus wird es so lange maschinell beatmet, bis der Kehldeckel wieder abgeschwollen ist.
Aufmerksamen Eltern und rechtzeitiger Einlieferung ins Krankenhaus verdanken diese Kinder ihr Leben!

Seit 1990 gibt es eine Impfung (S. 152f.).

Harnverhaltung

Wenn der Urin nicht kommt und sich plötzlich heftige Schmerzen einstellen, oder wenn Sie nach einer Harnverhaltung Blut im Urin finden, ist dringend ärztlicher Rat einzuholen.

Schon Säuglinge können Blasensteine haben, Kleinkinder manchmal sogar einen kindskopfgroßen Nierentumor, welcher operabel ist, sofern er rechtzeitig entdeckt wird, u. a. durch die Beobachtung, daß sich das Bäuchlein mit der Zeit immer stärker einseitig nach vorne wölbt.
In der Regel handelt es sich bei der Harnverhaltung jedoch um eine vegetativ-funktionelle Störung, d. h. daß sich die Blase, aus welchen Gründen auch immer, so verhält, als ob sie krank sei, ohne daß organische Veränderungen gefunden werden können. Hingegen ist eine solche funktionelle Störung häufig der Anfang einer organischen Krankheit.
Um zu verstehen, wie der nervöse Harnverhalt mit anderen Organen in Zusammenhang gebracht werden kann, eignet sich folgender Selbstversuch: Sie warten ab, bis Sie wirklich ganz dringend Wasser lassen müssen. Nun achten Sie darauf, wie der Drang, Wasser lassen zu müssen, sich beim Ein- und Ausatmen wechselt: Beim Einatmen verschwindet er nahezu, und beim Ausatmen wird er wiederum stärker. Daran wird deutlich:
Die Funktionen der ableitenden Harnwege und der Atemorganisation gehören zusammen: Was wir unter dem Zwerchfell Harnverhaltung nennen, könnte über dem Zwerchfell Asthma heißen: Beim Asthma kann die Luft nicht ausreichend heraus, und beim Harnverhalt kommt kein Urin. Die Kenntnis solcher Zusammenhänge erweitert unsere therapeutischen Möglichkeiten (s. u.).

Was tun, damit der Harn sich löst?

Während das Kind den Versuch, Wasser zu lassen, auf dem warmen (!) Örtchen wiederholt, drehen Sie einen Wasserhahn auf, daß es das Wasser plätschern hört, jedoch ohne ihm zu sagen, daß das Plätschern ihm gilt! Somit wenden Sie einen wesentlichen Grundsatz der Homöopathie an, «Gleiches mit Gleichem zu heilen»! So, wie Ihnen allein bei dem Gedanken an eine saftige Zitrone das Wasser im Munde zusammenläuft, läuft bei vielen Kindern der Urin, sobald sie Wasser plätschern hören.

§ Bleibt der Erfolg aus, lassen Sie ein warmes Bad ein, setzen sich zu ihm an die Badewanne, lesen oder erzählen ihm eine lustige Geschichte und versuchen es – trotz Harnverhaltes – zum Lachen zu bringen. «Lachen ist die beste Medizin.» Warum? Der lachende Mensch belebt die Atemwege. Lachen ist wie ein Pochen an die Tür des «Heilers» im Menschen.
Im Hinblick auf die funktionelle Einheit von Luft- und Harnfluß nimmt es nicht wunder, daß Heilmittel, welche das Ausatmen erleichtern, den Harnfluß anregen und umgekehrt. Das folgende Blasespiel, das sich an die lustige Geschichte anschließen könnte, ist ein Versuch, das Kind zum Ausatmen zu bringen, auch hier wieder, ohne seine Aufmerksamkeit auf den Atemvorgang selbst zu lenken.
Für das Blasespiel brauchen Sie einen (möglichst breiten) Trinkhalm und etwas, das als Schiffchen auf dem Wasser schwimmt. Und so geht's: Wer kann mit *einem* Wind, d. h. solange die Luft reicht, das Schiffchen die weiteste Strecke fahren lassen, ohne daß der Trinkhalm das Schiffchen berühren darf? Dabei wechseln Sie sich jeweils mit dem Kinde ab.

Wenn aber der Erfolg weiterhin ausbleibt und sich anhaltende Schmerzen einstellen, sollten Sie einen Arzt benachrichtigen.

Nachsorge

§ Auf warme Füße achten.

§ Blasenpflege (S. 257) und Nierenpflege (S. 256).

§ Und wer dem Kleinkind durch das eigene Verhalten helfen möchte, der bedenke das Folgende:
Das Kind muß dahin gebracht werden, den Harn weniger aus der Blase herausdrücken zu wollen, als ihn vielmehr im wahrsten Sinne des Wortes zu *lassen*!
Sie können daher üben, einmal am Tage etwas geschehen zu lassen, bei welchem Sie sonst eingegriffen hätten. Beispiel: Sie sehen, daß da jemand etwas macht, was Sie anders, besser und schneller können. Anstatt nun die Luft anzuhalten und einzugreifen, versuchen Sie, es geschehen zu lassen, auszuatmen, «Luft abzulassen».

Haut und Hautausschlag

In den ersten Wochen der menschlichen Embryonalentwicklung ist die Haut noch nahezu durchsichtig, so daß wir in den physischen Leib hineinschauen könnten. Ab der siebten Woche wird sie dann dichter, und während sie ihre Durchsichtigkeit nach und nach verliert, entwickeln sich im Inneren die Geschlechtsorgane. Gleichzeitig bildet sich der Muskelmantel aus und bedeckt von nun an die Knochenanlagen und inneren Organe.
In den folgenden Monaten bereitet sich die Haut auf ihre Aufgabe vor, den physischen Leib gegen die äußere kühlere Luft abzugrenzen, so daß er innen wäßrig bleiben und die eigene Wärme erhalten kann.
Wie ein großes Blatt wendet sich die Haut nach der Geburt der Welt zu: Blatt und Haut werden welk ohne Wasser, beide sind fähig auszudünsten, zu schwitzen, Sauerstoff abzugeben und Kohlendioxid aufzunehmen (und die Haut darüber hinaus auch umgekehrt). Blatt und Haut haben eine außerordentliche Beziehung zum Licht. Beide nehmen im Sonnenlicht Farbe an. Doch durch die menschliche Haut «tönt» auch ein seelisches Licht. Die Sonne färbt sie von außen und ein Seelisches im Blute von innen. Für dieses Seelische wird die Haut bisweilen aber auch zum Hindernis, z.B. wenn jemand «aus der Haut fahren» möchte oder jemandem die Zornesröte in die Kopfhaut steigt.
Über die Haut werden wir von der Umwelt beurteilt, wie alt oder wie gesund wir sind und welchen Geruch wir verbreiten. Fast alle Hautpflegemittel enthalten synthetische Duftstoffe. Das ist um so problematischer, je jünger ein Kind noch ist. So ist die Haut eines Säuglings noch sehr durchlässig und nimmt viel mehr von den Stoffen auf, mit welchen sie in Berührung kommt. Ein weiterer Gesichtspunkt: Synthetische Duftstoffe riechen nach etwas, was sie gar nicht sind. *Eine* Folge solcher Unwahrheit: Die Mutter riecht an ihrem Kinde etwas, wonach es aus sich heraus gar nicht riecht, und bildet eine weniger geeignete Milch. Wenn Sie lernen wollen, synthetische Duftstoffe aufzuspüren, so besorgen Sie sich aus der Apotheke drei verschiedene Fläschchen mit *reinen* ätherischen Ölen. An jedem riechen Sie einzeln mehrmals am Tage. So sicher, wie Sie mit Ihrem Tastsinn Holz von Plastik unterscheiden können, auch wenn Sie die Holzarten im einzelnen nicht kennen, werden Sie nach einiger Zeit erkennen, ob einer Substanz synthetische Duftstoffe beigegeben sind. Da diese Stoffe noch nicht angegeben werden müssen, bekommen Sie in den Geschäften

aus Unwissenheit meist unsichere oder falsche Angaben, z. B. daß sich eine Verkäuferin nicht denken könne, daß in einer Kamillencreme ein solcher Stoff darin sei u. a. Da ist es besser, der eigenen Nase zu vertrauen. Nun könnte man fragen, warum fast allen Körperpflegemitteln solche Duftstoffe beigegeben werden. Auch wenn ich diese Frage offenlassen möchte, scheint es mir wichtig, auf folgendes hinzuweisen: Zu den besonderen Eigenschaften synthetischer Duftstoffe und ihrer Kompositionen gehört, daß sie ziemlich lange an etwas haften bleiben, manche «überstehen» sogar mehrere Waschgänge. Das natürliche Vorbild solcher Stoffe ist ein Sekret aus den Duftdrüsen männlicher Tiere. Das wird synthetisch hergestellt und entsprechend abgewandelt. Diese Stoffe sind besonders geeignet, im Unterbewußtsein zu wirken, und es haftet damit dem Menschen etwas an, was ihm die Freiheit nehmen will.

Auch die Haare gehören zur Haut und tragen wesentlich zum Gesamtbild eines Menschen bei, ob jemand der Welt die Stirne bietet, ob man es mit einem «Pony» zu tun hat, oder ob jemand an seinem alten Zopf hängt. Mancher bekennt bei seinen Haaren nicht gerne Farbe und färbt sie, z. B. von dunkel nach hell. Folge: Er wird von der Umwelt anders eingeschätzt. Angenommen, ein Mensch würde im Schlafe beschließen, an einem der nächsten Tage einem anderen zu begegnen, dessen Seele er in der Nacht wahr geschaut hat und von dem er tief im Unterbewußtsein weiß, daß dieser Mensch seiner Seele entsprechend dunkle Haare haben muß. Nun färbt sich die Betreffende das Haar blond. Folge: Die Begegnung bleibt möglicherweise ohne nachhaltigen Eindruck, man geht zunächst aneinander vorbei. Denn blonde Haare gehören zu einer anderen Seele als dunkle. Zum Verwandeln eignet sich das Faschingsfest. Doch viele Menschen feiern das ganze Jahr über Fasching und müssen viele Umwege gehen, um das Schicksal zu finden, das sie mit ihrem Engel beschlossen haben.

Nachdem die Haut in der ersten Embryonalzeit dichter geworden und somit der «Vorhang» zur Innenorganisation langsam zugegangen ist, erscheinen später wiederum Zeichen auf ihr, indem sie z. B. ganz bestimmte Färbungen annimmt, welche auf den Zustand der Organe hindeuten. Damit zeigt sie eine «selbstlose» Eigenschaft. Wie die Sonne die Haut von außen bräunt, kann sie auch von innen braun werden, wenn die Nebenniere erkrankt. Dabei zehrt der Mensch aus und erleidet einen Wasser- und Salzverlust. Wie die gelbe Farbe mit der Lebertätigkeit zusammenhängt, finden Sie unter «Gelbsucht» (S. 131 ff.) beschrieben. Die bläulich gefärbte Haut könnte auf Luftnot hinweisen, wenn z. B. ein Kind blau zur Welt kommt und mit der Lungenatmung verzögert beginnt. Eine weiße Haut ist Zeichen von Blutarmut. Diese Blässe könnte bis in die schwach durchbluteten Nieren reichen! Wo der Haut die Röte fehlt, fehlt Seelisches, das durch die Röte so vielfältig spricht.

Allgemeine Therapiehinweise

An der Grenze zwischen Außen- und Innenwelt wacht die Haut als ein wichtiges Immunorgan darüber, daß sich der Körper gegen die Umwelt abgrenzen und seine Eigenheit bewahren kann. So wundert es nicht, daß sich die Zahl der Abwehrkörper im Blut steigert, wenn wir die Haut durchbluten und beleben. Hierfür eignen sich z. B. Bürstenmassagen: Die Bürstenstriche immer herzwärts führen, doch den Rücken rechts und links der Wirbelsäule abwärts bürsten. Dabei ist zu berücksichtigen, daß die Härte der Borsten der Haut angemessen sein soll. Zartere Haut braucht weichere Borsten und anschließend möglicherweise ein Öl.

Wenn ein Ausschlag das Hautgewebe durchlässig macht und unregelmäßig rot färbt, wird sie den Schleimhäuten der Verdauungswege ein wenig ähnlich, d. h. das Verdauen dehnt sich dabei bis auf die äußere Haut aus. Dieses wird notwendig, wenn die innere Stoffwechseltätigkeit allein nicht mehr ausreicht. Hier ist Krankenkost angezeigt (S. 119). Je mehr wir die Organe durch eine schonende Ernährung entlasten, desto schneller bildet sich der Ausschlag zurück.

Bei allergischen Hautausschlägen ist ganz besonders auf eine eiweißarme Ernährung zu achten. Dadurch läßt auch der Juckreiz nach. Er entsteht durch einen Spannungszustand im Gewebe, der beim Aufkratzen verschwindet. Durch den Juckreiz wird uns die Haut stellenweise bewußt. Das ist ein Zeichen, daß hier der Astralleib aus dem Stoffwechsel aufgetaucht ist. Über eine Nierenpflege (S. 256) könnte man ihn wieder ein wenig mehr zur inneren Stoffwechseltätigkeit zurückrufen.

Ausschlag als Notfall

Ein Kind klagt über Kopfschmerzen und hat hohes Fieber. Es ist sehr unruhig oder benommen. Sie entdecken auf seiner Haut, z. B. am Unterschenkel, vereinzelt oder auch dicht beieinander vorkommende stecknadelkopfgroße Flecke, welche bläulich-rötlich gefärbt sind. Hier sofort einen Arzt rufen, denn es könnte sich um eine *Meningokokkensepsis* handeln.

Heuschnupfen

Im Frühjahr, wenn sich die Pollen von den an die Erde gebundenen Pflanzen lösen und sich vom Winde bewegen lassen, als ob sie beseelt wären, beginnt die Heuschnupfenzeit. Bei blauem Himmel und Sonnenschein, bei Wind, trockener Luft und hohem Luftdruck verschlimmern sich bei vielen Heuschnupfenkindern die Krankheitszeichen. Bei niedrigem Luftdruck, wenn es regnet und der Himmel bedeckt ist, atmen die meisten von ihnen auf!

Verquollene, juckende Nasen- und Rachenschleimhäute stehen im Mittelpunkt der körperlichen Erscheinungen. Um den Juckreiz zu lindern, reibt sich das Kind Augen und Nase und versucht, mit der gewölbten Zunge an der hinteren Rachenwand durch Lecken zu «kratzen». Manche Stellen erreicht es weder durch Reiben noch durch Lecken, sondern nur durch Niesen. Deshalb genießt das Heuschnupfenkind das Niesen, selbst wenn es viele Male hintereinander niesen muß. Auch die Bindehäute der Augen sind entzündet und jucken. Sie können durch Wischen und Reiben zeitweise soweit zuschwellen, daß man nur noch zwei Schlitze sieht.

Um Luft zu bekommen, schläft es nachts mit offenem Munde. Folge: Die Mundschleimhäute trocknen aus. Ein weiteres Problem ergibt sich bei chronisch verstopfter Nase im Hinblick auf die Verdauung, weil wir sowohl zum Schmecken als auch zur Bildung der Verdauungssäfte das Riechen brauchen.

Wenn der Körper immerzu die «Nase voll hat», sind Entsprechungen im Seelischen beispielsweise Lustlosigkeit oder die mangelnde Fähigkeit, für etwas «einen guten Riecher» zu haben.

⚕ Für den *akuten* Anfall:
Das Kind hinlegen, feuchte Wattebällchen auf die Augen und darüber einen feuchten, kühlen (Wasch-)Lappen, der das ganze Gesicht bedecken darf.
Fenster geschlossen halten und den Raum etwas abdunkeln. In der Regel geht es ihm nach einer halben Stunde besser.

⚕ Mehrmals täglich die Nasenlöcher von innen einfetten und auch die Haut rund um die Augen mit Fettsalbe einreiben. Dadurch verkleben die Pollen und lösen weniger Juckreiz aus.

⚕ Eine gute Sonnenbrille schützt die Augen vor Licht, Wind und Pollen.

§ In der Heuschnupfenzeit Krankenkost (S. 119) geben. Sie sollte hier im besonderen eiweißarm sein.
Süßigkeiten meiden. Haselnüsse nur geben, wenn sie den Zustand nachweislich nicht verschlimmern.

§ Wenn sich in den Schleimhäuten Wasser sammelt, gibt es meist etwas, was darin gelöst werden soll. So darf es nicht einziges Anliegen sein, die Schleimhäute zum Abschwellen zu bringen, ohne dasjenige zur Ausscheidung zu bringen, was in ihnen gelöst werden sollte.
Eine Heuschnupfentherapie nach Gesichtspunkten der Naturheilkunde wird bei einem verstopften Kind selten zu einer Besserung führen. Daher muß auf eine gute Stuhlbeschaffenheit sorgsam geachtet werden (S. 237).
Eine weitere Möglichkeit, etwas zur Ausscheidung zu bringen, ist das Schwitzen. Denn mit dem Schwitzen verliert der Körper außer Wasser auch Salziges.

§ Eine ausreichende körperliche Bewegung ist maßgebend für den Erfolg einer an der Naturheilkunde ausgerichteten Heuschnupfentherapie.

Zum Cortison

Cortison wirkt Wunder, der Heuschnupfen verschwindet. Dafür ist oftmals, bisweilen erst nach vielen Jahren, mit einem «blauen Wunder» zu rechnen. Dann hat der Krankheitsvorgang die tieferen Atemwege erreicht und zeigt sich als Asthma bronchiale, oder er kommt auf der Haut als Neurodermitis zum Vorschein. Abgesehen von den Nebenwirkungen einer Cortisontherapie sind sowohl Asthma als auch Neurodermitis ungleich schwerer zu lindern oder zu heilen.

§ Dagegen könnten Sie mit der Brennesselbehandlung (S. 252) vielleicht ein «grünes Wunder» erleben. Ein 12jähriger Bub schrieb aus den Ferien: «Kein Sommer mehr ohne Brennessel!»

Zum Desensibilisieren

Ziel dieser Therapie ist es, den Körper unempfindlich gegen bestimmte Stoffe zu machen, indem man ihn in steigenden Konzentrationen an eine entsprechende Substanz gewöhnt. Die Neigung der Seele aber, die in einer körperlichen Empfindlichkeit auf etwas ihren Ausdruck findet, bleibt weiter beste-

hen und sucht sich möglicherweise eine andere körperliche Entsprechung. So kann z. B. die Desensibilisierung gegen Pferdehaare erfolgreich abgeschlossen sein, und im nächsten Jahr sind es dann die Katzenhaare, welche allergische Reaktionen auslösen.
So könnte man eine Desensibilisierungstherapie sinnvoll ergänzen, indem man das Kind etwas tun ließe, wozu ein feines Empfinden erforderlich ist. Dadurch würde ein Ausgleich zum körperlichen Desensibilisieren geschaffen. Das könnte z. B. durch das Erlernen eines Streichinstrumentes geschehen. Die Bögen, mit welchen diese Instrumente gestrichen werden, sind mit Pferdehaaren bespannt. Beim Üben würde das Kind lernen, auf allerfeinste Weise mit ihnen umzugehen.

Husten

Der Hustenreiz entsteht häufig durch eine starke Verschleimung im Nasen-Rachenraum, wie sie beim Schnupfen, bei einer Nebenhöhlenentzündung oder im Verlauf einer Bronchitis vorkommt. Durch das Husten sind wir fähig, umgehend etwas herauszuschleudern; so gesehen hat es eine Ausscheidungsfunktion. Wer sich beim Husten die Hand auf den Unterbauch hält, bemerkt, daß dabei nicht nur die Atemorgane betroffen sind, sondern daß sich jeder Hustenstoß kraftvoll bis in die Bauchwand und die dahinterliegenden Organe fortsetzt, als ob sie wachgerüttelt werden sollten. Und es ist tatsächlich so: Das gesteigerte Stoffwechselleben in den Atemwegen gehörte eigentlich hinunter ins Zentrum der Verdauungsorganisation. Auch die Blase wird bei jedem Hustenstoß daran «erinnert», den «Überfluß», der oberhalb des Zwerchfells herrscht, hinunterzusaugen.
Wenn man dagegen den Husten mit Medikamenten unterdrückt, bleiben die weckenden Impulse für Darm und Blase aus. Statt dessen ist häufig zu beobachten, oft erst 2 bis 3 Wochen später, daß plötzlich Darm oder Blase selber «zu husten» beginnen: Die Blase, indem sie immer öfter und wegen immer kleinerer Mengen zur Entleerung reizt, – wir sprechen dann von einer «Reizblase» –, und der Darm, indem er seine Winde «abhustet», vielleicht noch gemischt mit ein paar Fetzen Schleim.
So spricht viel dafür, den Husten nicht zu unterdrücken, sondern auszuheilen, bzw. Stoffwechsel- und Atemtätigkeit wieder an die richtige Stelle zu rücken. Doch sollte das Kind lernen, rücksichtsvoll zu husten und nicht so, daß z.B. ein Gespräch unterbrochen werden muß, weil es dazwischenhustet. Ebensowenig sollte es den Schlaf der Eltern stören. Dieses fällt manchem Kinde schwer, weil sich gerade nachts im Liegen Schleime an der Rachenhinterwand sammeln und es zum Husten reizen, so daß es mehrmals aufwacht und ein Bedürfnis nach Nähe zu Mutter oder Vater fühlt.

§ Eine chronische Bronchitis ist fast immer ein Zeichen dafür, daß das Kind zu oft der Kälte ausgesetzt war bzw. ist und dadurch seine Organe geneigt macht, innerlich zu verschleimen. Solches geschieht, wenn es z.B. zu früh Kniestrümpfe oder kurze Ärmel trägt.
Auch der Schulstoff könnte Anlaß innerer Verkühlung sein. Dann versuchen Sie, sein Herz für alles zu erwärmen, was der Kopf behalten soll.

- Hustensirup: 2 große Zwiebeln in einem 3/4 Liter Wasser eine Stunde sieden lassen, abseihen und Honig dazugeben. Davon alle 1 bis 2 Stunden einen Eßlöffel geben.
- Einreibung der Blase mit warmem Johanniskrautöl (S. 257).
- Weitere Hinweise siehe «Erkältung», (S. 109 ff.).

Beiträge zu Impffragen

Könnte einmal die Zeit kommen, in der das Impfen als einer der größten Fehler der Medizingeschichte angesehen wird?
Heute wissen wir noch recht wenig über die Folgen, die das Impfen für das höhere Lebensalter haben wird. Wir wissen lediglich, daß ein gegen Masern geimpftes Kind mit hoher Wahrscheinlichkeit nicht an einer von Masernviren begleiteten Gehirnentzündung erkranken wird; ob es sich jedoch gerade deshalb in späteren Jahren um so mehr mit anderen Krankheiten auseinandersetzen muß, diese Frage bleibt zunächst offen.
Selten wird ein Kind wie vom Blitz aus heiterem Himmel von einer schweren Gehirnhautentzündung getroffen, vielmehr bringt es eine solche Krankheitsbereitschaft schon mit auf die Welt. Ob sich aber daraus ein lebensbedrohlicher Zustand entwickeln muß, liegt mit in unseren Händen. Dafür müssen wir den *Blick* schulen und die Anzeichen für die Gefahren lesen lernen, die auf das *einzelne* Kind zukommen könnten, und bei der Entscheidung, gegen welche Krankheit geimpft werden soll, die individuelle Lebenslage des Kindes berücksichtigen. Wenn Eltern, Erzieher und Therapeuten sich um eine tragfähige Gemeinschaft bemühen, könnten Gefahren für die kindliche Gesundheit viel früher erkannt und mit vereinten Kräften abgewendet werden. Ein Kind, das unter dem Schutze der Liebe steht, braucht weniger Schutz durch das Impfen.

Die Impfstoffe

Die Krankheitserreger oder die von ihnen gebildeten Giftstoffe werden für die entsprechende Impfung auf unterschiedliche Weise vorbehandelt, so daß sie auf den ersten Blick die Gesundheit nicht mehr gefährden können. Zu diesen Verfahren gehört beispielsweise die Hitzebehandlung, welcher im Körper das Fieber entsprechen würde.
Nach der Impfung beginnt die Auseinandersetzung der Immunorgane mit den künstlich geschädigten Krankheitserregern oder ihrer Giftstoffe.
Scheinbar reagieren die Immunorgane auf abgeschwächte Erreger ähnlich wie auf die unbehandelten. Sie bilden Abwehrkörper, durch welche die Krankheitserreger verstoffwechselt werden.

Anschließend bleiben einige dieser Abwehrkörper im Blute anwesend, damit sie, für den Fall, daß bestimmte Erreger noch einmal in den Körper eindringen, sogleich gezielte Reaktionen auslösen können. So steigt mit jeder neuen Impfung auch die Zahl der im Blute kreisenden Abwehrkörper, die von «Siegen» über bestimmte Krankheitserreger «erzählen», ohne daß ernsthafte Auseinandersetzungen stattgefunden haben. Denn die Erreger waren zuvor künstlich geschädigt worden. Es spricht einiges dafür, daß sich der Körper letztlich selbst davon täuschen läßt und sich so verhält, als hätte er tatsächlich Masern, Mumps, Keuchhusten, Tetanus, Kinderlähmung, Diphterie, Röteln und Tuberkulose erfolgreich überwunden. Denn so steht es in seinem Blute geschrieben, so daß er beginnen könnte, schläfrig zu werden. Zahlreiche Kinder haben fast das ganze Jahr hindurch Schnupfen. Einerseits ist Schnupfen harmlos, andererseits bedenkt man zu wenig, was es bedeutet, wenn die Immunorgane mit diesem harmlosen Schnupfen nicht mehr fertigwerden. Ein wichtiges Zeichen eines «schläfrigen» Immunsystems ist die mangelnde Fähigkeit, Wärme bzw. Fieber zu erzeugen. Damit wächst die Wahrscheinlichkeit, in der zweiten Lebenshälfte den Beginn einer Krebserkrankung zu «verschlafen», mit welcher sich in einigen Jahren bereits jeder dritte Mensch auseinandersetzen muß.

Einzelne Impfungen

Keuchhusten bekommen Kinder, deren Atemorgane den künftigen Anforderungen noch nicht gewachsen sind. Um Keuchhusten zu überwinden, sollte die Lunge jedoch schon eine gewisse Reife erlangt haben. Beim Säugling haben sich die Atemwege gerade erst entfaltet. Seine Lunge ist mit den heftigen Hustenstößen noch überfordert, so daß er beim krampfhaften Versuch, zu husten, steckenbleiben und an einem «stummen» Keuchhusten sterben könnte. Besonders gefährdet sind Säuglinge, die den Erdenweg schon mit manchen Schwierigkeiten beginnen mußten, zu früh geboren wurden, zu leicht für ihr Alter waren oder Krampfanfälle gehabt haben. Unter solchen Bedingungen würde eine Impfung möglicherweise sinnvoll sein, besonders wenn sich der Säugling bei anderen, nicht geimpften Kindern anstecken könnte.

Am Keuchhusten kann ein älteres Kindergartenkind lernen, körperliche Zustände weniger wichtig zu nehmen, und es kann lernen, mit Rücksicht zu husten und, sobald es ihm besser geht, den Schlaf der Eltern zu achten. Hierfür braucht das geimpfte Kind, wenn es zu solchen Eigenschaften neigt, an Stelle der Krankheit eine heilende Erziehung.

Röteln verlaufen im Kindesalter meist ohne Komplikationen und dürfen als ein wertvoller Helfer für das Umschmelzen des Vererbungsleibes betrachtet werden. Dieses Umschmelzen geschieht hier durch eine verzögerte Blutgerinnung, so daß das Blut beweglicher wird, länger flüssig bleibt und sich überallhin verteilen möchte. Das ist ein Impuls für die höheren Wesensglieder, die Organe nach ihrem Willen auszuplastizieren.
Für das ungeborene Kind dagegen sind Röteln eine Gefahr. Bei ihm dürfen auflösende Kräfte nur sehr begrenzt wirksam werden, weil am ersten Modellleib noch gebildet wird. Wenn eine Mutter während der ersten Schwangerschaftswochen an Röteln erkrankt, könnte ihr Kind mit Mißbildungen an Augen, Ohren und dem Herzen geboren werden. So erweist sich eine Impfung gegen Röteln als sinnvoll, wenn ein junges Mädchen Mutter werden könnte und sich bisher mit dieser Krankheit noch nicht auseinandergesetzt hatte. Darüber gibt eine Blutuntersuchung Aufschluß.
Am Beispiel der Röteln-Impfung möchte ich einen weiteren Gesichtspunkt anführen. Angenommen, das Menschenwesen wäre mit dem, was sich als Veranlagung seines zukünftigen Körpers im Leibe der Mutter gebildet hat, noch nicht ganz zufrieden und wünschte sich einen neuen Versuch. Für *diese* Seele wäre ein zeitiger Fruchttod durch Röteln eine Hilfe. Doch die Wahrscheinlichkeit, in frühster Zeit die Frucht zu verlieren, wird *heute* durch Vorsorgemaßnahmen, z. B. die Eisengabe, immer geringer. Damit stiege aber im Falle einer Rötelninfektion die Zahl der Kinder, die mit Mißbildungen geboren würden. So greifen die medizinischen Maßnahmen alle ineinander und werden immer undurchsichtiger.
Nun gibt es außer der Impfung gegen Röteln noch andere Möglichkeiten, um etwas gegen Mißbildungen dieser Art zu tun, indem man z. B. versucht, etwas dazu beizutragen, daß die Augen in der Welt so viel Schönes sehen, daß die Blindheit auf der Erde, gleichviel von wem, seltener getragen werden muß. Wenn Sie sich in den Großstädten umschauen, dann begreifen Sie, weshalb die geistige Welt den Menschen Blindheit schicken muß. Denn die Menschen müßten schreien vor Schmerz im Anblick so vieler Häßlichkeiten, aber sie sind seelenblind dafür geworden, und der Schritt von der Seelenblindheit zur organischen Blindheit ist klein. Ähnliches gilt für das, was unsere Ohren hören, und auch für das, was das Herz, als ein Sinnesorgan für das menschliche Gewissen, wahrnimmt. In einer Welt, in der die Augen Schönes sehen, die Ohren Gutes hören und das Herz von der Liebe zur Wahrheit erfüllt ist, würden Mißbildungen an Augen, Ohren und dem Herzen seltener werden, auch ohne Impfungen.

Die Wahrscheinlichkeit, an einer **Kinderlähmung** zu erkranken, ist seit der Einführung der «Schluckimpfung» gering. Denn auch die nicht geimpften Kinder haben kaum noch Gelegenheit, sich anzustecken. Dadurch also, daß ein großer Teil der Bevölkerung diese Impfung auf sich nimmt, kann für die Impfunwilligen wesentlich gefahrloser darauf verzichtet werden. Doch auch hier stehen wir vor der Frage, wo uns die Lähmungen wiederbegegnen werden, die durch die Impfungen zunächst verdrängt worden sind. So ist die Kinderlähmung seltener geworden, dafür treten andere Lähmungen in den Vordergrund, wie Lähmungen durch Schlaganfall oder auf seelischer Ebene die immer häufiger vorkommenden Depressionen.

An **Tuberkulose** erkranken in unseren Breiten immer weniger Menschen. Dabei fällt jedoch auf, daß vergleichsweise viele ausländische Mitbürger, besonders aus Süd- und Osteuropa, betroffen sind. Sie entbehren bei uns vor allem die heimatliche Erde. Wie groß die Sehnsucht für einen Teil dieser Menschen nach ihrer Heimat ist, kann man an den Bahnhöfen größerer Städte erleben, wo sich sowohl Reisende aufhalten als auch jene, die nur davon träumen. Doch auch in der Heimat dieser Menschen kommt Tuberkulose häufiger vor als bei uns. Dort hat sie andere Ursachen. Vielleicht aber hängt diese Krankheit mit der Sehnsucht als solcher auch sehr zusammen.
Für ein gesundes kräftiges Neugeborenes, das in gute soziale Verhältnisse hineingeboren worden ist, sehe ich jedoch keine Notwendigkeit für eine Impfung, besonders im Hinblick auf die Nebenwirkungen. Häufig schwellen die Lymphknoten in der Leiste an, entzünden sich und vereitern. Die Möglichkeit, mit den zur Verfügung stehenden Medikamenten die Tuberkulose ausheilen zu können, ist ein weiterer Grund, der gegen diese Impfung spricht.

Die **Tetanus**-Impfung wird gegeben, sobald das Kind mit Erde in Berührung kommen kann, also ab dem Krabbelalter. Da die Medizin noch keine sichere Möglichkeit hat, hier zu helfen, empfehlen diese Impfung fast alle Ärzte.
Nach einer Angabe Rudolf Steiners, der während einer Ärztezusammenkunft darum gefragt wurde, gebe man dem Kind sogleich nach der Verletzung Belladonna D 30 zusammen mit Hyoscyamus D 15 als Injektion unter die Haut.[20]
Nun gab es damals noch keine Tetanus-Impfung. Wenn aber ein Arzt heute diesem Hinweis folgt und auf eine Impfung bzw. Impfauffrischung verzichtet, könnte ihm das, falls es zu Komplikationen käme, als ärztlicher Kunstfehler angelastet werden.

Erst in jüngster Zeit entwickelt wurde die Impfung gegen die entzündliche *Kehldeckelschwellung* **(Epiglottitis)**. Diese Impfung erscheint mir besonders für jene Kinder sinnvoll, deren Immunorgane sich nicht unbeeinträchtigt entwickeln konnten, z. B. durch zahlreiche Impfungen oder chronische Krankheiten. Die Kehldeckelschwellung verläuft immer lebensbedrohlich. Sie beginnt abends mit harmlos erscheinenden Halsschmerzen und kann innerhalb von Stunden zum Tod durch Ersticken führen. Im Krankenhaus werden die Kinder, solange der Kehldeckel geschwollen ist, beatmet und sind somit außer Lebensgefahr (S. 137 f.).

Allgemeine Hinweise zur Impfbehandlung

Bei Kindern, die morgens geimpft werden, sind geringere Impfkomplikationen bzw. Impfschäden zu erwarten.

Das Kind sollte am Tag der Impfung gesund sein. Ein «nur» verschnupftes Kind wäre nach meiner Auffassung nicht gesund genug.

Einige Tage *vor* einer Impfung könnten über eine Anregung der Hautdurchblutung die Abwehrkräfte gesteigert werden.
Nach der Impfung sollte das Kind auf größere Anstrengungen, wie Wanderungen oder Sport, verzichten, sich ruhig verhalten und leichtverdauliche Nahrung zu sich nehmen, so daß die immunologischen Reaktionen auf die schwerverdaulichen Krankheitserreger sorgfältig eingeleitet werden können.

Mehrfachimpfungen?
Die einfache Impfung bedeutet, sich mit *einer* Krankheit auseinanderzusetzen, die mehrfache Impfung dagegen heißt, sich mit *mehreren* Krankheiten *gleichzeitig* auseinandersetzen zu müssen, z. B. die Dreifachimpfung gegen Diphterie, Keuchhusten und Tetanus. Es darf erwartet werden, daß die Immunorgane bei solchen künstlich zusammengestellten Impfungen in Unordnung geraten. Die Auswirkungen auf das spätere Lebensalter bleiben abzuwarten.

Angenommen, der Vater möchte, daß sein Kind *nicht* gegen Masern geimpft wird, aber die Mutter hat Angst, daß es eine Masernenzephalitis (Masern-Gehirnentzündung) bekommen könnte. Gerade durch die Angst aber werden die Abwehrkräfte des Kindes geschwächt. Nehmen wir weiter an, daß dieses Kind nun doch gegen Masern geimpft würde. Voraussichtlich bliebe die Angst der Mutter weiter bestehen, bekäme jedoch andere Inhalte. Dann könnte das Kind die Angstgefühle auf leiblicher Ebene nachahmen und bekäme vielleicht einen Pseudokrupp oder eine Allergie. So sind Masern in weiten Teilen Amerikas durch die Impfungen verschwunden, dafür breiten sich allergische Krankheiten um so mehr aus. Allergisch sein heißt, nicht aushalten können, mit bestimmten Teilen der Außenwelt in Berührung zu kommen. Genau dafür aber ist die Masernkrankheit eine Lehrmeisterin: Während der Krankheit ist die Seele tief verletzlich und findet im Körper nur wenig Schutz. Die Haut ist entzündet, die Nase läuft, die Tränen rinnen, alles bringt Kummer, fast nichts kann einen trösten, und mit der Heilung erlebt das Kind, wie es fähig geworden ist, Empfindlichkeiten langsam zu überwinden. Wie auch immer, die Angst dieser Mutter ließe sich durch Streit nicht vermindern. Und wenn eine solche Angst im Vordergrund steht, ist die Impfung möglicherweise besser. Doch man könnte um so mehr versuchen, dem Kind auf andere Weise Verwandlungshilfen zu geben.

§ Kinder, die gegen fast alle Kinderkrankheiten geimpft wurden, brauchen ab dem Schulalter epochenweise Überwärmungsbäder (S. 243) und ansteigende Fußbäder (S. 242), um dem Körper Wärmereaktionen zu ermöglichen, und auch Ganzkörperbürstenmassagen (S. 249), welche durch die Belebung des Hautstoffwechsels den Ausschlag ein wenig nachahmen, so daß den Kindern auf diese Weise die Möglichkeit gegeben wird, sich zu «häuten». Ebenso brauchen sie Zeiten der Ruhe! Darüber hinaus müßte durch alle Schuljahre die Pflege des Künstlerischen ein fester Bestandteil des Lebens werden.

Auf der einen Seite haben wir die im heutigen Menschen tief verwurzelte Angst, die z. B. darin zum Ausdruck kommt, daß die Menschen gegen fast alles, was unvorhergesehen eintreten könnte, Versicherungen abschließen. Andererseits haben wir die Kinder, die mit einem Schicksalsauftrag zur Erde gekommen sind, vielleicht um die Mission der Liebe zu erfüllen, die alle Versicherungen überflüssig machen würde. Krank werden die Kinder meist nur dann, wenn eine notwendige Verwandlung des Vererbungsleibes durch die Erziehung noch nicht ganz erreicht werden konnte.
Ein Kind, das gegen Masern geimpft worden ist, das jedoch ohne Impfung eine sehr schwere Masernkrankheit durchgemacht hätte, möglicherweise sogar eine Masernenzephalitis, nimmt etwas mit ins Leben, was in verwandelter Form eines Tages doch überwunden werden muß, in welcher Weise, kann kein Arzt voraussagen, es sei denn, er wäre ein Eingeweihter.
Die allermeisten Eltern lassen ihre Kinder aus Angst impfen und somit aus Unfreiheit. Sie wollen ihre Kinder vor Krankheiten bewahren, doch gleichzeitig schnüren sie ihnen damit Entwicklungsmöglichkeiten ab. Das Kind aber will fortschreiten in seiner Entwicklung. Dafür ist es auf die Erde gekommen, hat das Geborenwerden erlitten und will mit jedem neuen Tag den Körper ein Stückchen verwandeln, daß die Seele mehr und mehr in ihn einziehen kann. Dort, wo es ihm nicht recht gelingen will, «holt» es sich eine entsprechende Krankheit. Und doch ist jede Krankheit ein Ruf an alle Menschen, wachsamer

füreinander zu werden und den Kindern eine noch bessere Hilfestellung für eine gesunde Entwicklung zu geben. Durch die Impfungen werden wir jedoch nicht wachsamer, sondern errichten den Kindern an ihrem begonnenen Schicksalsweg Sperren und hindern ihre Seele, sich den Körper zum Instrumente zu machen und vollständig in ihn einzuziehen. Nach außen wird davon zunächst nur wenig sichtbar! Dazu wird die Medizin in Zukunft immer mehr Macht bekommen. Gerade jene Menschen, die mit einem bedeutenden Auftrag zur Erde kommen, passen zunächst nur begrenzt zu dem vererbten Leib und bedürfen großer Anstrengungen, ihn umzuwandeln.

Kinderkrankheiten sind «Impfungen», die uns eine Gottheit für das Leben gegeben hat, und wenn wir sie mit unseren Impfungen aufheben, müssen wir auch tragen wollen, was die Gottheit durch die Kinderkrankheiten heilen wollte, und Bedingungen schaffen, unter welchen freiwillig gelernt werden kann, was durch die Krankheit die Gottheit noch lehrte.

Insektenstiche
Bienen-, Wespen- und Mückenstiche

⚕ Sofort heißes Wasser auf die Einstichstelle laufen lassen.
Zusätzlich eine Schüssel mit heißem Wasser füllen und soviel Salz hineingeben, bis es auszufällen beginnt. Mit dieser Salzlösung tränken Sie ein Tuch, drücken es leicht aus und binden es auf die Einstichstelle. Anschließend die betroffene Gliedmaße etwas hoch lagern.
Unterwegs könnten z.B. auch Kaffee oder Tee aus der Thermoskanne das heiße Wasser ersetzen.
Durch die feuchte Hitze wird das zur Einstichstelle strömende Körperwasser auf eine größere Fläche verteilt und somit die Entzündungsreaktion etwas abgemildert. Auch das Salz hilft, einer schmerzhaften, entzündlichen Schwellung vorzubeugen, indem es Körperflüssigkeiten in Bewegung bringt und an sich heranzieht.
Wenn ein Stachel noch zu sehen ist, soll dieser entfernt werden.

⚕ Wird ein Kind in *freier Natur* von einem Insekt gestochen, so pflücken Sie in einem Wiesenstück oder vom Wegrand 7 verschiedene Kräuter und zerreiben sie, bis ein saftiges Gemisch entstanden ist. Etwas Speichel vom kleinen Patienten könnte dem Gemisch noch hinzugefügt werden, bevor Sie es dann der Einstichstelle aufbinden. (Unter den 7 verschiedenen Wiesenkräutern ist meist eines darunter, das dem Kinde hilft.)
Anschließend reiben Sie ihm, z.B. mit einem (feuchten) Kleidungsstück, einige Male den Rücken rechts und links von der Wirbelsäule hinunter, mit ruhigen, großen, von oben nach unten geführten Strichen, bis die Haut sich zu röten beginnt. Dann nehmen Sie eine kleinere Brennessel und streichen ein- bis zweimal kurz über die gerötete (!) Haut. Anschließend reiben Sie den Rücken noch einmal, wie anfangs beschrieben. Falls Sie ein Öl zur Hand haben, kann die Haut damit eingerieben werden.
Auf diese Weise lassen sich allergische (Über-)Reaktionen ableiten.

⚕ Wenn das Insekt in die *Mundschleimhaut* gestochen hat, sofort den *Notarzt* rufen. In der Zwischenzeit die Mundschleimhaut kühl halten, z.B. etwas Kaltes sehr langsam trinken lassen. In das Getränk könnte ein Eiswürfel gegeben werden oder etwas anderes aus dem Gefrierfach. Wenn möglich, den Hals auch von außen kühlen.

Falls das Kind aber durch das Zuschwellen der Atemwege Luftnot bekommt, sofort mit der Atemspende beginnen (S. 69 f.).

Insektenstichen vorbeugen

§ Einem Bienen- oder Wespenstich gehen oft unachtsame Bewegungen voraus, Bewegungen, welchen die notwendige Empfindsamkeit für anderes Leben mangelt. Es sind unaufmerksame, nervöse, eilige oder auch hastige Bewegungen. Dadurch bekommt der Mensch fast ein wenig Ähnlichkeit mit dem Insekt, dem Gliederfüßler, mit seiner besonderen Beziehung zum Nervensystem.
Ein Mensch, der sich zu eilig und nervös bewegt, müßte lernen, seine Bewegungen zu beseelen, zu lenken und ein Gefühl dafür zu bekommen, wohin er sich bewegt.

§ Wie sehr ein Kind von Stechmücken geplagt wird, hängt auch mit der Ernährung zusammen. Süßes Blut scheint sie anzuziehen. Daher mehr Bitteres und weniger Süßes zum Essen geben.

§ Die Haut beleben (S. 249). Das Insekt will in dünne, empfindliche Haut stechen, denn es ist mühsam, den Stachel in eine dickere Haut hineinzubekommen.

§ Die Haut mit ätherischen Ölen einreiben. Ein Kind, das z.B. nach Pfefferminzöl riecht, täuscht die Insekten. Sein Geruch ist nicht mehr stimmig mit der Beschaffenheit des Blutes.

§ In Mitleid und Liebe an die Tierwelt denken.

An vielen Insektenarten können wir beobachten, wie das einzelne Tier aus seinem Instinkte heraus weisheitsvoll seine Aufgaben erfüllt zum Wohle aller anderen. Was mag das Seelische, das diesen Insektenarten jeweils übergeordnet ist, empfinden, wenn es auf die Taten der Menschen schaut? Es nimmt wahr, wie der Mensch immer weniger nach der kosmischen Weisheit und immer mehr aus Eigennutz handelt. Könnten doch die Menschen in Zukunft aus Freiheit und Liebe tun lernen, was in der Insektenwelt aus weisheitsvollem Instinkte geschieht!

Keuchhusten

In den ersten Krankheitstagen verläuft Keuchhusten wie eine ganz gewöhnliche Erkältung mit Schnupfen, Heiserkeit und mäßigem Husten. Die Bindehäute der Augen sind gerötet, und die Körpertemperatur ist leicht erhöht. In dieser Zeit, in der man noch nicht sicher wissen kann, ob es sich tatsächlich um Keuchhusten handelt, ist er am ansteckendsten.
In der zweiten Krankheitswoche steigern sich die Hustenanfälle zum charakteristischen *Keuch*husten: Das Kind atmet mit einem langgezogenen Geräusch ein, dann ist Stille – dabei füllen sich die Venen seitlich am Hals und treten blau hervor, auch die Lippen laufen blau an, so daß einen die Angst überkommt, das Kind könnte ersticken –, dann endlich folgen zahlreiche staccatoartige Hustenstöße, bis es sich restlos ausgehustet hat. Am Schluß würgt es einen zähen, glasigen Schleim heraus und manchmal noch die letzte Mahlzeit. Mit diesen Anfällen ist in halb- bis einstündigen Abständen zu rechnen, besonders in den frühen Morgenstunden. Tagsüber wird das Kind kurz vorher unruhig, unterbricht das Spielen, hält die Luft an und beginnt wie oben beschrieben zu husten. Obwohl ihm dabei vor Anstrengung die Zunge aus dem Halse hängt, spielt es hinterher meist weiter, als sei nichts gewesen.
Nach zwei bis sechs Wochen klingt das Husten langsam ab. Ein Rückfall ist jedoch nicht ausgeschlossen. Dieser wird begünstigt durch Aufregungen, aber auch durch einen Ortswechsel oder Umzug, auf welchen die Lunge als «Erdenorgan» besonders empfindlich reagiert.

Komplikationen

Ein Säugling mit Keuchhustenverdacht gehört in ärztliche Obhut. Seine Atemorgane sind den anstrengenden Hustenanfällen noch nicht gewachsen. Seiner Bauchwandmuskulatur fehlt noch die Kraft, um der Lunge beim Husten eine Stütze zu sein. So könnte bei ihm der krampfhafte Versuch zu husten zu einem Atemstillstand führen.

§ Mit einem breiten elastischen Verband, der über die Windel aufwärts zu wickeln ist, könnte man versuchen, der Bauchwand Halt zu geben. Doch es ist darauf zu achten, daß er nicht zu fest gewickelt wird und nirgends einschnürt.

Zu weiteren Keuchhustenkomplikationen gehören Lungen- und Mittelohrentzündung, Krampfanfälle sowie Bauchwand-, Leisten- und Nabelbrüche.

Zur Pflege des Keuchhustenkindes

§ *Wärme*
Alles, was den Brustkorb durchwärmt, vermindert die Bereitschaft, krampfhaft zu husten, verflüssigt den zähen Schleim, so daß er sich leichter abhusten läßt. Wärme hilft somit der Lunge, wieder geschmeidiger zu werden.
Folgende Anwendungen (zur Auswahl) dienen dem Erwärmen des Brustkorbes:

- Ansteigende Fußbäder (S. 242) zweimal pro Woche.
- Brustkorbeinreibung mit angewärmtem Thymusöl.
- Kupfersalbe mit warmer Hand zwischen die Schulterblätter einmassieren.
- Senfauflagen rechts und links der Brustwirbelsäule (S. 248) zweimal pro Woche.
- Heiße Pulswickel (S. 247).

§ Die Mahlzeiten jeweils nach einem Hustenanfall geben, daß sie nicht wieder erbrochen werden. Beim häufigen Erbrechen verliert das Kind Magensäure. Diese muß u.a. aus Kochsalz neu gebildet werden. Wenn Sie das Essen in flüssiger Form zubereiten, könnten Sie dem Erbrechen etwas vorbeugen. Flüssiges gleitet schneller in den Dünndarm und kann daher weniger leicht erbrochen werden.
Viele Keuchhustenkinder magern während der Krankheitswochen ab. Doch sobald sie wieder gesund geworden sind, steigert sich die Lust zu essen, so daß die meisten sogar rundlicher werden als vorher.

§ Viele Menschen müssen bei Angst oder Aufregung husten, andere bekommen Durchfall. Was der Körper nach unten ausscheidet, scheidet er nicht nach oben aus. Wenn er aber nach oben ausscheidet, z.B. Schleime entlang der Atemwege, ist in der Regel die Ausscheidung im unteren Menschen gestört. Folge: Ein geregelter Stuhlgang (S. 238) vermindert die Notwendigkeit zu husten.

§ *Nachahmung*
Keuchhustenkinder erzeugen häufig bei den Eltern Angst. Letztere verschlimmert wiederum die Atemnot des Kindes. Wenn die Vorbilder dagegen versuchen, es während seiner Krankheit vertrauensvoll und mutig zu begleiten, wird ihm das eine große Hilfe sein.

Wenn Sie darüber hinaus noch etwas für das Keuchhustenkind tun wollen, könnten Sie in folgender Weise an sich arbeiten:

- Erschöpfungszustände nicht so nach außen tragen, daß jeder sieht, wie einem die «seelische» Zunge zum Halse heraushängt.
- Sich in einer seelischen Krise soweit zurückhalten, daß die Familienmitglieder möglichst wenig in die eigenen Mißgefühle oder Unlustgefühle verflochten werden.

§ Wenn nach einem Keuchhusten ein wochenlanges chronisches Husten zurückbleibt, könnte man für das Kind einmal einen Rundflug buchen. Es sollte ein kleineres Flugzeug sein, in welchem der Luftdruck nicht den Bodenverhältnissen angepaßt ist, wie in größeren Linienflugzeugen. In der Höhe ist der Luftdruck niedriger, und das Ausatmen erfordert weniger Druck. So ist der niedrigere Luftdruck eine Ausatmungshilfe. Durch diese kurzzeitige Entlastung, die zu einer Lockerung des Astralleibes führt, könnte eine Umstimmung erreicht werden. Mehrmals habe ich erlebt, daß nach einem solchen Flug der Husten verschwunden ist. Auch Allergien, z.B. das Asthma, werden manchmal nach dem Fliegen plötzlich besser. Ebenso das Stottern. Letzteres jedoch nur während des Fluges. Es wird beschrieben[21] und ich kann es in zwei Fällen bestätigen, daß stotternde Piloten, solange sie in ihrem Privatflugzeug in einer Höhe über 1000 m unterwegs sind, nicht stottern. Sowohl beim Stottern als auch beim Asthma handelt es sich um einen festhakenden Astralleib, beim Stottern in Kehlkopfhöhe, beim Asthma in den tieferen Atemwegen. Und wenn die körperlichen Bedingungen eine Heilung erlauben, folgt nach der Lockerung eine bessere Bindung des Astralleibes an die Atemorgane.

§ *Geimpften* Kindern, die unter chronischen Erkältungskrankheiten in Verbindung mit hartnäckigem Husten leiden, könnte durch das Üben auf einem Musikinstrument geholfen werden, welches Keuchhusten teilweise nachahmt. Nach dem 9. Lebensjahr, wenn das Kind innerlich so weit entwickelt ist, daß es beginnen kann, mit Druckqualitäten gestaltend umzugehen, sind Blasinstrumente angezeigt, bei welchen zum Tonansatz ein Widerstand überwunden werden muß. Für den Anfang eignet sich vor allem das Krummhorn (S. 258). Wenn in einer Familie Husten, Bronchitis, Allergien und Bettnässen vorkommen, gehört das Krummhorn in die Hausapotheke. Das Blasen eines Hornes, Flügelhornes oder der Trompete hat einen ähnlichen therapeutischen Wert, erfordert jedoch eine fortgeschrittenere Lungenreife und sollte vor dem 11. Lebensjahr nur begrenzt angewendet werden.
Am Keuchhusten könnte das Kind lernen, seine körperlichen Zustände weniger wichtig zu nehmen und auch dann gelassen zu bleiben, wenn ihm gar mit der heraushängenden Zunge ein Stückchen Seele bloßliegt.

Wenn das Keuchhustenkind wochenlang hustet und erbricht, erinnert sein Zustand an eine frühe Epoche der Embryonalentwicklung, als Magen- und Lungenanlage noch ein Gebilde waren. Beim Husten und Erbrechen sind Magen und Lunge gleichermaßen betroffen. Aus beiden Organen löst sich der Astralleib etwas heraus, um einer neuen Bindung willen. Mit dem Husten versucht das Kind seine Atemorganisation kraftvoll zu durchdringen. Die Atmung wird tiefer, und die Lungenflügel weiten sich. Dabei entdeckt es nicht selten, welche Gewalt es mit seinem atemberaubenden Husten über seine Mitmenschen haben kann, doch es sollte lernen, die körperliche Not nicht zu benutzen, um etwas zu erzwingen!

Mit der tieferen Atmung steigert sich der Appetit, und der Magen beginnt die Nahrung gründlicher zu zerstören und macht in den Monaten, die dem Keuchhusten folgen, eine bessere Auswertung der Nahrung möglich.

An dieser Krankheit wachsen dem Kinde Kräfte für seine gesamte Organisation, welche ihm für das ganze Leben nicht mehr verlorengehen.

Kopfprellung

Nehmen wir an, daß ein 7jähriges Kind rücklings von einer 2 Meter hohen Mauer auf den Hinterkopf gefallen ist. Nach dem Trösten und der Wundversorgung sollten Sie es bitten, einmal genau zu erzählen, wie es zu dem Sturz kommen konnte. Je größer die Erinnerungslücke für die Zeit ist, die dem Sturze unmittelbar vorausging, desto schwerer ist die Gehirnerschütterung. Wenn es Ihnen beispielsweise erzählt, daß es gar nicht gemerkt hat, wie es von der Mauer gefallen ist, daß es nur noch weiß, wie es gerade zur Mauer gehen wollte, so ist eine Gehirnerschütterung anzunehmen. Neben der Erinnerungslücke muß bei Gehirnerschütterungen mit Erbrechen, Übelkeit, Kopfschmerzen und Schwindel gerechnet werden.

⚕ In der Regel wird das Kind längere Zeit das Bett hüten müssen. Wie lange, wird von den Ärzten unterschiedlich gehandhabt. Warum ist Bettruhe notwendig? Durch die Erschütterung ist der Blutfluß aus dem Gleichgewicht gekommen. Um aber wieder Ordnung in das Fließen der Säfte zu bringen, brauchen die Organe den Kopf, in welchem sie ihre Tätigkeiten «spiegeln». Durch die Prellung hat der Kopf eine Erschütterung erfahren, so daß die Organe teilweise nur noch ein undeutliches, verzerrtes Bild ihrer Tätigkeiten bekommen. Deshalb sollte sich das Kind ruhig verhalten und vor Sinneseindrücken abgeschirmt werden, bis sich das Gehirn wieder erholt hat, d. h. wenig Geräusche, Schutz vor wechselnden Helligkeiten, vor größeren Temperaturschwankungen. Doch darf an seinen Füßen eine Wärmflasche liegen.

⚕ Krankenkost (S. 119) geben und davon mehrmals täglich kleinere Mahlzeiten anbieten. Sorgfältig auf ausreichende Flüssigkeitszufuhr achten, daß der Kreislauf eine Stütze hat und die Stuhlausscheidung weich bleibt, damit das Kind nicht pressen muß.

⚕ Im nachhinein könnte diese Erschütterung zum Anlaß werden, das Leben der Familie, in welcher der kleine Patient aufwächst, neu zu überdenken. Denn diese Zeit ist fruchtbar, um das Herz für etwas aufzuschließen, was in eine neue Richtung führen könnte.

Wenn ein Kind nach einem Sturz bewußtlos oder benommen bleibt, muß ein Notarzt gerufen werden. Bis dahin Atmung und Puls überwachen!

Kommt es Stunden oder Tage nach einem Unfall zu einem erneuten Bewußtseinsverlust oder Benommenheit, könnte dieses von einer Blutung herrühren, die auf Gehirngewebe drückt. Notarzt!
Im Säuglings- oder frühen Kleinkindalter erkennt man eine Bewußtseinsstörung, wenn das Kind sich ungewöhnlich schwer wecken läßt oder kein Blickkontakt mehr möglich ist.
Säuglinge stürzen häufig im 4. Monat von der Wickelkommode. Denn sie haben plötzlich die Fähigkeit erlangt, sich im Liegen zu drehen.
Die meisten von ihnen überstehen diesen Sturz jedoch ohne Verletzungen. Um aber einen Schädelbruch, der bei jedem hundertsten Sturz vorkommt, sicher ausschließen zu können, wird man Sie bitten, einer Röntgenaufnahme des Kopfes zuzustimmen.

Kopfschmerzen

Kaum ein anderer Ort am Körper ist so häufig und vielseitig vom Schmerz betroffen wie der Kopf. Diese besondere Schmerzempfindlichkeit hängt damit zusammen, daß der Kopf dafür eingerichtet ist, bewußt zu erleben, was durch die Sinne wahrgenommen wird. Während beispielsweise Gärungs- oder Fäulnisgase im Darm oft nur zu einem unbestimmten Unbehagen führen, verursachen wesentlich kleinere Mengen davon im Zahnbereich mitunter heftigste Schmerzen.

Dadurch, daß die Wesensglieder am Kopfe vor allem Wahrnehmungs- und Bewußtseinsvorgängen dienen, sind sie hier nur locker mit dem physischen Leib verbunden. Und dort, wo der Astralleib eine Verdauungstätigkeit aufnehmen will, beginnt er sich fester an ihn zu binden, tiefer in ihn einzutauchen. Im Darm darf der Mensch das Eintauchen des Astralleibes verschlafen. Dagegen führt seine festere Bindung an die Kopforganisation zu Schmerzen. Beispiel: Die Blutgefäße des Darmes sind dafür geschaffen, sich je nach Bedarf zu weiten und zu verengen. Im Kopfbereich verlaufen sie streng geordnet und können ihre Lage zueinander kaum verändern. Überall müssen sie sich den Knochenformen anpassen. Verhält sich nun der Astralleib im Kopfe ähnlich wie im Darm, so beginnen sich die Blutgefäße nach seinem Willen zu weiten und zu verengen. Und anders als in den weichen, wäßrigen Bauchorganen verursachen solche Volumenschwankungen der Gefäße am Kopfe Schmerzen.

Es wird berichtet, daß Schauspieler, die vor ihrem Auftritt starke Kopfschmerzen hatten, sich während der Aufführung schmerzfrei fühlten. Wie ist das zu erklären? Beim Theaterspiel wird der Astralleib so stark im Seelischen beansprucht, daß andere Aufgaben liegenbleiben. Anschließend nimmt er die Verdauungstätigkeiten wieder auf und dehnt sie wiederum bis hinauf zum Kopfe aus.

Einem solchen Verdauungskopfschmerz gehen häufig Beschwerden, wie Magendruck, Übelkeit, Blähungen, Durchfall oder Verstopfung, voraus. Ein Kind, das in der Schule oftmals Kopf- oder Bauchschmerzen bekommt, wehrt sich dagegen, *zwei* Tätigkeiten *gleichzeitig* zu tun, zum einen den Schulstoff zu verdauen, zum anderen den Nahrungsstoff zu verdauen. Es mag dem Unterricht nicht folgen, solange noch Stoffwechselvorgänge den Kopf durchziehen. Kopfschmerzen können ein Hinweis darauf sein, daß bestimmte Nahrungsmittel, aus welchen Gründen auch immer, noch nicht ordentlich verdaut worden sind.

Eine Verdauungsschwäche könnte aber auch vordergründig seelischer Art sein, wenn das Kind z.B. ohne Freude dem Erzählen im Unterricht folgt.

Woher aber weiß der Kopf, wie es um die Verdauung bestellt ist? Das wird ihm vom mittleren Menschen zugetragen. Das Herzohr «hört», wie es den Verdauungsorganen geht, und schickt entsprechend mehr oder weniger Blut zum Kopfe hinauf.

Nun gibt es immer mehr Erwachsene, die chemische Mittel, wie die sog. «Betablocker», einnehmen. Diese behindern das Herz beim Wahrnehmen dessen, was im Stoffwechsel geschieht, und hemmen seine Bereitschaft auf die Bedürfnisse der Organe angemessen zu reagieren. Sie bewirken, daß es ohne Erregung gleichmäßig vor sich hinschlägt. Dadurch bleiben die migräneartigen Kopfschmerzen tatsächlich aus, jedoch auf Kosten der Herzkräfte im weitesten Sinne. Durch solche Mittel nimmt der Mensch dem Herzen die Möglichkeit, auszugleichen und zu heilen. Auch Seelisches koppelt er von seinem Herzen ab. Er läßt sich nicht mehr so leicht aus dem Gleichgewicht bringen, braust weniger schnell auf, aber ihm fehlt es auch an Herzlichkeit. Das merken die Mitmenschen!

⚕ Bei migräneartigen starken Kopfschmerzen Sauermilch oder Tee mit Zwieback geben, am nächsten Tag noch Krankenkost (S. 119).

⚕ Heiße und kalte Kompressen in fünfminütigem Wechsel eine halbe Stunde lang an den schmerzenden Teil des Kopfes halten. Das führt manchmal zum Verschwinden der Schmerzen. Für die kalte Auflage z.B. einen Beutel mit Wasser füllen, und da hinein Eisstückchen geben und alles dicht verschließen.

⚕ Ansteigendes Fußbad (S. 242).

⚕ Sind die Kopfschmerzen auch am nächsten Tag noch nicht abgeklungen oder zumindest deutlich besser geworden, sollten Sie einen Arzt hinzuziehen.

Krampfanfälle

Wer zum erstenmal bei einem Menschen einen großen Krampfanfall miterlebt, wird seelisch davon stark ergriffen. Zunächst erschrickt er, wenn der Betroffene hinfällt und in einer todesähnlichen Erstarrung liegenbleibt. Dann sieht er, wie die gestreckten Glieder plötzlich ruckartige, stoßende Bewegungen machen, und ahnt etwas von dem Kampf der Seele, die mit äußerster Anstrengung ein Hindernis durchbrechen will. Sie können helfen, indem Sie die eigenen Angstgefühle zurückstellen, den Verlauf wachsam beobachten und den Krampfenden vor Verletzungen schützen.

Beschreibung eines vollständig ablaufenden *großen Krampfanfalls*:
Mit einem Schrei oder Stöhnen stürzt das Kind zu Boden. Seine Gesichtszüge sind verzerrt, die Augen verdreht, Brustkorb und Glieder erstarrt, die Atmung setzt aus, die Pupillen sind weit, lautes Ansprechen bleibt ohne Reaktion, d.h. die Bewußtlosigkeit ist tiefer als im Schlaf, die Füße sind kalt. Nach etwa einer halben Minute setzt die Atmung stoßweise und unregelmäßig wieder ein, die Glieder beginnen ruckartig zu zucken, als ob jemand heftig an einer klemmenden Tür rüttelt, der Puls jagt, Schweiß bricht aus, und es ist mit Einnässen zu rechnen. Wenn Sie sehen, daß auch der Unterkiefer krampft und schaumiger Speichel aus dem Munde kommt, so achten Sie darauf, daß es sich nicht auf die Zunge beißen kann. Nach einer weiteren Minute erschlaffen die Muskeln und die Bewußlosigkeit geht in einen Schlafzustand über, aus welchem das Kind recht bald wieder erwacht.

Vorboten und Aura

Der Kranke wird nicht immer von einem Anfall überrascht, vielmehr können sich stunden- oder sogar schon tagelang vorher Symptome wie Kopfschmerzen, Übelkeit, innere Unruhe, Schlafstörungen als Vorboten einstellen. Hingegen werden Empfindungen, die dem Anfall nur wenige Sekunden vorausgehen, als Aura bezeichnet, beispielsweise ein Kribbeln, das irgendwo im Körper empfunden wird, ein Engegefühl in der Brust, Schwindel oder vom Magen aufsteigende Übelkeit neben vielen anderen.
Wenn der Betroffene solche Empfindungen richtig einschätzen lernt, bleibt

ihm in der Regel noch genügend Zeit, um sich niederzulegen. Die Art der Aura vermag dem Therapeuten manchen wichtigen Hinweis über die Ursache eines Anfalls zu geben. Nicht alle Patienten erleben eine solche Aura oder werden auf sie aufmerksam und sind daher durch einen plötzlichen Sturz gefährdet. Hier ist mit geduldigen einfallsreichen Fragen zu versuchen, doch noch etwas darüber herauszufinden und ins Bewußtsein zu holen. Dabei ist zu berücksichtigen, daß durchaus auch mehrere Empfindungen gleichzeitig oder im Wechsel in Betracht kommen können.

Bei den meisten Krampfanfällen zeigen sich nur Bruchteile des oben beschriebenen großen Anfalls. Damit gehören sie zur Gruppe der kleineren Krampfanfälle. Welchen Charakter ein Anfall hat, hängt von vielerlei Dingen ab: Vom Lebensalter, von der seelischen Verfassung, vom Ort der Nervenstörung im Gehirn und vor allem von der organischen Veranlagung.

Wenn ein Säugling einen Krampfanfall bekommt, krümmt er sich ruckartig zusammen und schlägt die Ärmchen nach vorne. Das wird meist als Bauchweh verkannt. Ein solcher «Blitzkrampf» dauert nur 1 bis 3 Sekunden, kann sich aber in kurzen Abständen mehrmals am Tage wiederholen. Anschließend weinen die Säuglinge oft. Mit den Tränen hat der Körper die Möglichkeit, Salziges, das ihn erstarren lassen könnte, auszuscheiden. Bei Kleinkindern zeigen sich Krampfanfälle z.B. durch blitzartiges Vorbeugen des Kopfes, ruckartige Nickbewegungen oder durch ein rasches Augenzwinkern. Diese Zeichen wiederholen sich mitunter mehrmals täglich.

Bei ca. 4% aller Kleinkinder können seelische Zustände wie Wut, Schreck oder Angst anfallsauslösend sein. So heißt es treffend «starr vor Angst werden». Dabei schreien die Kinder, bis ihnen die Luft ausgeht, laufen blau an und fallen bewußtlos um. Manchmal entwickelt sich sogar eine Streckstarre, welche an einer starken Hohlkreuzbildung erkennbar ist. Diese *Affektkrämpfe* sind jedoch Gelegenheitskrämpfe und bedeuten nicht, daß ein Kind deshalb an einer Epilepsie erkrankt sein *muß*.

Im zweiten Jahrsiebt verlaufen die Krampfanfälle ähnlich wie Ohnmachten: Durch eine plötzliche Muskelerschlaffung sackt das Kind in sich zusammen. Manchmal sind nur einzelne Muskelgruppen betroffen. Bisweilen unterbrechen die Kinder währenddessen noch nicht einmal ihre begonnene Tätigkeit, doch die Glieder bewegen sich dabei nur in einer mehr oder weniger mechanischen Art. Sie erkennen diesen Zustand am Gesichtsausdruck: Die Augen verlieren ihre «Sprache» und schauen wie durch alles hindurch; die Gesichtsmuskeln erschlaffen, so daß der Unterkiefer locker herunterhängt und der Mund leicht geöffnet ist. In der Regel kann sich das Kind nicht daran erinnern. Wenn solche kleineren Anfälle während eines Diktates in kurzen Ab-

ständen aufeinanderfolgen, läßt es Buchstaben oder Silben einfach weg und fällt durch zahlreiche «Flüchtigkeitsfehler» (!) auf.
Im dritten Jahrsiebt, wenn das Seelische einerseits tiefer in den Stoffwechsel-Gliedmaßenmenschen hineintaucht, im oberen Menschen hingegen für Wahrnehmungs- und Bewußtseinsprozesse immer freier wird, bekommen die Anfälle einen anderen Charakter: Die Glieder werden von plötzlichen Schleuderbewegungen ergriffen, so daß Gegenstände unversehens umfallen können. Manchmal wird auch nur eine Schulter ruckartig vorgestoßen. Durch solche Stöße sieht das Schriftbild aus, wie im fahrenden Auto geschrieben. Verunstaltete Buchstaben, besonders am Wortbeginn, versucht das Kind auszubessern, indem es sie nochmals überschreibt. Mehr als hundert solcher Anfälle pro Tag wurden beobachtet.
Die für die jeweiligen Jahrsiebte charakteristischen Anfallsformen kommen auch in den übrigen Altersgruppen vor, jedoch vergleichsweise seltener.
Bei jedem Menschen, gleich welchen Alters, kann unter bestimmten Bedingungen ein Krampfanfall ausgelöst werden, z.B. durch Vergiftungen, Sauerstoffmangel und bei Kleinkindern vor allem durch ansteigende Körpertemperaturen.

Der Fieberkrampf

Ein sehr warmer Kopf und vergleichsweise kalte Füße gehören zu den Vorboten eines Fieberkrampfes. Möglicherweise hatte das Kind zuvor draußen gespielt und nicht bemerkt, wie es langsam von unten her auskühlte. Wenn es sich zusätzlich in den vorangegangenen Tagen noch eine Erkältung geholt hat, dann sind die Voraussetzungen für ein plötzliches *überstürztes* Ansteigen der Körpertemperatur gegeben. Wer aber eilig etwas will, worin ihm die Übung fehlt, der verkrampft sich leicht. Bekommt das Kind nach dem Krampf, wenn sich das mühsam errungene Fieber endlich eingestellt hat, ein Fieberzäpfchen[22], dann mag es der Seele ähnlich ergehen wie einem Bergsteiger, der wenige Meter unter dem Gipfel umkehren muß. Manche Kinder haben während einer späteren Erkältungskrankheit noch einen zweiten Fieberkrampf und sind in der Regel von da an fähig, Wärme in sich zu erzeugen, ohne zu krampfen.
Erst wenn bei einem Kind mehrmals ein Krampfanfall vorgekommen ist, müssen wir davon ausgehen, daß es sich um eine Epilepsie handeln könnte.
Während eines Krampfanfalls kann mit Hilfe der Elektroenzephalographie (EEG) eine elektrische Störung im Gehirn aufgezeichnet sowie nach Art und Entstehungsort unterschieden werden. Außerdem erlaubt diese Methode eine

Aussage über eine mehr oder weniger hohe Bereitschaft, Krampfanfälle zu bekommen. (Jeder 10. Mensch hat eine erhöhte Krampfbereitschaft, und jeder 100. Mensch leidet an einer Epilepsie.)
Ein epileptischer Anfall wird jedoch genauso wenig von einer solchen elektrischen Störung verursacht, wie ein Blitz das Gewitter macht. Vielmehr braut sich zuvor etwas zusammen und staut sich an. Während der Mensch die äußeren Wetterverhältnisse mehr oder weniger als gegeben hinnehmen muß, darf er selber mitbestimmen, welches Wetter in seinem Inneren herrscht. Wer an einer Epilepsie leidet, muß lernen, die inneren Wetterverhältnisse *so* zu lenken, daß sich Gewitterwolken erst gar nicht zusammenballen. Um hier dem Kinde wirksam zu helfen, gilt es zunächst herauszufinden, wodurch bei *ihm* für gewöhnlich Krampfanfälle ausgelöst werden. Dafür möchten folgende Beispiele eine Anregung geben.

Licht und Dunkelheit

Bei manchen Patienten werden epileptische Anfälle durch eine Veränderung der Lichtverhältnisse ausgelöst, z.B. beim Wechsel vom Klassenzimmer auf den sonnenbeschienenen Schulhof, oder auch beim Wechsel in einen anderen Raum, besonders wenn dort eine außergewöhnliche Seelenstimmung herrscht, wie z.B. bei einer Feier oder einer Theateraufführung.
Normalerweise schließt der Mensch unbewußt seine Augen, sobald sich neue Lichtverhältnisse ergeben, beispielsweise wenn er vom Tisch zur Wand schaut. Dieses kurze Schließen der Augen nennen wir «blinzeln». Beim Blinzeln tauchen wir das Auge in Dunkelheit und sehen das Folgende neu. Und so, wie wir alles, was wir im Laufe einer Woche mit wachem Bewußtsein erlebt haben, aneinanderreihen können, ohne die Zeiten des Schlafens als Abbruch zu empfinden, «schläft» auch das Auge beim Blinzeln ca. 24mal in der Minute, ohne daß der Sehvorgang unterbrochen scheint.

⚕ Ein Kind, das beim Wechsel der Lichtbedingungen Krampfanfälle erleidet, muß den Umgang mit dem Lichte lernen. So könnte eine Zeitlang mit ihm geübt werden, die Augen während der Ausatmung langsam zu öffnen und bei der Einatmung wieder zu schließen, indem Sie es z.B. jeweils morgens und abends mit geschlossenen Augen an einer Blume riechen lassen (Riechen können wir nur während des Einatmens), und beim Ausatmen schaut es die Blume an.

Fernsehen

Besonders in den späten Abendstunden, wenn die Sinne müde und auf Ruhe eingestellt sind, häufen sich vor noch laufenden Fernsehsendungen epileptische Anfälle. Um einer Fernsehsendung zu folgen, braucht der Mensch vor allem seine Nerven-Sinnes-Organisation, die in den Kopforganen ihr Zentrum hat. Beim Fernsehen werden Sinnesorgane und Nerven auf einseitige Weise pausenlos, und damit ermüdend, beansprucht. Es bedarf für die Stoffwechselorganisation größter Anstrengungen, unter solchen Bedingungen die Kopforgane in der rechten Weise zu ernähren, ohne sich ablähmen zu lassen. Je mehr der Körper durch einen unbelebten Stoffwechsel in die Schwere fällt, desto weniger gelingt es dem Blut, auszugleichen und zu heilen. Der durch epileptische Anfälle gefährdete Mensch hat es schwerer als andere, ein Gleichgewicht zwischen Schwere- und Leichtekräften zu finden. Sein Blut fließt träge und ist vergleichsweise weniger beweglich. Wenn ein Kind dazu noch bequem vor dem Bildschirm liegt, wird die Seele in den Gliedern immer weniger gehalten und beginnt sich aus dem Körper herauszulösen, um so mehr, als dieser nicht mit der im Film gezeigten Schnelligkeit seine Standpunkte wechseln und fast überall zugleich sein kann. So sind die Voraussetzungen für einen Krampfanfall gegeben. Erst im Anschluß daran ist ein Gleichgewicht zwischen Leiblichem und Seelischem wiederhergestellt.
Unbewußt greift der Mensch beim Fernsehen tatsächlich zum richtigen Nahrungsmittel: Das sind die Salzstangen. Salz erweckt und die Kohlenhydrate ernähren das Gehirn. *Trotzdem*: So wenig Fernsehen wie möglich, und wenn es doch einmal sein muß: Großer Abstand, genügend Licht und so unbequem wie möglich!

Organschwächen am Beispiel von Leber und Niere

Was tagsüber aus dem lebendigen Strömen des Blutes der Schwerkraft folgend hinuntergesackt ist, kommt in der Nacht, während der Mensch liegt und schläft, wieder vermehrt in Umlauf. Nun ist die Niere gefordert, den Kreislauf davon zu entlasten und auszuscheiden, was dem Lebendigen nicht mehr eingegliedert werden kann. Eine kranke Niere schafft das nur unvollkommen. Wenn das Kind morgens mit leichten Schwellungen unterhalb der Augen erwacht, könnte dies auf eine Nierenschwäche hinweisen. Körperwasser, welches ausgeschieden werden sollte, jedoch nicht ausgeschieden werden kann, neigt dazu, sich zu stauen und den Stoffwechsel zu verlangsamen. Unter solchen Voraussetzungen entstehen sogar im Schlaf Krampfanfälle, aber auch beim Erwachen, wenn sich das Seelische für einen neuen Tag wieder im Stoffwechsel einrichten muß. Die beiden großen Organe, Leber und Niere, wachen gemeinsam darüber, wie dünn- oder dickflüssig das Blut beschaffen ist. Die Niere nimmt Einfluß auf seine Fließeigenschaften, indem sie auswählt, welche Stoffe aus- und eingeschieden werden. Die Leber nimmt wesentliche Funktionen bei der Blutgerinnung wahr und wacht darüber, daß das Blut weder so zäh fließt, daß es in den Gefäßen zu gerinnen beginnt, noch so dünnflüssig wird, daß es in die Organe hineinblutet. Daher sollte die Pflege von Leber und Niere bei der Behandlung der Epilepsie Beachtung finden.

Narben

Bei zahlreichen Menschen verursachen Narben in den Gehirnhäuten eine Epilepsie. Diese entstehen zum Beispiel nach einer schweren Gehirnhautentzündung. Das zähe Narbengewebe behindert Stömungen der verschiedensten Art, z.B. den Blut- und Lymphfluß, sowie Nervenverbindungen. Die davon betroffenen Menschen leben jedoch zwischen den einzelnen Krampfanfällen relativ lange anfallsfrei, d. h. ob ein Anfall zustande kommt, hängt nicht nur von den Narben allein ab, sondern auch davon, wie der Körper mit einer solchen Narbe umzugehen vermag. Lebendigeres, dünnflüssiges Blut ist beweglicher und wird weniger von einer Narbe behindert als dickflüssigeres.

Das Verstehen ist schon ein Anfang der Heilung

Wenden wir uns noch einmal dem anfangs beschriebenen Krampfanfall zu. Wir fanden Zeichen tiefer Bewußtlosigkeit, eine still stehende Atmung, Körperstarre und kalte Füße. Was geschieht mit der Seele, wenn der Körper in einen solchen todesähnlichen Schlaf fällt? Sie ist mehr als im gewöhnlichen Schlaf aus ihm herausgelockert. Dann aber sucht sie eine neue Bindung an ihn: Das Atmen setzt unregelmäßig und stoßweise wieder ein und das Herz pocht ungestüm. Diese Lockerung des Seelischen vom Leiblichen kann auch einmal dazu führen, daß die Bindung nur noch unvollkommen oder gar nicht mehr möglich ist. Dann liegt jedoch meistens eine ernsthafte Krankheit zugrunde, bei welcher die Krampfanfälle lediglich zu den Krankheitszeichen gehören.

⚕ Hinweise für einen *akuten* Anfall:

- Den Patienten nicht alleine lassen und den Ablauf so gut wie möglich beobachten für eine spätere Mitteilung an den Arzt.
- Versuchen Sie die Unterarme oder die Arme in ganzer Länge zu kreuzen, jedoch nicht mit Gewalt (!) und mit Nachdruck mehrmals gegen seinen Körper zu drücken. Wenn dies nicht möglich ist, nehmen Sie seine Füße und lassen sie mehrmals gegeneinanderschlagen. Dadurch, daß er an sich selber anstößt, geben wir dem Patienten einen Impuls, wieder zu sich zu kommen.
- Eine weitere wichtige Maßnahme ist das Erwärmen der Füße. Entweder die Fußsohlen tüchtig warm reiben oder unter den Pullover nehmen, oder blitzschnell eine Flasche mit heißem Wasser füllen und gegen die Fußsohlen halten u. a. m.
- Wenn nach wenigen Minuten das Bewußtsein nicht wiedergekehrt ist oder sich noch ein zweiter großer Anfall anschließt, muß ein Notarzt verständigt werden. Für einen solchen Fall könnte in Absprache mit dem Arzt ein Mikroklistier mit einem antiepileptischen Wirkstoff bereitgehalten werden.

Chemische Antiepileptika

Zunächst ist festzustellen, daß durch die Gabe der unterschiedlichen Antiepileptika die Krampfanfälle seltener werden oder ganz aufhören. Wer jedoch erfahren hat, wie Leib und Seele miteinander wirken, weiß, daß ein Anfall, der durch chemische Medikamente unterdrückt worden ist, auf anderer Ebene wieder auftaucht, im Seelischen beispielsweise als starrsinniges Beharren auf irgend etwas oder Stumpfheit im Wechsel mit hysterischen Anfällen. In welcher Art sich die Wirkung eines solchen Medikamentes auf seelischer Ebene geltend macht, hängt sowohl von der jeweiligen Veranlagung als auch von der Beschaffenheit des Medikamentes selber ab. Einige dieser Mittel bewirken, daß die Blutgerinnung verzögert abläuft. Dadurch wird das Blut beweglicher, fließt wendiger und verteilt sich besser überallhin. Wenn diese Wirkung im Seelischen zum Vorschein kommt, haben die Kinder das Bedürfnis, die Glieder zu bewegen, und beginnen z. B. sinnlos im Kreis herumzudrehen, so daß sie als verhaltensgestört gelten müssen.

Durch die Gabe chemischer Antiepileptika legen wir dem Wesen des Kindes Fesseln an. Doch gerade das Wissen darum könnte eine Aufforderung sein, die Seele unermüdlich zu suchen und von den Wirkungen der Medikamente unterscheiden zu lernen.

§ *Wärme bis in die Zehenspitzen!*

Wir haben die Wärme als Träger der Ich-Organisation kennengelernt. Diese Wärme gilt es zu behüten, damit das Ich die körperlichen Vorgänge nach seinem Willen lenken kann. Der Wärmesinn des anfallkranken Kindes ist in der Regel noch nicht wach genug und muß geschult werden. Anfangs bleiben die Füße, besonders in der kälteren Jahreszeit, nur warm, wenn es ein wenig wärmer angezogen ist, als es von sich aus möchte. Wird ein Fuß, der immer schlecht durchblutet war, über eine längere Zeit warmgehalten, kann sich das Blut neue Wege schaffen und bildet neue winzige Gefäße. Mit dem Fuß nimmt das Blut die Erde wahr und jeder Schritt vermittelt ihm wiederum neuen Auftrieb. Durch ansteigende Fußbäder (S. 242) macht der menschliche Körper die Erfahrung, welche Bedeutung warme Füße für ihn haben, und wie sie ihn ganz neu auf die Erde stellen. Doch nicht immer ist der Körper sofort bereit, den Umgang mit der Wärme zu lernen. Oft haben erst noch andere Dinge zu geschehen, die mit dem inneren Gesundungswillen zusammenhängen. Eine Seele, die sich nicht wirklich mit der Erde verbinden möchte, wird die Hand nicht ergreifen, die ihr hinunterhelfen will. Solches könnte berücksichtigt werden, indem man die ansteigenden Fußbäder epochenweise anwendet und abwartet, bis eine Heilung auch von innen heraus geschehen kann.

Wenn das Kind sich eines Tages von feuchten, kalten Füßen derart gestört fühlt, daß es von sich aus Socken und Schuhe wechselt, beginnt es, gesund zu werden.

§ *Kleidung zum Wohlfühlen*

Die Kleider schützen und wärmen den Menschen, und sie sind Schmuck und Ausdruck der Seele. Wir erleichtern dem Kind den Tagesbeginn, wenn an seinem Bett Kleider bereitliegen, die es gerne anzieht. Bei der Auswahl sollte aber auch berücksichtigt werden, wie die Stoffe mit ihren Farben und Mustern, vor allem mit den Aufdrucken, auf andere Menschen wirken. Wenn Sie wollen, daß Ihr Kind ernstgenommen wird, trägt eine Witzfigur oder ähnliches auf seinem Hemd wenig dazu bei.

In Zeiten seelischer Not, wenn es z. B. Angriffen seiner Kameraden ausgesetzt ist, könnten ihm blaue Farbtöne etwas Schutz geben. Denken Sie an das blaue Mariengewand, unter welchem das Jesuskind einst Schutz fand.

§ *Ernährung*

Alles, was ein Kind ißt, aber nicht verdauen kann, macht ein Entgleisen der Epilepsie wahrscheinlicher. Ein Kind, das rülpst, aus dem Munde riecht, unter Blähungen leidet oder dessen Stuhl im Wasser schwimmt, statt hinunterzuplumpsen, ißt Nahrungsmittel, die es nicht ordentlich verstoffwechseln kann. Diese sind durch sorgfältiges Beobachten herauszufinden und so lange einzuschränken, bis es gelungen ist, die entsprechende Verdauungsschwäche zu heilen (S. 113 f.).

§ *Rhythmus im Tagesablauf*

Wir unterstützen den mittleren rhythmischen Menschen, indem wir den Rhythmus gleichsam nach außen fortsetzen und in den Tagesablauf hineinbringen. Wenn der Mensch versucht, sich einem Rhythmus einzuordnen, ist er davor geschützt, sich in einseitigem Tun zu verlieren. Vielen dieser Kinder fällt es schwer, sich umzustellen. Dadurch geraten sie leicht in extreme Situationen, die ihnen gesundheitlich schaden, z. B. wenn sie bis spät in die Nacht aufbleiben wollen und morgens dafür nicht aus den Federn kommen. Ein regelmäßiger Schlaf ist hier jedoch besonders wichtig, damit die Seele einen gesunden «Hunger» auf Wachheit bekommt.
Mit regelmäßigen Mahlzeiten unterstützen Sie die Verdauungsorgane in ihrer rhythmischen Tätigkeit, dagegen werden sie schwach, wenn sie immerzu in Bereitschaft bleiben müssen. Wird es trotzdem einmal nötig, vertraute Rhythmen zu unterbrechen, dann können sie dem Kind helfen, wenn Sie vorher mit ihm darüber sprechen, so daß es sich z. B. über Nacht damit verbinden kann. Denn das anfallkranke Kind reagiert besonders auf Veränderungen mit Angstgefühlen.

§ *Nachahmung*

Hat es einen Menschen zum Vorbild gehabt, der krampfhaft etwas erreichen wollte? Haben die Eltern Freude am Leben, an ihrer Arbeit, an ihrem Beruf?
Nun lassen sich äußere Verhältnisse nicht immer gleich ändern, denn sie sind wie die Schale um ein Ei; erst wenn es an der Zeit ist, darf sie aufbrechen. Doch für das Kind ist es von großer Bedeutung, ob seine Vorbilder eine schwierige Lebenslage als Aufgabe betrachten und an dem, was ihnen das Schicksal zufallen ließ, lernen wollen, oder ob sie darin steckenbleiben, Schuldige für dieses oder jenes Leid zu suchen. Hingegen könnte die Frage weiterbringen, weshalb ein Mensch gerade an *mir* schuldig geworden ist.
In der Schulzeit können die Lehrer noch manche zum Krankheitsbild gehörenden Eigenheiten in sinnvoller Weise umwandeln. So kann sich ein Kind, dem es beispielsweise schwerfällt, sich umzustellen, später als treu und zuverlässig erweisen.

§ *Spiele zur Schulung des Gleichgewichtssinnes*

Durch das Schulen des Gleichgewichtssinnes lernt das Kind, der «Fallsucht» (auch das ist eine Bezeichnung der Epilepsie) innerlich etwas entgegenzustellen und sich weniger leicht «fallen zu lassen».
Beispiel: Sie füllen in mehrere gleichschwere Glasgefäße unterschiedliche

Wassermengen. Mit verbundenen Augen muß jeder Mitspieler herausfinden, welches Gefäß das schwerste und welches das leichteste ist. Durch Umfüllen könnte dieses Spiel noch variiert werden, z. B. die einzigen zwei gleichschweren heraussuchen u. a. m.

§ *Das Musizieren*
Mit der Pflege des Musikalischen wird im Kinde ein Heilmittel veranlagt für sein ganzes späteres Leben. In der Musik lernt die Seele mit Disharmonien umzugehen, sie auszuhalten als Vorbereitung und Ankündigung einer neuen Harmonie. Sie erlebt, wie Gefühle sich verwandeln können, daß sich allein durch wiederholtes Hören eine anfangs empfundene Ablehnung verlieren kann und umgekehrt.
Im Musikalischen begegnet die Seele vielen ihrer Leiden und Nöte, und manchmal darf sie erleben, wie sie am Ende von einer weitaus größeren Freude erfüllt ist als zu Beginn, als der musikalische «Schicksalsweg» mit allen Höhen und Tiefen noch im Unhörbaren verborgen lag.

§ *Willensschulung*
Ein guter Wille reicht noch nicht aus. Wille muß tatkräftig werden. Wenn es darum geht, sich für etwas zu entschließen, braucht das Kind eine Hilfe. Dabei jedoch darauf achten, daß Sie ihm niemals mehr helfen als unbedingt notwendig, um in Schwung zu kommen.
Feinsinnig müssen wir versuchen, am Kinde abzulesen, wozu es Lust «hätte», und wenn wir an seinem Schicksalsfaden anzuknüpfen verstehen und ihm unser volles Vertrauen schenken, wird es uns willig folgen bis zu dem Tage, an welchem der junge Mensch diesen Schicksalsfaden selber aufgreifen will, um von nun an seinen Impulsen tatkräftig zu folgen.

Während eines Vortrages spricht Rudolf Steiner über eine Ursache der Epilepsie: «Wie unmittelbar nach dem Tode die Rückerinnerung an das vergangene Leben gleich einem Tableau vor die Seele tritt, so ist unmittelbar vor der Einkörperung eine Art Vorgesicht auf das kommende Leben vorhanden. Es kommt vor, daß Menschen, die in früheren Leben viel gelitten haben und sehr Schweres durchgemacht haben, beim Anblick der neuen Verhältnisse und Schicksale einen Schock bekommen und die Seele zurückhalten, (...) so daß nur ein Teil der Seele in den Körper eingeht.» Was bedeutet es für die Entwicklung des Kindes, wenn nur ein Teil seiner Seele in den Körper eingeht? Rudolf Steiner schildert, daß dadurch ein geistig behinderter Mensch oder ein an Epilepsie leidender Mensch geboren werden könnte.[23]
Das anfallkranke Kind hält sich mit dieser Krankheit, sie wurde früher «heilige Krankheit» genannt, die Verbindung zum Himmel offen. Die Angst vor

den irdischen Verhältnissen ist groß. So ist die Epilepsie ein Aufruf an alle Menschen, die Erde zu verwandeln, daß sie dem «Himmel» ähnlicher werde. Es hängt für das spätere Leben des Kindes viel davon ab, ob wir ihm zutrauen, daß es seine Erdenaufgabe gut machen wird, und daß wir ihm zeigen, daß es geliebt wird und willkommen auf dieser Welt ist.

Kreislaufschwäche

Ein kreislaufschwaches, blasses Kind zieht sein Blut vor der Welt zurück und drückt damit aus: Ich mag oder kann mich nicht mit der Erde verbinden. Die Blässe ist ein Bild dafür, daß Seelisches zu wenig in das Blut einzieht, zu wenig in das Stoffwechselleben eingreift.
Besonders zu der Zeit, wenn der junge Mensch die Erdenreife erlangt, bemerken wir vor allem bei den Mädchen, daß der Blutkreislauf bisweilen den Anforderungen noch nicht gewachsen ist. Es ist die Zeit, in der Röte und Bleichheit wie ein Spiegel des eigenen Seelischen zu «sprechen» beginnen: Die Mädchen nehmen ihr Seelisches meist in sich hinein. Sie erröten nach innen und erbleichen nach außen. Die Buben möchten manchmal am liebsten aus der eigenen Haut heraus. Sie erröten nach außen und erbleichen nach innen. «Erdenreif-werden» bedeutet, das Blut immer mehr mit eigenen Seelenkräften zu durchziehen und zu bewegen und auf das Schicksal hören zu lernen, das im eigenen Herzen zu tönen beginnt.
Die Freude auf das Leben, die Aufgaben, die der junge Mensch ergreifen will, die Länder, die er sehen will, die Menschen, welchen er begegnen will, sie alle bringen den Kreislauf in Schwung.
Andererseits kann die Seele auch eine große Verlassenheit überkommen: Hier stehe ich mit meinem Rucksack voll Schicksal! Allein! Und je mehr sich der Heranwachsende mit sich selbst beschäftigt und unentwegt in diesen Rucksack hineinschaut, desto größer wird die Angst, dies alles nicht zu bewältigen, desto mehr scheut er zurück vor seiner langen Wanderung!

Blasse Kinder fallen in der Schule dadurch auf, daß sie es schwerer haben, etwas im Gedächtnis zu behalten. Erwecken Sie bei ihm Freude für alles, was die Erde an Schönem bereithält. Wer mit warmem Herzen freudig etwas aufnimmt, der behält es auch leichter im Gedächtnis.

Wenn das Kind morgens nur mühsam aufwacht, ist es 15 Minuten später noch nicht fähig, ein ordentliches Frühstück angemessen zu verkraften und sollte daher nicht dazu gezwungen werden. Doch ist darauf zu schauen, daß es das Haus nicht verläßt, ohne zuvor in Ruhe ein warmes Getränk zu sich genommen zu haben. Denn das Flüssige ist Grundlage eines gesunden Kreislaufes. Bis zur ersten Schulpause sind die Organe «erwacht» und bereit, das

Brot zu verdauen. Inzwischen hat sich auch der Hunger, als einer der wichtigsten Verdauungshelfer, gemeldet.

Für chronisch kalte Hände und Füße: Ein Jahr lang Hand- und Fußflächen täglich dünn mit Kupfersalbe einreiben.

Von Zeit zu Zeit vor dem Schlafengehen dem Kind etwas sagen, das ihm Zuversicht gibt, so daß es sich darauf freuen kann, am nächsten Morgen wieder aufzuwachen!

Kuhmilchunverträglichkeit

Im Hinblick auf eine Kuhmilchunverträglichkeit kommt außer der Kuhmilch auch die Pflege, Fütterung und Züchtung der Kuh in Betracht und ebenso, wie die Milch vom Melken bis zum Abfüllen behandelt wird. Dazu einige Gesichtspunkte: Eingebettet zwischen Himmel und Erde ist das Tier ein «Kind» seiner Landschaft und bildet mit ihr ein harmonisches Ganzes. Eine Kuh, die in den Bergen beheimatet ist, muß sich an Hängen bewegen können, ihr Gang soll anmutig, elastisch, rhythmisch sein. Wenn dagegen die Euter groß und schwer, die Gelenke breit und der Gang schwerfällig geworden ist, hat sie sich der Umgebung entfremdet.

Solche Mißklänge zwischen Tier und Landschaft gehören zu den Folgen der künstlichen Besamung. Die Samen werden in Behältern aufbewahrt und in flüssigem Stickstoff gekühlt gehalten. Auf diese Weise reisen sie quer durch Europa.

Indem man z. B. die Zucht nur darauf ausrichtet, die Milchleistung zu steigern (eine Leistungskuh gibt mehr als 4000 Liter Milch im Jahr), überfordert und kränkt man einerseits den Stoffwechsel der Tiere und andererseits den des Menschen, der sich von den tierischen Produkten ernährt.

So ist die Euterentzündung (lat. «mastitis») schon zu einer Art «Berufskrankheit» des Milchviehs geworden. Dadurch werden die Grenzwerte für bestimmte Keime in der Milch häufig überschritten. Dem wiederum versucht man durch Antibiotika zu begegnen. Besonders strenge Auflagen gelten für die Abgabe von Vorzugsmilch. Hier ist es fast die Regel, daß die dafür vorgesehenen Kühe mit antibiotikahaltigen Salben behandelt werden. Für die Frage der Ursache einer Unverträglichkeit ist nicht nur von Belang, ob in der Milch noch Rückstände des Antibiotikums gefunden werden, sondern vor allem, daß den Tieren dadurch Lebenskräfte entzogen worden sind.

Kühe, die hinsichtlich ihres Stoffwechsels über Generationen einseitig überfordert worden sind, beginnen ihr Verhalten zu verändern: Sie werden aggressiver! Und damit sie sich weniger leicht verletzen können, ätzt man ihnen vielerorts ihre wunderschön geschwungenen Hörner herunter. Welche Folgen könnte das für die Milchbildung haben? Hornbildung hängt mit dem Wahrnehmen zusammen. Man denke, wie wichtig die Hornhaut der Augen für das Sehen ist. Das Kuhhorn gleicht einem schlanken, gewundenen Becher, aus welchem etwas wie in die Innenorganisation hineingegossen wird. Die Kuh

nimmt durch ihre Hörner ihren inneren Kosmos wahr. Und was sie wahrnimmt, das bildet an der Milch. Mit heruntergeätzten Hörnern ist diese Wahrnehmung gestört. Die Folgen einer solchen Wahrnehmungsstörung zeigen sich bis hin zur Beschaffenheit der Kuhfladen. Formlos platschen sie, durch Salze schwer geworden, zu Boden. Bei einer gesunden Kuh sollte der Fladen von einem feinen Kieselhäutchen überzogen sein als Zeichen eines durchlichteten Stoffwechsels. Doch solche Kuhfladen sind heute selten geworden.
Ein nächstes großes Problem ist das Wasser, welches die Tiere im Stall bekommen. Es ist Leitungswasser, welches sie sich durch Druck auf einen Hebel selber holen. Dieses Wasser, das Grundlage werden soll für das Bilden der Milch, kommt besonders im Winter viel zu kalt aus den Leitungen.
Durch alle diese Maßnahmen haben wir die Wesenheit, dem die einzelne Kuh angehört, tief verletzt. Das ist ein gewaltiges Problem, das da in Zukunft gelöst werden muß. Die Milch, die von einem Hofe stammt, der sich um die Verwirklichung dessen bemüht, was Rudolf Steiner im Landwirtschaftlichen Kurs[24] zur Heilung der Erde angeregt hat, gehört sicher zum Besten, was man sich für die Ernährung der Kinder wünschen kann. Doch auch *diese* Tiere tragen letztlich mit am gemeinsamen Schicksal aller Tiere und der ganzen Erde. Was hier im argen liegt, ist nicht nur Sache der Landwirte, sondern aller Menschen. Das Leid der Kreatur empfinden zu lernen, als sei es der eigene Schmerz, wird Ziel einer Gemeinschaft werden müssen, die für lange Zeit an der Heilung der Erde und der Erlösung der Tiere arbeiten will.
Durch ein künstlerisches Empfinden, das schon von Kindesbeinen an geschult werden müßte, könnte sich der Mensch einen Sinn erwerben für die Mißklänge zwischen Tier und Landschaft, aber auch für alles andere, was auf unserer Erde krank geworden ist.

Zur Behandlung der Milch nach dem Melken
Zunächst wird die Milch gekühlt. Dabei legt man Wert darauf, daß der Kühlvorgang möglichst schnell geschieht, damit die Milch weniger Blasen wirft und weniger Eigenleben entwickeln kann. Dadurch bleibt die süße Milch länger haltbar. Aber sie hält sich auch länger in den Verdauungswegen, d. h. sie ist schwerer verdaulich.

Hinweise zur besseren Verträglichkeit

§ Lassen Sie ein Ei faul werden und bewahren Sie es auf in einem verschraubbaren Glas. Daran lassen Sie das Kind zwischen den Mahlzeiten riechen. Damit rufen Sie alle eiweißverdauenden Kräfte in ihm auf.

⚕ Je früher ein Kind zur Welt kommt, desto weniger hat es die Fähigkeit, etwas zum Gerinnen zu bringen. Das aber muß mit der Milch im Magen geschehen, indem sie durch die Magensäure in einen festeren und flüssigeren Anteil getrennt wird. Wenn wir daher dem Kind die Milch als Sauer- oder Dickmilch geben, wird der Magen um diesen Verdauungsschritt entlastet.
Die Sauermilch wird noch besser verträglich, wenn man sie einen Tag bei Zimmertemperatur offen stehen läßt.

⚕ Wenn die Unverträglichkeit weiter bestehen bleibt, könnte versucht werden, neben den Schleimen oder der Sojamilch, zunächst nur wenige Löffel Sauermilch in der Weise dazuzugeben, daß die Mutter den jeweiligen Löffel für den Säugling(!) vorspeichelt.

⚕ Eine gute Hilfe bei Unverträglichkeiten ist das Einführen fester Mahlzeiten, damit vorher jeweils ein Hungergefühl aufkommen kann. Hunger ist eine wichtige Verdauungshilfe!

Leistenbruch

Ein Leistenbruch oder ein Bruch an anderer Stelle, z. B. am Nabel, entwickelt sich vor allem dort, wo das Bindegewebe nicht straff genug ist, um die Eingeweide zusammenhalten zu können. Manchmal besteht ein solcher Bruch schon von Geburt an, wenn z. B. der Leistenkanal offengeblieben ist, wie es besonders bei männlichen Säuglingen beobachtet wird. Hier war das Bindegewebe nicht nur zu schwach, sondern hat sich teilweise gar nicht gebildet. Eine Bruchentwicklung wird begünstigt, wenn ein Kind zusätzlich noch unter Blähungen leidet. Luft im Darm schafft Raumnot, so daß einzelne Darmabschnitte gegen die Bauchwand drücken, bis diese eines Tages an entsprechender Stelle nachgibt und zur Bruchpforte wird. Von außen sehen wir über der Leiste eine leichte Schwellung, die sich vergrößert, wenn das Kind schreit oder hustet. Ein solcher Bruch, welcher vorwiegend rechts vorkommt, kann durchaus wieder von selbst in die Bauchhöhle zurückgleiten bzw. läßt sich in einem warmen Bad vorsichtig zurückschieben. Es gibt Menschen, die mit ihrem Bruch jahrzehntelang keine Probleme hatten. Da er aber auch zu lebensgefährlichen Komplikationen führen kann und sich eine solche Bruchpforte nur selten von selber schließt, raten die meisten Kinderchirurgen zur Operation.

Masern

An einem Frühlingstag beginnt ein 6jähriges Kind zu schniefen und zu husten. Es fühlt sich elend und jammert, daß ihm der Kopf weh tut. Die Augen glänzen fiebrig und sind gerötet. Beim Fiebermessen klettert die Temperatur auf 38 °C, so daß Sie zunächst an eine leichtere Erkältung denken und das Kind ins Bett stecken. Bereits am dritten Tag scheint der kleine Patient überm Berg zu sein. Aber die Besserung hält nicht an! Die Nase beginnt erneut zu laufen, und der Husten wird schlimmer als in den Tagen zuvor. Auch die Stirn fühlt sich wieder heißer an. Diesmal mißt das Thermometer 40 °C! So könnten Masern beginnen.
Wer einem Masernkind am 2. oder 3. Krankheitstag in den Mund schaut, sieht entzündlich gerötete Schleimhäute, und bei manchen Kindern entdeckt er auf den Wangenschleimhäuten seitlich hinten, wo die oberen bzw. unteren Backenzähne zu erwarten sind, kleine weiße festhaftende Stippchen, die von einem rötlichen Hof umgeben sind. Diese sog. *«Koplik'schen Flecken»* erlauben die sichere Diagnose: Masern. Da sie aber recht bald wieder verschwunden sind, werden sie meist übersehen.
Am 4. Tag wendet sich die Röte nach außen. Zuerst erscheint der Ausschlag hinter den Ohren, im Gesicht, am Hals und zwischen den Schulterblättern. Und wie das Blut vom Herzen in die Beine fließt, «fließt» auch die Masernröte von oben nach unten, jedoch viel langsamer, d. h. wenn der Ausschlag am Hals schon fast verschwunden ist, kann er an den Waden noch voll sichtbar sein. Dort, wo er eben erst beginnt, sehen wir kleine hellrote Flecken, die allmählich größer werden und zu leicht erhabenen, dunkelrot bis violett gefärbten Flächen wie Wasserfarben ineinanderlaufen. Diese sind unregelmäßig begrenzt und heben sich deutlich gegen den blassen Hautuntergrund ab.
Wenn die Hauterscheinungen nach einigen Tagen abklingen und die Temperaturen fallen, dauert es nicht mehr lange, bis sich das Kind besser fühlt. Dann erinnert nur noch eine kleieartige Hautschuppung an die durchgestandene Krankheit.
Hinweis: Die Schuppung bei Masern spart Handinnenflächen und Fußsohlen aus und unterscheidet sich darin wesentlich von Scharlach, bei welchem sich die Haut gerade hier in größeren Fetzen abschält.
Mit seinen Sinnen ist das Masernkind außerordentlich empfindlich. Wenn sein «Nervenkleid» aus unterschiedlichen Gründen, dazu gehören Sinnesüberrei-

zung, Abwehrschwäche oder chronische Krankheiten, geschwächt und daher besonders anfällig ist, könnte sich aus einer harmlosen Reizung des Gehirns eine schwere Entzündung entwickeln. Das ist bei der Pflege zu berücksichtigen (s. u.).

Zur Pflege

⚕ Was «herausschlägt», braucht nicht «hineinzuschlagen». Bei sehr schwer und tödlich verlaufenden Masern konnte beobachtet werden, daß der Ausschlag vergleichsweise gering oder gar nicht zum Vorschein kam. Wir wissen, daß durch die Erwärmung und Durchblutung der Haut Abwehrkräfte gesteigert werden. Bei Masern schafft sich der Körper selber diese Erwärmung und Durchblutung der Haut durch den Ausschlag, der als körpereigener Heilungsversuch zu begrüßen ist. Deshalb fördern Sie den Ausschlag! Bügeln Sie beispielsweise feuchte Wäsche im Krankenzimmer. Der Wasserdampf zieht das Blut in die Haut, und gleichzeitig hat das kranke Kind die Mutter bei sich. Wenn sich der Ausschlag aber nicht richtig entwickeln will, hilft eine Senfauflage rechts und links der Wirbelsäule (S. 248).

⚕ Neben der Krankenkost (S. 119) braucht das Masernkind vor allem viel zu trinken. Überall möchte der Lebensleib im Wäßrigen tätig werden, verwandeln, bilden, bis an die äußere Haut. Sie können sogar versuchen, dem Körper mit Hilfe eines sehr langsam durchgeführten Einlaufes (S. 239) zusätzlich auch über den Darm Flüssiges anzubieten. Darüber hinaus reinigt er den Darm und hilft abzuleiten und hinunterzuziehen, was in den Atemwegen staut.
Achtung! *Ein* kühler Wind oder nur *einmal* kurz mit nackten Füßchen in die Küche rennen, kann dem Wärmeorganismus eine solche Wunde schlagen, daß sich eine Mittelohrentzündung oder Lungenentzündung anschließt.

⚕ Um einer Gehirnkomplikation vorzubeugen, sind die Sinne ganz besonders zu schonen. Das bedeutet, wenig Geräusche, wenig Licht, wenig Geruch, aber um so mehr Liebe und Geborgenheit.

Die Erholungszeit nach Masern dauert in der Regel länger als bei anderen Kinderkrankheiten. Je weniger Kräfte es am Krankheitsbeginn hatte, desto größer kann die Erschöpfung anschließend sein. Es wird berichtet und läßt sich auch immer wieder beobachten, daß Ähnlichkeiten mit Familienangehörigen nach Masern geringer geworden sind. Für Eltern, die ihre Kinder zur Freiheit erziehen wollen, ist das eine Freude. Für das Kind selber könnte es zunächst aber auch einen Schmerz bedeuten. Denn mit jemandem ähnlich zu sein, schafft auch ein Gefühl von Geborgenheit, Sicherheit, Vertrautheit. So wird verständlich, weshalb sich manche Kinder nach Masern sehr einsam und keineswegs glücklich fühlen und erst viel später Freude an der gewonnenen Eigenständigkeit haben. So sollte es mindestens eine fieberfreie Woche noch im Schutze der Familie bleiben dürfen.

Mittelohrentzündung

Ein Kind, das Ohrenschmerzen bekommt, aber auch ein Kleinkind, das plötzlich über Bauchschmerzen klagt, könnte eine Mittelohrentzündung haben.
Bei einer Mittelohrentzündung sowie anderen entzündlichen Krankheiten im Kopf- und Halsbereich ist das lymphatische Gewebe im Bauchraum als eine wichtige Bildestätte für Abwehrkörper außerordentlich beteiligt. Mitunter verursachen diese Reaktionen besonders bei Kleinkindern oftmals Bauchschmerzen, bevor die Ohren anfangen weh zu tun. Deshalb schaut der Arzt zunächst in die Ohren, wenn ein schreiendes Kleinkind mit hochrotem Kopf auf seinen Bauch zeigt. Die Ohrenschmerzen beginnen meist plötzlich und heftig gegen Abend, manchmal mit hohem Fieber.

⚕ Hier ist es wichtig, *sofort* etwas zu zun, d. h. nicht erst eine Stunde später. Dann ist häufig eine ebenso plötzliche Besserung zu erreichen: Eine Zwiebel kleinhacken und in ein dünneres Tuch einschlagen, anschließend so lange auf einem Sieb über kochendes Wasser halten, bis Zwiebeldämpfe aufsteigen. Dann das Tuch mit den Zwiebeln dem schmerzenden Ohr aufbinden.

⚕ Ab sofort dem Kind nur noch Sauermilch oder Getreideschleime geben, bis die Schmerzen deutlich zurückgegangen sind.

⚕ Einlauf (S. 239).

⚕ Warum bekommen gerade temperamentvolle Kleinkinder, die es schwer haben, ihre «Pferde zu zügeln», eine Mittelohrentzündung? Was bedeutet es, wenn einem die «Pferde durchgehen»? Sie hören nicht mehr! Wenn aber die Kinder auf das Wort der Eltern nicht mehr hören wollen, könnte diese seelische Schwerhörigkeit in die leiblichen Ohren schlüpfen. Wenn die Vorbilder sich ganz besonders in dieser Zeit bemühen, innerlich auf einen anderen Menschen hinzuhören, werden die leiblichen Ohren des nachahmenden Kindes besser heilen.

Mumps

Die meisten Mumpserkrankungen verlaufen unbemerkt. Möglicherweise hat das Kind irgendwann einmal Bauchweh gehabt oder war tagelang schlechter Laune. Es ist wichtig, ein Gefühl dafür zu entwickeln, wann man ein Kind einfach einmal in Ruhe lassen muß, auch wenn es offensichtlich (noch) nicht krank ist, wann man es nicht zum Essen zwingen sollte, sondern ihm seinen Tee gibt und es auch einmal ohne Frühstück zur Schule gehen läßt. Vielleicht ist es gerade dadurch fähig gewesen, sich gegen den Ausbruch einer Krankheit zu wehren.

Der (!) Mumps ist eine entzündliche Krankheit der Drüsen, vor allem der Ohrspeicheldrüsen. Dabei entsteht zuerst auf der einen und 1 bis 2 Tage später meist auch auf der anderen Seite eine teigige Schwellung vor und hinter dem Ohr, durch welche das Ohrläppchen etwas absteht. Diese Schwellungen bleiben einige Tage bestehen, und häufig stellt sich auch Fieber ein.

Mumpskinder könnten auf den ersten Blick Geschwister sein, Geschwister vom «Ziegenpeter», dem sie ähnlich geworden sind durch die Schwellungen an der unteren Gesichtshälfte, welche im Vergleich zur oberen einen recht ungeformten, massigen Eindruck macht.

Besondere «Künstler», wenn es darum geht, nach einer körperlichen Ausbuchtung ihre ursprüngliche Leibesform wiederzuerlangen, gibt es unter den Schlangen. Eine Schlange, die gerade ein Beutetier verschlungen hat, kann ziemlich unförmig aussehen, doch mit der Zeit gelingt es ihr, überall wieder ebenmäßig schlank zu werden. Die Organanlage, die beim Menschen zur Ohrspeicheldrüse geworden ist, hat sich bei vielen Schlangenarten zur Giftdrüse spezialisiert. Wenn aber der Speichel des Menschen ein wenig zu giftig wird, so ist dies ein Zeichen von Krankheit.

Der spärlich fließende Speichel geht einher mit einer Austrocknung der Mundschleimhaut, so daß alles Saure, z. B. Zitronensaft, weh tut. Denn es kann infolge mangelhafter Speichelbildung nicht ausreichend verdünnt werden. Auch das Kauen schmerzt und reizt die enzündeten Drüsen.

Bei fast jedem dritten Mumpskind entwickelt sich eine leichte Gehirnentzündung. Diese führt jedoch bei Mumps sehr selten zu Komplikationen.

Unserer besonderer Aufmerksamkeit bedürfen hingegen die Ohren. Denn Mumps ist die häufigste Ursache einseitiger kindlicher Ertaubung. Durch die Impfung kann einer solchen Ertaubung vorgebeugt werden. Andererseits

muß in diesem Zusammenhang darauf hingewiesen werden, daß durch Taubheit die Wahrscheinlichkeit, an Krebs zu erkranken, deutlich geringer wird.
Wenn Sie Mumps ohne Impfung mit dem Kinde durchstehen wollen, und ohne Impfung werden zwei von drei Kindern daran erkranken, sollten Sie daher vor allem die Ohren schützen und warm halten.
Wenn das Fieber nach einer Woche erneut ansteigt und das Mumpskind über Bauchweh klagt, könnte die Bauchspeicheldrüse entzündet sein. Und bei älteren Kindern kommen Entzündungen an Hoden und Eierstöcken in Betracht. Bei Verdacht auf Bauchspeicheldrüsenentzündung, Hodenentzündung bzw. Eierstockentzündung ärztlichen Rat einholen.
Während der Mumpserkrankung übt das Kind, die eigene Form, die eigene Gestalt, das eigene Gesicht neu herauszuplastizieren. Solche Fähigkeiten braucht es ein Leben lang, wenn es beim Verdauen der vielfältigsten Nahrungsmittel seine Gestalt überall immer wieder bilden und bewahren muß.

⚕ Zur Schonung der außerordentlich empfindlichen Drüsen eignet sich die leicht verdauliche Säuglingsnahrung, jedoch an Stelle der süßen Milch Sauermilch geben, aber nur in kleinen Mengen.
Um Komplikationen, z. B. an der Bauchspeicheldrüse, vorzubeugen, sollte diese Schonkost auch noch in der zweiten Woche beibehalten werden.

⚕ Warme Ölwickel den Schwellungen auflegen.

Muttermilchunverträglichkeit

Mit ihrer Milch, welche die Seele des Kindes zur Erde geleitet, schenkt die Mutter dem Kinde ein Stückchen von sich selbst. Im Mutterleib trinkt es noch Fruchtwasser, dort sind Hunger und Durst noch eins. Erst wenn es anfängt zu atmen, meldet sich der Hunger. Luft und Hunger gehören zusammen. Das kommt in der Wortbildung «Lufthunger» wunderbar zum Ausdruck.

⚕ Bei der Muttermilchunverträglichkeit ist zu prüfen, ob im Seelischen der Mutter nach der Geburt noch etwas zurückgeblieben sein könnte, was damit beschäftigt ist, das Kind herauszutreiben und vom eigenen Körper zu trennen, um so mehr, wenn geburtshilfliche Instrumente wie Zange oder Saugglocke angewendet wurden oder ein Kaiserschnitt notwendig geworden war. Dieses Seelische könnte das Kind im Leiblichen nachahmen und die Milch der Mutter abwehren. Hier würde eine künstlerische Arbeit helfen, jene Kräfte, die in der Mutter zum Gebären zurückgeblieben sind, herauszubekommen, indem man sie beispielsweise verwendet, um etwas Schönes zu plastizieren und so sorgfältig durchzugestalten, daß die fertige Plastik am Ende aufgestellt werden kann.
Das Kind versuche man eine Weile etwas (!) fester zu wickeln. Viele Säuglinge werden dadurch ruhiger und wehren sich weniger, vielleicht weil sie sich gehalten fühlen. Heute ist das Wickeln der Kinder seltener geworden. Doch auf alten Bildern können Sie das in der Krippe liegende Jesuskind manchmal von unten nach oben gewickelt dargestellt finden.

⚕ Wenn die Mutter nach der Geburt harntreibende Medikamente zur Wasserausschwemmung bekommt, dann schmeckt dem Säugling häufig die Milch nicht mehr. Mehrmals habe ich beobachtet, daß ein Säugling nach dem Fortlassen der Wassertabletten die Brust wieder angenommen und die Milch wieder vertragen hat.

⚕ Ein guter Helfer bei Unverträglichkeiten aller Art ist der Hunger! Daher regelmäßige Stillzeiten einhalten, damit der Hunger kurz vorher aufkommen kann.

⚕ Die Muttermilchunverträglichkeit könnte auch eine Folge davon sein, daß sich die Mutter seelisch immerzu gegen etwas zur Wehr setzen muß. In einem solchen Fall müßte sie versuchen, sich entsprechenden Situationen zu entziehen. Damit ist nicht gemeint, auf lange Sicht jeder Schwierigkeit aus dem Wege zu gehen, sondern Auseinandersetzungen so lange von sich abzuhalten, bis das Kind weniger abhängig von den Empfindlichkeiten seiner Vorbilder geworden ist.

Nasenbluten

Nasenbluten kommt am häufigsten bei Kindern um das 10. Lebensjahr vor und wird meistens ausgelöst durch das Bohren in der Nase. Warum bohren Kinder in der Nase? Möglicherweise haben sie empfindliche Schleimhäute, die ungenügend abdichten und daher leichter verletzlich sind, deren Selbstreinigung gestört ist, die jucken und dazu reizen, den Finger in die Nase zu stecken. Sowohl beim Bohren als auch beim Schneuzen entstehen kleine Wunden, aus welchen es ein wenig zu lange blutet. Das wiederum könnte ein Hinweis sein, daß das Blut nicht schnell genug gerinnt. Damit aber würde sich eine belastete Leber melden. Denn die Leber ist immer dann beteiligt, wenn etwas Flüssiges gerade dazu übergehen will, Gestalt anzunehmen, so auch bei der Blutgerinnung, wenn aus dem strömenden Blut Teilchen für das Gerinnsel abgeschieden werden und auch, wenn sich um Fließendes Häute bilden, wie die Innenhäute der Blutgefäße. So verdankt der Mensch vor allem seinem Leberorgan, daß er als «Wassersäule» Gestalt annehmen kann, ohne zu zerfließen.
Das Nasenbluten könnte man als einen kleinen «Aderlaß» betrachten, den sich der Körper geschaffen hat, um etwas auszuleiten, das von der Leber nicht mehr umhäutet und zusammengehalten werden kann.

⚕ Zunächst nichts weiter tun als den Kopf vorbeugen lassen, um zu vermeiden, daß das Blut in die tieferen Atemwege gelangen kann. Wenn das Bluten nach 10 Minuten nicht aufgehört hat, so legen Sie dem Kind etwas Kaltes auf den Nacken. Bleibt auch dann der Erfolg aus, den HNO-Arzt aufsuchen. Während der Fahrt darauf achten, daß der Kopf nach vorne gebeugt bleibt.

⚕ Wenn ein Kind *mehrmals* leichtes Nasenbluten hat, sollten Sie die Ursache abklären lassen.

⚕ Im Anschluß an Nasenbluten den Stoffwechsel entlasten durch Krankenkost (S. 119) und die Leber pflegen (S. 255).

Nebenhöhlenentzündung

An seinem Kopfe hat der Mensch knöcherne Höhlenbildungen unterschiedlichster Art. Einige davon sind mit Gewebe ausgefüllt, wie Augenhöhlen und Schädelhöhle, andere mit Luft. Die luftgefüllten Kopfhöhlen entstehen, indem sich Knochengewebe zurückbildet, ohne erneuert zu werden. An diesen Höhlen ist bemerkenswert, daß sie im Unterschied zu anderen Kopfhöhlen, z. B. den Augenhöhlen, innen leer sind. Somit fehlt der physische Leib. Das wiederum ist ein Zeichen, daß sich ätherische Kräfte herausgelöst haben, um von nun an im Seelischen die Gedanken zu beleben, d. h., die Höhlen haben sich in «Gedankenträger» verwandelt.

Die ersten Höhlen, die sich auf diese Weise während der ersten Schuljahre öffnen, sind die rechts und links unterhalb der Augenhöhlen gelegenen Kieferhöhlen.

Wenn nun in den Höhlen Eiter fließt, gerät der Gedankenfluß ins Stocken. Das kann geschehen, wenn im Vorstellungsleben Kräfte brachliegen, weil das Kind z. B. dazu angehalten wird, in toten Begriffen zu denken. Dann neigen die luftgefüllten Kopfhöhlen wiederum dazu, sich mit Leben zu füllen, so daß sich die Schleimhäute entzünden und Eiter die Luft verdrängt.

Symptome der Kieferhöhlenentzündung

- Schnupfen, der länger als zwei Wochen anhält.
- Hustenreiz, vor allem nachts und vor dem Aufstehen, der von einer Schleimstraße ausgelöst wird, die sich durch das Liegen an der hinteren Rachenwand entlang zieht.
- Leichte Temperaturerhöhung, ohne sichere Anzeichen einer Erkältungskrankheit.
- Kopfschmerzen, die sich durch Erschütterungen, z. B. beim Reiten und auch beim Bücken, verschlimmern.
- Druckschmerz am unteren Rande der Augenhöhle.

Von den Kieferhöhlen können Sie sich bei Kindern ab dem 9./10. Lebensjahr auf folgende einfache Weise ein Bild machen. Sie brauchen eine Taschenlampe, die mit Lichtreflektoren ausgestattet ist und vorne ein *flaches* Gläschen hat mit einem Durchmesser von ca. 1,5 cm.

Selbstversuch: In einem dunklen Raum stellen Sie sich vor einen Spiegel und setzen Ihre Lichtquelle fingerbreit unterhalb des rechten bzw. linken Augenwinkels, dort, wo der feste Oberkieferknochen zu tasten ist, fest auf die Haut, so daß das Licht in das daruntergelegene Knochengewebe scheint. Nun öffnen Sie so weit wie möglich den Mund und neigen Ihren Kopf etwas nach hinten. Wenn die Kieferhöhle «frei» ist, erscheint an der hinteren Rachenwand ein rötliches Licht. Das gleiche führen Sie auf der anderen Seite durch. Dort wo der rötliche Schimmer schwächer zu sehen ist, könnte die Höhle durch entzündliche Veränderungen verlegt sein, vor allem im Zusammenhang mit den oben genannten Symptomen.

Zur Therapie

- Bei *chronischer* Kieferhöhlenentzündung: 3 Tage mehrmals täglich je 5 Minuten Kamillendampf einatmen. Das Kind soll versuchen, den Dampf so einzuatmen, als ob es an einer Blüte riechen würde. Damit der dampfende Topf länger heiß bleibt, soll der Kopf dabei unter einem Handtuch verschwinden.
- Krankenkost (S. 119).
- Auf warme Füße achten, ggf. ansteigendes Fußbad (S. 242).
- Ein einfaches Volkslied mit mittlerer Tonlage sehr langsam auf «ng» singen lassen. Dabei den Mund leicht öffnen und den Kopf etwas nach vorne beugen, so daß der Hals hinten länger wird. Die Zunge soll locker und entspannt am Mundboden liegen und hinter der unteren Zahnreihe bleiben. Beim Selbstversuch können Sie bei richtiger Ausführung mit den locker auf der Nase liegenden Fingerkuppen fühlen, wie die Nasenflügel leicht zu vibrieren beginnen. Diese Übung mehrmals täglich durchführen.

Neurodermitis

Bei einem allergischen Hautausschlag, eine der verschiedenen Formen ist die Neurodermitis, wird man plötzlich auf die Haut, von der man sonst kaum etwas wahrnimmt, aufmerksam. Sie juckt und rötet sich, saugt sich voll Wasser, hebt und spannt sich. Das Kind fängt an, sie aufzukratzen, bis blutige, nässende Wunden entstanden sind. Erst dann hat es eine Weile Ruhe. Die offenen Wunden rufen Heilkräfte auf, und bald beginnen feste Teilchen dorthin zu strömen, um sie abzudichten und zu schließen. Dann aber kehrt der Juckreiz zurück, und alles geht wieder von vorne los. Welche Rolle das Seelische dabei spielt, erfahren Sie, wenn Sie das Kind beim Spielen beobachten. Je mehr es einer Tätigkeit hingegeben ist, desto weniger beachtet es die Haut. Sobald es aber müde wird, muß es auch gleich wieder anfangen zu kratzen.
Bei der Neurodermitis ist der Fluß von Körpersäften zur Haut gesteigert. Das aber könnte schon ein Anfang der Heilung sein. Denn Wäßriges läßt der Körper dorthin fließen, wo etwas gelöst werden soll.

⚕ Wir greifen diesen Anfang sinnvoll auf, indem wir die Haut beleben, durchbluten und durchlässiger machen, mit dem Ziel, das Wäßrige mit allem, was darin gelöst ist, in Bewegung und teils durch die Haut zur Ausscheidung zu bringen. Dafür eignen sich Überwärmungsbäder (S. 243) mit nachfolgendem Schwitzen.

⚕ Gleichzeitig müßten die Nieren gepflegt werden (S. 256). Denn auch sie schaffen Gleichgewichte im Wasser- und Salzhaushalt des Körpers.

⚕ Allergien bessern sich, während der Mensch fastet. Der Erfolg ist jedoch in der Regel nicht von langer Dauer. Aber wir können den Schluß daraus ziehen, daß der Zustand der Haut durch die Art der Ernährung zu beeinflussen ist. Die Kunst besteht nur darin, das Kind so zu ernähren, daß das Verdauen sich nicht bis zur Haut ausweiten muß. An manchen Allergiekliniken geht man folgendermaßen vor: Man streicht zunächst fast alle Nahrungsmittel. Dann erweitert man stufenweise den Speiseplan, läßt bei Verschlimmerungen entsprechendes wieder weg und führt sorgfältig darüber Buch. Am Ende kann ein Diätplan erstellt werden, durch welchen, sofern er streng eingehalten wird, die Hauterscheinungen zurückgehen oder sogar ganz ausbleiben. Vielleicht ist es nach einigen Monaten gelungen, neue Ver-

dauungsfähigkeiten zu erwerben, so daß der Diätplan langsam erweitert werden könnte.
Möglicherweise wird es aber niemandem so flink gelingen, herauszufinden, was ein Kind verträgt, wie einer aufmerksamen Mutter. Denn in aller Regel ißt eine Familie doch immer wieder ähnliche Dinge, diese Haferflocken, diese Butter, dieses Brot. In einer Klinik müßte das alles erst erfragt werden. Wie es einer Mutter über Wochen gelungen ist, eine für ihr Kind verträgliche Ernährung zu finden, können Sie nachlesen in dem Buch von Erika Schneider: Neurodermitis – Der geglückte Behandlungsversuch einer Mutter, erschienen im Trias-Verlag.

§ Bei vielen Kindern läßt sich eine Besserung erreichen, wenn man auf tierisches Eiweiß verzichtet. Manche Kinder vertragen jedoch Milchprodukte in ihrer sauren Form, d.h. Sauermilch, Dickmilch, Sauerrahmbutter, saure Sahne.

§ Vor allem aber streng (!) jede Art von Zucker meiden. Viele Nahrungsmittel werden erst durch den Zuckerzusatz unverträglich (S. 118).

§ Es lohnt der Versuch, die kranken Hautstellen mit der «Rescue-Cream» von Dr. Bach zu heilen. Dabei handelt es sich um eine Blüten-Tautropfen-Therapie.

§ Ölschlürfen, siehe S. 255.

§ Wenn ein Kleinkind sich immerzu die Haut aufkratzt, als ob es aus ihr herausschlüpfen wollte, ergeht es nicht selten einem Vorbild im Seelischen so. Tiere, die auf engem Raum miteinander leben müssen, beginnen sich selbst zu beißen. Doch das Tier muß sich entsprechend verhalten, der Mensch dagegen kann das, was sich zunächst nicht ändern läßt, freiwillig als Aufgabe betrachten, um daran zu lernen. Wer innerlich so viel an sich gearbeitet hat, daß er fähig ist, mitten im Tohuwabohu eine Grenze um sich zu ziehen, die unverletzlich ist, daß ihn z.B. die Auseinandersetzung mit dem Nachbarn nicht mehr aus dem Gleichgewicht bringen kann – im Gleichgewicht zu sein, ist eine Frage der Balance und hat nichts mit Gleichgültigkeit zu tun –, hilft der Haut des kleinen Kindes eine heile, unverletzliche Hülle zu werden. Im Hinblick auf entsprechende Auseinandersetzungen könnte einem der Gedanke weiterbringen, daß sie möglicherweise eine Fortsetzung aus vergangenen Erdenleben sind. Wer solche Dinge in sein Leben einbezieht, erträgt einen schwierigen Nachbarn und klagt nicht: Ach, wäre er doch nie hierhergezogen!, sondern vertraut darauf, es diesmal miteinander durchzustehen, um frei zu werden, um wirklich einmal neu miteinander beginnen zu können. Der Mensch ist ja so beschaffen, daß er noch nicht von sich aus Beziehungen sucht, die ihm voraussichtlich Schwierigkeiten bereiten, sondern er muß noch ein wenig dazu angehalten werden. So suchen wir gemeinsam mit unserem Engel in der Nacht immer wieder nach neuen Möglichkeiten, um doch noch zu lernen, wovor wir tagsüber davongelaufen sind. Wenn es aber einmal geschafft ist, verschwindet plötzlich der unkünstlerische Gartenzwerg von ganz allein aus Nachbars Garten, weil ihn der Sohn mitnimmt. Statt dessen steht des Nachbarn Enkelkind am Zaun und schaut zu Ihnen herüber!

Siehe auch: «Allgemeine Gesichtspunkte zur Allergie» (S. 55 ff.),
«Haut und Hautausschlag» (S. 141 ff.),
«Ernährung» (S. 113 ff.).

Notfälle

Ein 12jähriger Bub hatte in mehreren Fächern «mangelhaft» und «ungenügend». Bei Klassenarbeiten blieben seine Blätter bis auf einige durchgestrichene Wörter nahezu leer. Ich stellte ihm daraus mehrere Fragen, die er recht ordentlich beantwortete. Als ich wissen wollte, weshalb er das nicht aufgeschrieben habe, gab er mir eine Antwort, daß auch für diejenigen zutreffen könnte, die beim Anblick eines Unfalls das Weite suchen, statt beherzt zu helfen: «Ich habe immer solche Angst, daß ich nicht *so* antworten kann, wie es von mir erwartet werden müßte, wenn ich aufgepaßt hätte.» Also überlegten wir, wie er es *trotz* seiner Vorbehalte schaffen könnte und einigten uns auf das Folgende: Bei der nächsten Arbeit sollte er sich zunächst alles einmal durchlesen und, wenn nötig (!), feststellen, daß er die Fragen nicht in der gewünschten Weise beantworten können wird. Dann würde er, allerdings *nur* in Gedanken, sein leeres Blatt abgeben und sich mit einem zweiten Blatt wieder an seinen Platz setzen und die gleichen Fragen noch einmal bearbeiten, diesmal aber für jemanden, der gar nicht weiß, was im Unterricht darüber gesprochen worden ist, sondern der einfach neugierig darauf ist, was er zum Thema jetzt und hier zu sagen habe, wie man es auch von einem Forscher erwarten würde. Als ich ihn nach vielen Monaten wiedersah, waren die schlechten Noten aus seinem Zeugnis verschwunden. Seine Antwort auf die Frage, wie er das nur geschafft habe, möchte ich allen ans Herz legen, die Angst haben, im Notfall das Falsche zu tun: «Immer wenn ich etwas nicht mehr wußte, habe ich einfach angefangen nachzudenken, wie der *erste Mensch*!»

Nach einem Unfall kommt es immer wieder vor, daß die Ersthelfer sich bemühen, einen Verletzten in die «stabile Seitenlage» zu bringen, ohne *zuvor* das Wichtigste überprüft zu haben: Ob er noch am Leben ist. Die Frage nach dem Leben ist hier vor allem die Frage nach der Atmung. «Da bildete Gott den Menschen aus Erde und hauchte ihm Lebensodem in die Nase. So ward der Mensch eine lebendige Seele.»[26]

Und wenn Sie vergessen haben, was bei einem Atemstillstand zu tun ist (S. 69ff.), so denken Sie daran, was der 12jährige Bub ausgesprochen hat!

Darüber hinaus sind Sie als Helfer nicht allein. Wenn ein Unfall gerade noch einmal glimpflich abgegangen ist, läßt mancher die Bemerkung fallen, daß der Betreffende wohl einen Schutzengel gehabt habe. Wie aber kommt es, daß ein Mensch, der möglicherweise gar nicht an Engel glaubt, im Zusammenhang mit

Notfallsituationen das Wort «Schutzengel» so leicht über die Lippen bringt? Ein Notfall erfordert ein höchstes Maß an Geistesgegenwart. Wo aber der Geist gegenwärtig ist, ist die geistige Welt nahe. So «regnet» es mitten in ein solches Ereignis Zufälle. Und aus allem, was da geschieht, ergibt sich oft ein ganz neues Schicksal. Ist ein Unfall also vorbestimmt? Nicht unbedingt! Nehmen wir einmal an, daß auf einen Menschen ein neuer Schicksalszusammenhang wartet, dieser Mensch jedoch taub für dasjenige ist, was in seinem Leben zur Verwandlung ruft. Hier könnte ein Unfall helfen, gewohnte Bahnen zu durchbrechen und das Leben neu zu überdenken. Hingegen könnte ein Mensch, der seine gesamte Aufmerksamkeit darauf richtet, wenn sich in seinem Leben ein Neubeginn anbahnt, ein entsprechendes Ereignis verhindern. Denn *dieser* Mensch handelt aus sich heraus und ohne einen Unfall zu brauchen *geistesgegenwärtig*. Wo Menschen geistesgegenwärtig sind, fließt in ihr Handeln Hilfe aus der geistigen Welt, wenn sie es wollen! Dann sind menschliche Taten wie ein Leib für die helfenden Engel.

Ohnmacht

Im Zustand der Ohnmacht versucht der Körper eine Durchblutungsstörung zu heilen. Durch die flache Lage wird vor allem die Durchblutung des Gehirnes erleichtert.

Zeichen:

- Blässe.
- Kalte, schweißige Hände und Füße.
- Jagender, kaum tastbarer Puls.
- Blutdruckabfall.
- Schwaches, flaches Atmen.

Was tun?

Das Kind flach hinlegen, die Beine anheben, Fenster öffnen und laut ansprechen.
Kehrt nach 2 bis 3 Minuten das Bewußtsein nicht zurück, Notarzt rufen und Atmung und Puls überwachen, evtl. wiederbeleben.
Nachdem es zu sich gekommen ist, etwas trinken lassen und ein wenig zu essen geben.

Ursachen:

- Langes Stehen in überfüllten Räumen. Dadurch verlangsamt sich der Blutfluß, so daß peripher gelegene Körperteile wie Gehirn, Hände und Füße, nicht mehr ausreichend mit Blut versorgt werden können.
- Seelische Erlebnisse, z. B. ein Schreck, können den Blutfluß ins Stocken bringen.
- Unterzucker im Blut durch zu geringe Nahrungsaufnahme.
- Flüssigkeitsmangel.

⚕ **Vorbeugen:**

Das Kind könnte lernen, die Vorboten einer Ohnmacht zu erkennen und sich rechtzeitig hinzusetzen oder sich beim Stehen mit der rechten Hand fest an den linken Unterarm zu greifen. Das hilft ihm, «bei sich» zu bleiben.
Vor längerem Stehen Traubenzucker essen und schon morgens ausreichend trinken.

(Siehe auch «Kreislaufschwäche» S. 177 f.)

Der Pförtnerkrampf

Der Pförtner ist ein ringförmiger Muskel am Magenausgang, der durch Anspannen und Entspannen die Magenpforte schließt und öffnet. Er ist eine Scheide im Hinblick auf die Säureverhältnisse: Im Magen haben wir den sauersten Ort im Körper und gleich hinter dem Pförtner, im Zwölffingerdarm, fließen die Säfte bereits basisch. Der Pförtner wacht darüber, daß nicht zuviel Säure den Magen verläßt, denn sie würde Geschwüre in die Schleimhaut des Zwölffingerdarmes brennen.

Beim Pförtnerkrampf geschieht nun folgendes: Im Anschluß an das Trinken bleibt der Bauch noch ruhig. Sobald aber der Nahrungsschub am Magenausgang ankommt, manchmal erst nach einer halben Stunde, krampft sich der Pförtner jäh zusammen und schleudert den Mageninhalt so heftig in die gegenläufige Richtung, daß sie im hohen Bogen wieder ausgespeit wird. Wenn Sie dem Säugling nach dem Stillen die Hand auf das Bäuchlein legen, können Sie fortlaufende Wellen als Vorboten tasten. Den Pförtner fühlen Sie als eine olivgroße feste Geschwulst. Mit der Zeit nimmt seine Muskelmasse zu, wird dichter und läßt immer weniger Nahrung vorbei. Der Magen bekommt die Form eines Stiermagens. Für diesen ist es zweifellos richtig, wiederzukäuen. Wenn aber einem Menschen alles wieder hochkommt, liegt eine schwere Störung vor.

Der Pförtnerkrampf kommt am häufigsten bei männlichen Säuglingen in der 2. bis 4. Lebenswoche, aber auch noch im späteren Säuglingsalter vor, insgesamt bei jedem 300. Kind. Durch eine Operation kann der verhärtete Muskel geweitet, oder wenn nötig eingespalten werden. Wenn aber dieses Krankheitsbild rechtzeitig genug erkannt wird, daß man noch zuwarten kann, lohnt der Versuch, die Verkrampfung auf andere Weise zu lösen.

Der Pförtnerkrampf ist eine Art verzögerter «Nahrungsverweigerung». Denn zunächst hat der Magen die Nahrung angenommen. Andererseits entsteht am Magenausgang, dort wo der Aufbau anfangen sollte, ein dicker, harter Knoten und verwehrt ihr mehr und mehr den Durchtritt in den Zwölffingerdarm.

§ Es geht nun um die Frage, was geschehen muß, damit das Kind nicht nur bis zum Magen am Leben bleiben will. Denn mit dem Pförtnerkrampf zeigt das Kind ein Zurückschrecken der Seele vor dem Leben.

§ Ruhe für Mutter und Kind gehört zu den wichtigsten Voraussetzungen der Therapie. Wenn diese Ruhe zu Hause nicht möglich ist, sollte die Mutter mit ihrem Kind 1 bis 2 Wochen dorthin fahren, wo sie diese Ruhe findet.

§ Häufige, dafür aber kleinere Mahlzeiten, die sehr langsam und mit viel Liebe zu geben sind, besonders bei Säuglingen, die ihre ersten Lebenstage über die Magensonde ernährt worden sind, in welche die jeweilige Nahrungsmenge, besonders unter Berücksichtigung der fehlenden Vorverdauung im Mund, teilweise noch viel zu schnell hineingegeben wird.

§ Flaschenkindern versuchen, an Stelle der süßen Milch Sauermilch zu geben.

§ Täglich Baucheinreibung mit 0,1 %iger Kupfersalbe. Diese dünn auftragen und vorsichtig mit warmer Hand und wenig Druck einreiben.

§ Auf die Wärme achten. Im Winter ein dünnes Tuch vor die Atemwege, daß nicht die eisige Luft in die Lunge strömt und auch berücksichtigen, daß die Wärme einem Säugling vor allem über den Kopf verloren geht, so daß eine leichte Kopfbedeckung auch im Hause sinnvoll ist.

Polypen

Polypen sind traubenförmige Drüsengewächse der Rachenmandeln. Sie sitzen dort, wo der Nasenraum in den Rachen übergeht und sind auch bei weit geöffnetem Mund gerade nicht mehr sichtbar. Polypen haben die Neigung zu wuchern und die Durchlüftung im Nasen-Rachenraum zu behindern. Ein häufig verschnupftes Kind, das schnorchelt und schnarcht, könnte Polypen haben.

Wenn die Ohren nicht ausreichend belüftet werden, führt das zur chronischen Mittelohrentzündung. Das bedeutet, daß das Kind schlecht hört. Beim Kleinkind ist somit das Sprechenlernen gestört.

In den ersten Schuljahren, wenn sich die Nasennebenhöhlen öffnen, führt die mangelhafte Durchlüftung auch hier zu Entzündungen.

⚕ Der Nasennebenhöhlenraum hat eine besondere Beziehung zur Blase. Durch Nase und Mund «trinkt» das Kind im Mutterleib Fruchtwasser, und durch die Blase rinnt sein Wasser wieder in das Fruchtwasser hinein, während der Darm zu dieser Zeit noch ruht. Nach der Geburt tritt in der Nase Luft an die Stelle von Wasser. Dann atmet das Kind Luft ein, die Blase aber entläßt weiterhin Wasser.

In der Blase kommt nahe der Wasseröffnung nach draußen das Wasser zur Ruhe und in den Nasennebenhöhlen kommt Luft zur Ruhe nahe der Luftöffnung nach draußen.

Auch bei Krankheiten sind Entsprechungen zwischen Blase und Nase zu bemerken. So kommt die laufende Nase und die gereizte Blase bei vielen Kindern gleichzeitig oder im Wechsel vor.

So kann verständlich werden, daß eine monatelange Nieren- und Blasenpflege der Polypenbildung im Nasenrachenraum entgegenwirkt.

⚕ Eine weitere Möglichkeit ist die Operation, besonders für Kinder, welche schon mehrere Monate Beschwerden haben. Dadurch erfahren sie eine Erleichterung, die jedoch bei manchen Kindern nicht lange anhält. Das könnte zum einen daran liegen, daß ihnen das Atmen durch den Mund zur Gewohnheit geworden ist und sie die frei gewordenen Nasenräume auch *nach* der Operation nicht belüften. Zum anderen konnten ihnen durch die Operation «nur» die Polypen fortgenommen werden, aber nicht die leibliche Bereitschaft, die Nasenräume mit Stoffwechselvorgängen auszufüllen.

Daher ist *nach* einer Operation darauf zu achten, daß es aufhört, durch den Mund zu atmen und die Blase für einige Wochen eine Pflege bekommt (S. 258), damit der Körper die Erleichterung, welche ihm die Operation zunächst bringt, zu einer Umstimmung von Nase und Blase nutzen kann.

Pseudokrupp

Durch diese unglückliche Krankheitsbezeichnung soll der *Pseudo*krupp vom echten Krupp, der Diphtherie, abgegrenzt werden.
Beide Krankheiten betreffen die Schleimhäute im Kehlkopfbereich und treten zu einer Zeit auf, in welcher die Kinder anfangen, länger und öfter zu sprechen.
Der Krupp-Husten beginnt meist überraschend während der zweiten Hälfte der Nacht mit bellenden, harten und hellen Hustenstößen. Diese sind die Folge eines zähen Schleimes, der zum Husten reizt. Der Kehlkopf ist schon bei gesunden Menschen eine Engstelle, und wenn sich dort zusätzlich die Schleimhäute entzünden, wird es noch ein wenig enger. Dabei befällt das Kind die Angst, keine Luft mehr zu bekommen. Es ist aufgeregt und ruhelos, seine Stimme heiser, doch das Fieber bleibt in der Regel mäßig.
Bei jedem 100. Kind kommt es tatsächlich zu einer Atemnot. In diesem Falle fühlt es sich matt, hat einen schwachen jagenden Pulsschlag, die Lippen verfärben sich bläulich und die Nasenflügel bewegen sich als Zeichen dafür, daß die Bewegungen der Lungenflügel nicht mehr zum Atmen ausreichen. Solange das Kind aber bellend und ruhelos hustet, unzufrieden weint oder schreit, hat es noch genügend Luft und befindet sich nicht in Lebensgefahr.

§ Heiße Kompressen auf den Brustkorb.

§ Feuchte Luft im Krankenzimmer erleichtert das Atmen.

§ Ab sofort die Verdauung entlasten. Am besten ausschließlich Sauermilch und dazu eine Ernährung, wie sie der Säugling nach dem Abstillen haben darf.

§ Ein geregelter Stuhlgang vermindert die Notwendigkeit, husten zu müssen. Wenn das Kind verstopft ist, dauert es einige Tage, bis durch eine täglich leicht zu steigernde Flüssigkeitszufuhr ein regelrechter Stuhlgang wieder möglich wird (S. 83). Erst wenn die Organe unterhalb des Zwerchfelles wieder voll tätig sind, beginnen die Atemwege für die Luft frei zu werden.

§ Die Erfahrung, daß der Krupp-Husten mit einem Nebennierenhormon, dem sog. «Cortison», gebessert werden kann, dazu ein gehäuftes Vorkommen im Frühjahr und auch die Verschlimmerung des Zustandes durch Aufregung, lassen eine Verwandtschaft mit allergischen Krankheiten erkennen.

Durch eine «Cortison-»Behandlung vergrößert sich jedoch die Wahrscheinlichkeit, daß sich die Krankheit nach einigen Monaten wiederholt oder im Schulalter unterhalb des Zwerchfells als Harnweginfekt auftaucht, auch Bettnässen konnte ich mehrmals beobachten.
Umgekehrt könnte wiederum die Nieren- und Blasenpflege die Heilung der Atemwege vorantreiben (S. 256 f.).

§ Im Seelischen helfen innere Ruhe, liebevolles Anteilnehmen und die zuversichtlichen Gedanken: Bald wird alles wieder gut!

(Siehe auch «Husten», S. 147 f. sowie «Keuchhusten», S. 158 ff.)

Rachitis

Rachitis ist eine Krankheit, bei welcher der Knochen zu wenig Kalk einlagert, daher zu weich bleibt und dazu neigt, sich zu verformen und zu verbiegen. Rachitis beginnt im Säuglingsalter, jedoch nicht über Nacht, sondern sehr langsam. Anfangs sind vor allem die Kopfknochen betroffen, dann der Brustkorb und schließlich die Knochen der Glieder. So entwickelt sich diese Krankheit von oben nach unten. Überernährung und Übergewicht begünstigen das Verbiegen der Knochen.

Ob ein Kind die Veranlagung hat, Rachitis zu bekommen, kann ein erfahrener Arzt an der Weichheit der Schädelknochen und an der Größe der offenen Fontanellen tasten. Später könnte er am Brustkorb entsprechende Verdickungen bemerken. Doch dazu kommt es in der Regel gar nicht, weil er aufgrund des Tastbefundes am Schädel sofort einer rachitischen Entwicklung vorbeugen wird.

In Ländern, in welchen oft trübes, nebliges Wetter herrscht und die Sonne wenig scheint, wie in England, kommt Rachitis häufiger vor, daher die Bezeichnung «Englische Krankheit». Bei uns sind die «Winterkinder» öfter betroffen.

Es gibt nun mehrere Möglichkeiten, um der Rachitis vorzubeugen oder sie zu behandeln. Auf den ersten Blick scheint Vitamin D, das heute im Vergleich zu früher schon um ein Vielfaches niedriger dosiert wird, kaum zu schaden. Aus den Erfahrungen früherer Zeiten kann man aber wissen, daß sich durch eine zu hohe dosierte Menge von Vitamin D Kalk an falscher Stelle abzulagern beginn, z.B. an Sehnen, Muskeln, in Blutgefäßen und in Knochen. Wenn sich aber zuviel Kalk in die noch wachsenden Schädelknochen einlagert, bleibt der Schädel insgesamt etwas kleiner, wird härter und die Fontanellen schließen sich eher. Damit würde man eine organische Frühreife des Kindes fördern. Nun gibt es Kinder, die von sich aus schon dazu neigen, die Knochen vorzeitig zu härten und die früher als andere zu zahnen beginnen. Diese Kinder können bei Erkältungs- oder Kinderkrankheiten nur mäßiges Fieber erzeugen und haben somit im späteren Lebensalter eine erhöhte Bereitschaft zu Krebsgeschwulsten. Für diese Kinder ist es daher krankmachend, ihnen schon im Säuglingsalter Substanzen zu geben, welche in die Verhärtung treiben, wie Vitamin D, Calcium und Fluor. Für die Frage, ob und welche Menge Vitamin D notwendig ist, sollte einzig die Beschaffenheit der Knochen ausschlaggebend sein. Rachitis ist eine Krankheit, die man heilen kann, sofern man sie rechtzeitig erkennt. Die Folgen von zu hohen Dosen Vitamin D sind dagegen nicht mehr zu heilen.

§ Rachitis entsteht nicht nur durch einen Mangel an Vitamin D, sondern vor allem, weil der Körper dieses Vitamin nicht ordentlich verwerten kann und dem Knochen nur dann den Kalk ausreichend einlagert, wenn ihm größere Mengen von diesem Vitamin zur Verfügung stehen. Die Grundkrankheit besteht jedoch darin, daß der Knochen die Neigung hat, zu weich zu bleiben und sich nicht bis zur Härte zu verdichten.
Einer Angabe Rudolf Steiners zufolge sollte das Kind, das eine Veranlagung zur Knochenweichheit hat, vom blauen Himmelslicht beschienen werden. Man könnte z. B. an Tagen, an welchen die Sonne am blauen Himmel steht, die Fenster öffnen und das Kind, solange die Sonne nicht ins Zimmer scheint, vor das geöffnete Fenster bringen und es vom blauen Himmelslicht bescheinen lassen.

Das blaue Himmelslicht entsteht, wenn die Sonne auf das dunkle Weltall scheint. Das Himmelsblau führt die Seele in die Tiefe, und ihr Weg ist ein vom Lichte beschienener Weg. Die Seele des Kindes geht auch einen solchen Weg. Sie kommt aus dem Lichte und geht den langen Weg bis in den verdichteten physischen Leib.

(Siehe auch «Zahnprobleme» S. 225 ff.)

Röteln

Röteln beginnt meist wie eine leichtere Erkältungskrankheit mit Schnupfen, Halsschmerzen und druckempfindlichen Lymphdrüsenschwellungen, besonders am Hinterkopf entlang des «Mützenrandes».
Der Ausschlag kann sowohl dem Masern- als auch dem Scharlachausschlag ähnlich sein. Im Gesicht hat die flammende Röte rechts und links der Nase das Aussehen eines Schmetterlings. Das Fieber ist in der Regel nicht höher als 38,5 °C.
Im Schul- oder Kindergartenalter verläuft Röteln meist harmlos. Wenn dagegen die werdende Mutter in den ersten drei Monaten einer Schwangerschaft daran erkrankt, könnte das Kind Mißbildungen an Augen, Herz und Ohren bekommen.

Komplikationen bei Röteln sind eine Folge davon, daß das Blut längere Zeit braucht, um zu gerinnen, d. h. es blutet leichter in die Organe hinein. Durch das Hineinbluten in die äußere Haut entsteht der dunkelrote Ausschlag. Zu weiteren seltenen Komplikationen gehören rheumatische Gelenkentzündungen und Gehirnhautentzündungen.

⚕ Krankenkost (S. 119) und Bettruhe.

Durch Röteln hat das Kind noch einmal die Möglichkeit, Verfestigtes aufzulösen und umzuschmelzen. Das Auflösen ist mit Zerfall, besonders mit Blutzerfall, verbunden. Der Abbau der Blutkörperchen geschieht vor allem in der Milz. Sie ist bei Röteln vielfach vergrößert.
Die Seele begleitet diese Vorgänge im Körper mit wechselnden Zuständen von tiefer Traurigkeit und dann wieder dem Gefühl, im «Siebten Himmel» zu sein (S. 23).

Scharlach

Scharlach beginnt plötzlich und heftig, meist gegen Abend. Das Kind klagt, daß es beim Schlucken weh tut, bekommt Schüttelfrost und nachfolgend hohes Fieber. Die Zunge ist dickweiß belegt. Die Gesichtszüge verlieren ihre kindliche Rundheit, die Augen blicken groß und ernst, die Bäckchen glühen und heben sich gegen die Blässe von Mund und Kinn ab.
Bei der Untersuchung des Rachens (S. 236) bemerken wir, daß die Gaumenmandeln rechts und links am hinteren Zungengrund geschwollen sind. Und weiter fällt auf, daß die Schleimhaut des weichen Gaumens, zu welchem auch das Zäpfchen gehört, rot gefleckt ist. Die fleckige Röte des weichen Gaumens ist scharf gegen den harten Gaumen abgegrenzt. Letzteres ist ein wichtiges Scharlachzeichen.
Oftmals fehlen die oben genannten Symptome oder sind nur schwach ausgeprägt. Man hat beobachtet, daß Scharlach in manchen Jahren leicht verläuft, in anderen dagegen sich schwerste Komplikationen häufen. Vom Kleinkindalter bis hinein in die ersten Schuljahre ist mit Scharlach zu rechnen.
Der Scharlachausschlag entwickelt sich unterschiedlich. Beim einen Kind breitet er sich großflächig aus und bleibt mehrere Tage sichtbar. Bei einem anderen ist nur für Stunden eine flüchtige Rötung sichtbar. Doch es gibt zwei Körperstellen, an welchen der Ausschlag *immer* zum Vorschein kommt, manchmal tagelang und manchmal noch nicht einmal für eine Stunde: Das sind die Leistenbeugen. Dieses wichtige Scharlachzeichen wird leicht übersehen, da es unter Decke und Nachthemd nicht sogleich sichtbar ist. Gewöhnlich bildet sich der Ausschlag auch in anderen Gelenkbeugen, sowie an den Innenflächen der Oberschenkel. Vom Halse aus greift er auf den Rumpf über. Aus der Nähe betrachtet, sieht man kleine blaßrote Pünktchen auf einer gelblich getönten Haut. Sie fühlen sich an wie eine Gänsehaut und jucken! Das ist ein Hinweis auf den Astralleib, der mit dem Juckreiz Bewußtsein an solchen Stellen entstehen läßt, wo es eigentlich nicht hingehört. Die anfangs feinstfleckige samtartige Röte geht über in ein flammendes Rot.

Der *Glastest* auf Scharlach:
Dafür legen Sie ein Glas oder durchsichtiges Lineal auf eine vom Ausschlag betroffene Hautstelle und drücken es leicht an.
Es spricht für Scharlach, wenn sich die Röte wegdrücken läßt, vor allem in

Verbindung mit oben genannten Krankheitszeichen. Bleibt dagegen die Rötung unter dem angedrückten Glas sichtbar, ist an eine andere Erkrankung zu denken, z. B. an Masern.

Das Fieber bleibt mehrere Tage auf 39 °C bis 40 °C und geht in den darauffolgenden Tagen langsam wieder zurück.
Gegen Ende der ersten Woche löst sich der weißliche Belag von der Zunge ab, unter welchem hochrot geschwollene Zungenpapillen hervorkommen. Dadurch bekommt die Zunge das Aussehen einer Himbeere.
An der Art der Hautschuppung, welche in der 2. bis 4. Krankheitswoche einsetzt, erfahren wir, ob es *tatsächlich* Scharlach gewesen ist. Denn *nur* bei Scharlach schält sich die Haut auch an Handinnenflächen und Fußsohlen in Ringen oder blätterartig ab. Die Schuppung beginnt im Gesicht und breitet sich von dort über den gesamten Körper aus.

Komplikationen

Manchmal beginnt Scharlach mit einem Fieberkrampf, siehe (S. 168 f.).
Eine andere Komplikation ist die Mittelohrentzündung. Sie betrifft vor allem cholerisch veranlagte Kinder.
Im Nierengewebe können Entzündungen den Harnfluß behindern, so daß sich Stoffe, die eigentlich ausgeschieden werden sollten, zu stauen beginnen. Das wirkt sich bis in die Gelenke aus, in welchen Flüssigkeiten in den Gelenkspalt abgeschieden werden und dort zu entzündlichen Reaktionen führen.
Am Herzen kann Scharlach die Herzklappen angreifen und einen Herzklappenfehler zurücklassen.
Wenn das Knochenmark befallen ist, folgen heftige Bewegungsschmerzen. Die Kinder können sich nur noch mit Mühe am Treppengeländer hochziehen.
An die Möglichkeit einer Gehirnhautentzündung (S. 128 ff.) muß gedacht werden, wenn das fiebernde Kind einen benommenen, verwirrten Eindruck macht.
Für die Scharlach-Behandlung sollte Ihnen ein erfahrener Therapeut zur Seite stehen, damit Komplikationen rechtzeitig erkannt und behandelt werden können.

§ Je höher das Fieber, desto mehr sollte man das Kind dazu anhalten, über den Tag verteilt kleine Mengen zu trinken.

- Wenn die Temperaturen wieder abfallen, verliert der Körper durch das Schwitzen außer Wasser auch Salz. Eine leicht gesalzene Gemüsebrühe hilft ihm, wieder zu Kräften zu kommen.
- Krankenkost (S. 119), jedoch wenn möglich eiweißarm.
- Bei Schluckbeschwerden, siehe «Halsschmerzen» (S. 137 f.).
- Nierenpflege (S. 256).

Schnupfen

Schnupfen «beginnt» mit kalten, feuchten Füßen.

Merke:
Kalte feuchte Kinderfüße sind blutende Wunden im Wärmeorganismus.

Beim Schnupfen wird die Nase zu einem Verdauungsorgan. Eine verstopfte Nase behindert beim Riechen und Schmecken. Das hat zur Folge, daß weniger Säfte zum Verdauen gebildet werden und die Luft, statt durch die Nase, in den Darmwegen wandert.

⚕ Durch die Pflege der Organe, die für das Ausscheiden geschaffen sind, vor allem durch die Nierenpflege (S. 256), wird die Nase davon entlastet und bekommt wieder Luft.

⚕ Ansteigende Fußbäder (S. 242). Warme Füße sind die Säulen eines gesunden Stoffwechsels.

⚕ Für tapfere Schulkinder: Warmes Salzwasser durch die Nase ziehen, bis es im Munde ankommt. Dann darf es ausgespuckt werden.

Bei chronischem Schnupfen:

⚕ Täglich die Fußsohlen mit Kupfersalbe einreiben.
Dauer: mehrere Monate.

⚕ Die Schuhe sollen so beschaffen sein, daß das Kind bei jedem Wetter mit trockenen warmen Füßen nach Hause kommt. Bei den Füßen werden zuerst die großen Zehen kalt. Sie sind die Eintrittspforte für die Kälte. Daher muß man an die großen Zehen fühlen, um zu wissen, ob die Füße warm geblieben sind.
Für die Auswahl der Schuhe ist besonders darauf zu achten, daß sie den Zehen vorne genug Raum lassen, um sie mit entsprechenden Materialien allseitig vor Kälte und Nässe schützen zu können. Die warmen Schuheinlagen enden meist genau an der Stelle, an welcher der Schuh bei entsprechendem Wetter innen zuerst naß wird.
In einem Schuh, der einerseits eine erhöhte Ferse hat und andererseits vorne

spitz zuläuft, drückt der Mensch mit seinem ganzen Gewicht die Zehen in die Schuhspitze, so daß die Füße vorne nicht nur eher feucht, sondern auch noch zusammengepreßt werden. Huftiere können das aushalten! Aber der menschliche Fuß soll im wesentlichen vorne tasten, hinten gründen und in der Mitte Halt finden.
Besonders für kältere Jahreszeiten sollte das Kind Schuhe bekommen, die etwas zu groß ausfallen. Denn diese kann man mit wärmenden Materialien herrichten, z. B. eine Sohle mit Teilen eines ausgedienten Pullovers überziehen und den großen Zehen ein kleines Wärmenest machen, indem man den Schuh vorne mit ein wenig Schafwolle auskleidet. Diese Materialien sind von Zeit zu Zeit auszutauschen, denn auch das «Bett des Fußes» soll gut riechen!

§ Für die Entwicklung des Nasenrachenraumes ist die Sprache, die das Kind bei seinen Vorbildern hört, von Belang. Denn es bildet an dem, was es hört, seine Sprachorgane aus. Die Nase ist ein Teil davon. Im besonderen ist hier darauf zu achten, wie die Vorbilder «ng», wie in singen oder ringen, aussprechen. Wenn es gut ausgesprochen wird, fühlen Sie, wenn Sie die Nasenflügel dabei berühren, wie diese leicht vibrieren. Das wirkt dem Schnupfen auf lange Sicht entgegen. Siehe auch «Nebenhöhlenentzündung» (S. 192 f.).

Stromunfall

⚕ Falls möglich: unverzüglich Sicherung raus!
oder
Sie ergreifen das nächste Holz (Küchenbrett, Kochlöffel, Besenstiel) oder einen zusammengeballten, trockenen (!) Stoff (Decke, Vorhang, Kissen), laufen zum Kind und stoßen es damit von der Stromquelle weg.
Um die Wahrscheinlichkeit, selber einen Stromschlag zu bekommen, möglichst gering zu halten, könnte der Stoß auf folgende Weise ausgeführt werden:
Sie überblicken, in welche Richtung Sie das Kind stoßen wollen, zielen mit dem entsprechenden Gegenstand, und springen hoch und solange Ihre Füße keinen Bodenkontakt haben, versuchen Sie es mit einem kräftigen schiebenden Schlag von der Stromquelle wegzustoßen.
(Das könnte für den Ernstfall mit Besenstiel und einem wegzustoßenden Kissen geübt werden!)

⚕ Bei Bewußtseinsverlust sind Puls und Atmung zu überwachen und ggf. die Atemspende (S. 69f.) durchzuführen. Durch die Beatmung gelangt besonders bei Kindern trotz eines Herzversagens noch ein wenig Sauerstoff in die Blutbahnen. Doch wenn es *zusätzlich* möglich und erforderlich ist, kann die Herzmassage angewendet werden.
Die Wiederbelebung fortsetzen, bis der Notarzt dazukommt.

Verbrennungen, Verbrühungen

Ein 3jähriges Kind zieht einen Topf mit kochendem Wasser vom Herd und fängt an zu schreien. Sie kommen dazu und sehen, daß es vorne am Rumpf naß geworden ist.

⚕ Die verbrühte Haut so schnell wie möglich in kaltes Wasser tauchen.

Beispiele:
- Kaltes Wasser in einen Topf laufen lassen und von oben auf/unter die nassen Kleiderteile gießen, oder
- die Kleider schnell ausziehen, das nächste Handtuch unters Wasser halten und so naß wie möglich der Haut auflegen und kaltes Wasser weiter nachgießen, oder
- das Kind angezogen oder ausgezogen in der Badewanne unters kalte Wasser bringen.

Und für den Fall, daß Sie mit dem Kind alleine sind, erst jetzt den Notarzt verständigen.
Die verbrannte Haut bleibt im kalten Wasser für eine Dauer von 10 Minuten, aber auch länger. Anschließend das Kind hinlegen, die Wunde, wenn möglich, mit sterilem Mull abdecken und die Beine etwas höher lagern, um einer Kreislaufschwäche vorzubeugen. Aus dem gleichen Grunde geben Sie dem Kind etwas zu trinken, sofern es die Umstände erlauben. Denn die Wunde zieht Körperwasser an sich heran, welches dem Blutkreislauf und vor allem den Nieren fehlen wird.
Gewöhnlich kommen Säuglinge und Kleinkinder in die Klinik, wenn 5 % bis 10 % der Haut betroffen sind. Die Handfläche des Verletzten entspricht etwa 1 % seiner Hautfläche und kann als Maßstab für eine erste Orientierung dienen.

Der Verbandswechsel

In den ersten Tagen, wenn aus der Brandwunde noch Wasser austritt, entstehen häufig Verklebungen des Mulls mit der Wundflüssigkeit, so daß beim Verbandswechsel, z. B. in der Arztpraxis, unvermeidlich Teile der heilenden Haut

wieder aufgerissen werden. Das kann sehr schmerzhaft sein, z. B. am Handrücken.
Dem könnten Sie vorbeugen, wenn Sie *vor* dem jeweiligen Verbandswechsel den Verband mit physiologischer Kochsalzlösung (Ampullen aus der Apotheke) einweichen.
Je weiter die Heilung voranschreitet, desto wichtiger ist für die Wunde Feuchtigkeit, z. B. physiologische Kochsalzlösung oder eine Honiglösung. Denn damit geben wir dem Lebensleib die Möglichkeit, die Wunde überall zu erreichen, so daß Narbenbildungen verhindert oder zumindest gering gehalten werden.

Sonnenbrand

⚕ Verdünnten Zitronensaft einwirken lassen. Anschließend die Haut mit Leinöl einreiben. Leinöl heilt, aber schützt auch vor Sonnenbrand!

Vergiftung

§ Bei Verdacht auf Vergiftung *sofort* 2 gehäufte Teelöffel Medizinalkohlepulver aus Lindenholz (carbo ligni pulvis) in einem Glas Wasser aufwirbeln und trinken lassen.

Achtung: Nur bewußtseinsklaren Kindern zu trinken geben, sonst könnte die Lunge auf das versehentlich verschluckte Kohle-Wasser mit einer Entzündung reagieren. Anschließend einen Rettungswagen rufen und «deutlich» nach einem Notarzt verlangen, der den Transport ins Krankenhaus begleiten sollte. Bis dahin in Wiederbelebungsbereitschaft bleiben. Eine Vergiftung könnte schnell zu einer Atemschwäche führen. Für den Arzt ist es wichtig zu wissen, daß Sie Medizinalkohle gegeben haben, denn durch dieses Mittel werden nicht nur Gifte, sondern auch die anschließend eingenommenen Medikamente gebunden. Diese sind daher ggf. als Injektionen zu verabreichen, bis das Kohle-Gift-Gemisch im Krankenhaus aus dem Magen gepumpt werden konnte.

Medizinalkohle ist das älteste und auch heute noch wichtigste Gegengift und gehört in jede Hausapotheke. Medizinalkohle wirkt bei den meisten Vergiftungen wie Tabletten-, Pilz-, Nahrungsmittel- und Alkoholvergiftungen, bei Vergiftungen mit Seifen, Lösungs- und Schädlingsbekämpfungsmitteln. Nur bei wenigen Giften bleibt sie unwirksam, schadet jedoch in keinem Fall. Nach M. Daunderer, Toxikologe und ehemaliger Leiter der Giftzentrale in München, kann Kohlepulver kaum überdosiert, sondern eher unterdosiert werden, d. h. im Zweifelsfall besser mehr als weniger geben. Kohlegranulat oder Kohletabletten sind für den Vergiftungsnotfall ungeeignet, denn sie entfalten ihre Wirkung erst nach mehreren Minuten. Nach Daunderer eignet sich die Kohle aus Lindenholz, weil die Giftteilchen in der äußerst feinen kapillaren Struktur besonders gut gebunden werden. Wenn Sie carbo ligni pulvis (ca. 50 g) in Ihre Hausapotheke aufnehmen möchten, so wirbeln Sie vorher ein wenig in einem Glas Wasser auf und trinken ein paar Schlucke davon. Das wird Ihnen helfen, sich im richtigen Augenblick daran zu erinnern.

Windeldermatitis

Bei der häufig vorkommenden Windeldermatitis ist die Haut unter der Windel entzündet. Manche Säuglinge reagieren empfindlich auf das Windelmaterial oder ein Waschmittel. Eine weitere Ursache, durch die eine Überempfindlichkeit auf bestimmte Materialien verstärkt bzw. erst zum Vorschein kommt, könnte ein krankhaft veränderter Urin oder Stuhl sein. So könnte ein Urin schaden, wenn er zu konzentriert geworden ist. Dieses geschieht z. B. durch unregelmäßige Flüssigkeitsaufnahme: wenn das Kind zeitweise sehr viel auf einmal und dann wieder über viele Stunden zu wenig trinkt. Auch einen zu dünnflüssigen Stuhl kann die äußere Haut nicht vertragen, weil er noch unfertig ist und mit seinen scharfen Säften die Haut reizt.
Die Mutter hat oft gleichzeitig eine Brustdrüsenentzündung. Denn auch der Speichel dieser Kinder kann schärfer sein.

§ Gleichmäßige Nahrungs- und Flüssigkeitsaufnahme.

§ Eichenrindentee oder Eichenrindensalbe, beides äußerlich. Hinweis: Je mehr Sie die Haut unter der Windel mit einer Salbe heilen oder schützen, desto weniger Salbe oberhalb der Windel verwenden, damit der Hautstoffwechsel stellenweise ungestört ablaufen kann.

§ Bei Brustkindern die Verdauung der Mutter heilen, bei Flaschenkindern Kuhmilchanteil etwas zurücknehmen und dem Kind viel Zeit und Ruhe für die Nahrungsaufnahme lassen.

§ Versuchen Sie dem Flaschenkind eine Zeitlang Sauermilch zu geben.

(Siehe auch «Kuhmilchallergie», S. 179 ff.; «Haut und Hautausschlag«, S. 141 ff.).

Windpocken

Wenn im 3. Stockwerk eines Haus ein Kind mit Windpocken liegt, so kann sich allein durch Öffnen der Fenster ein Kind im ersten Stockwerk daran anstecken. Der Wind überbringt die Windpocken! Darin haben wir schon einen wichtigen Hinweis auf den dem Winde, dem Luftigen verwandten Astralleib. Bei der Beschreibung des Krankheitsbildes wird deutlich, daß man Windpocken als einen Wegbereiter des Astralleibes in die Stoffwechselorganisation auffassen könnte.
Das Windpockenkind lebt oft in Gemeinschaft mit einem älteren Familienmitglied, das an Gürtelrose leidet. Bei beiden Krankheiten wird das gleiche Virus gefunden. So kann sich das Kleinkind an der Gürtelrose der Großmutter anstecken, bekommt jedoch keine Gürtelrose, sondern Windpocken. Selten fühlt es sich dabei sehr krank, auch das Fieber bleibt mäßig oder fehlt. Um so mehr verwundert es, daß Windpocken bei Erwachsenen so schwer verlaufen können, daß jeder fünfte daran stirbt. Auch Säuglinge können sehr schwere Komplikationen bekommen. Daran wird deutlich, wie wesentlich es sein kann, in welchem Lebensalter sich der Mensch mit einer Krankheit auseinandersetzen muß. Vieles spricht dafür, daß der Verlauf der Windpocken in einem ganz besonderen Zusammenhang mit der Entfaltung der Immunorgane steht. Um das 12. Lebensjahr hat das Immungewebe seine größte Ausdehnung erreicht und sich bis zum 20. Lebensjahr schon wieder um die Hälfte zurückgebildet.

Der Windpockenausschlag

Es bilden sich zunächst am Rumpf einzelne oder in Gruppen stehende, juckende Bläschen, welche sich mehr oder weniger auf den behaarten Kopf, die Handflächen, die Mundschleimhaut und die Schleimhäute von Glied und Scheide ausdehnen. Im Munde führen die Bläschen zu Schluckbeschwerden, und unten brennt es beim Wasserlassen. Das Besondere des Windpockenausschlages ist nun, daß sich immer wieder neue Bläschen neben den älteren bilden, so daß bald Bläschen aller Entwicklungsstadien auf der Haut zu sehen sind. Das einzelne Bläschen hat eine reiskorngroße ovale Form und ist umgeben von einem schmalen Hof. Anfangs ist die Flüssigkeit im Bläschen wasser-

klar und wird nach 2 bis 3 Tagen trüb. Die abheilende Pustel bekommt eine kleine Delle und trocknet ein. Nach etwa 5 Tagen geht die Zahl der neu hervorkommenden Bläschen zurück, bis auf der Haut nur noch abheilende Pusteln zu sehen sind.
Was beim einzelnen Windpockenbläschen im kleinen geschieht, vollzieht sich im Körper auch im großen: Wasser weicht der Luft, die wäßrige Leber wird kleiner, die Lunge dehnt sich aus und damit senkt sich der Astralleib tiefer in den Stoffwechsel hinein, und dort, wo er eindringen will, ist der Schmerz nicht weit. Auch der Juckreiz ist eine Form des Schmerzes, doch im Juckreiz will der Schmerz gerade erst beginnen. Die immer wieder neu sich bildenden Bläschen sind ein Zeichen dafür, daß sich das Blut unermüdlich reinigt, um das tiefere Eindringen des Astralleibes und seine innige Verbindung mit dem Stoffwechsel vorzubereiten.

⚕ Für 2 bis 3 Wochen Krankenkost (S. 119). Solange sich noch neue Bläschen bilden, mit Ausnahme von Sauermilch tierisches Eiweiß meiden.

⚕ Die Bläschen mit etwas vom frisch gelassenen Urin des Kindes betupfen.

⚕ Gegen den Juckreiz hilft das ®Wecesin Streupuder (Weleda).

Würmer

Die meisten Würmer bewohnen gemeinsam mit den Wurzeln die dunkle, feuchte, warme Erde. So auch der Regenwurm. Wie ein losgelöstes lebendiges Riechorgan durchwandert er die Erde von oben nach unten, von unten nach oben.
Wohin riecht er sich? Dorthin, wo Pflanzliches in Fäulnis übergeht. Davon nimmt er etwas in sich hinein und holt sich dazu noch etwas Erde, auch wenn sie schon hart und dicht geworden ist. Beides verwandelt er in sich und scheidet fruchtbare Humushäufchen wiederum aus. Dank dieses regen Wurms kann sich die Erde dem Licht, der Luft, ja dem ganzen Kosmos neu aufschließen.
Weniger Dankbarkeit empfinden wir gegenüber den Würmchen, die sich den menschlichen Darm zur Wohnstatt nehmen. Unter ihnen sind es die winzigen, weißen, mit bloßem Auge gerade noch sichtbaren Madenwürmchen, welche den Kindern am häufigsten Probleme bereiten. Auch sie riechen etwas im Darm und werden davon angezogen, auch hier geht etwas in Fäulnis über, etwas, von dem, was gegessen, jedoch nicht ordentlich verdaut worden ist. So leben die Madenwürmchen zwischen verhärteten Stuhlklumpen, in welchen sie ihre Nahrung finden. Denn Wurmkinder sind meistens verstopft.
Was ist zu tun, um die Würmchen dauerhaft zu vertreiben?

§ Die Ernährung ist mit den Verdauungsfähigkeiten des Kindes in Einklang zu bringen (S. 113 ff.).
Eiweiß zurückhaltender verwenden, weniger Eier und möglichst wenig Fleisch, Milchprodukte in saurer Form geben, z. B. Sauermilch, Sauerrahmbutter, saure Sahne (S. 179 ff.), Nahrungsmittelkonzentrate einschränken, z. B. Süßigkeiten. Die tägliche Trinkmenge so lange steigern, bis die Verstopfung behoben ist und anschließend das Kind daran gewöhnen, so viel zu trinken, daß die Verdauung im Fluß bleibt (S. 83).

§ Körperliche Bewegung, auch das Kauen gehört dazu, bringt den Darm in Bewegung. Die Würmchen wollen sich selber im Darm bewegen und weniger von ihm bewegt werden. Ein Darm, der sich ausreichend bewegt, ist für sie ungeeignet.

§ Würmer meiden Sonnenlicht und Blütenduft. Wie aber bringen wir Son-

nenkräfte in den Darm hinein? Es gibt ein Gemüse, das die goldgelbe Sonnenfarbe wie eine leuchtende Fackel bis tief in die Erde hinunter tragen kann: die Karotte!
Wenn wir den Kindern drei, vier Tage lang ausschließlich Karotten geben, verschwinden die Würmer. Um etwas Abwechslung in den Speiseplan zu bringen, sind die (unbehandelten) Karotten in allen denkbaren Arten zuzubereiten:

Am Stück:	Ganze Karotten schälen und bereithalten, wann immer das Kind danach verlangt.
Als Saft:	Rohe Karotten frisch (!) auspressen und etwas Zitronensaft dazugeben. Davon soll das Kind soviel wie möglich trinken!!!
Gerieben:	Rohe Karotten fein reiben und zur Geschmacksverbesserung sind erlaubt etwas Zitronensaft, Salz und 2 EL Sauermilch.
Gedünstet:	Die Karotten in Scheiben schneiden und gar dünsten; als Gewürze sind erlaubt: Salz, Knoblauch und Thymian.
Als Suppe:	Sie nehmen das Wasser, in welchem Sie z. B. den Reis, die Kartoffeln oder das Gemüse für die Familie gekocht haben, und reiben ganz fein eine Karotte hinein. Zusätzlich darf ein ganz kleines Stückchen einer rohen Kartoffel mit hineingegeben werden.

Darüber hinaus ist auf den ganzen Tag verteilt Tee oder stilles Mineralwasser zu geben. Dabei sollten Sie es mindestens zweimal täglich dazu anhalten, jeweils ein Glas mehr zu trinken als es Durst hat, damit der Kreislauf in Ordnung bleibt. Während der Karottenkur bleibt das Kind im Hause! Ab dem zweiten Tag darf es auf dem Bett liegen und lesen oder ruhig in seinem Zimmer etwas spielen.
Nach 5 1/2 Wochen ist die Karottenkur zu wiederholen, daß auch die nächste Generation der Würmchen aus dem Darm verschwindet.

⚕ Eine weitere Möglichkeit ist die Gabe eines Medikamentes, welches aus den getrockneten Pflanzenteilen des Melonenbaumes hergestellt wird und sich als Wurmmittel schon vielfach bewährt hat. Die wirksame Substanz ist das Papain (zur Zeit als Vermizym® im Handel), durch welches die Würmchen «verdaut» werden. Um aber auch für die Durchlichtung im Darm etwas zu tun, könnte eine Papain-Kur begleitet werden von einer weniger streng durchgeführten Karottenkur. Dabei darf der Speiseplan erweitert werden um Kartoffeln, Sauermilch, Apfelmus und Ananassaft, jeweils ohne Zucker.

Wunden

Wunden sind ein mächtiger Anstoß für das Geistig-Seelische, im physischen Leib tätig zu werden und ihn zu heilen.
Dieser Anstoß führt mitunter dazu, daß sich auch noch andere Beschwerden bessern, während die Wunde heilt.

⚕ Schürfwunden vom gröbsten Dreck reinigen, vorsichtig abtupfen mit Wasser oder Speichel des Kindes und anschließend an der Luft trocknen lassen.

⚕ Wenn eine Blutung nach 3 Minuten nicht zum Stehen kommt, ist auf die blutende Stelle Druck auszuüben, z. B. mit einem Druckverband. Druck fördert die Gerinnung.

⚕ Bei tieferen Schnittwunden sollte der Arzt oder Chirurg aufgesucht werden, denn es könnten Sehnen oder Nerven durchtrennt sein. Beim vorläufigen Verband ist darauf zu achten, daß die Wundränder aufeinander zugehen und nicht auseinanderklaffen.

⚕ Ist ein Teil der Haut oder ein Körperteil abgetrennt, soll man es locker einwickeln, wenn möglich in sterilem Mull, und so kalt wie möglich, vor allem *trocken*, in die chirurgische Klinik mitnehmen.

Zahnprobleme

Viktoria! Viktoria!
Der kleine weiße Zahn ist da.
Du, Mutter! komm und groß und klein
Im Hause! kommt und guckt hinein
Und seht den hellen weißen Schein.

Der Zahn soll Alexander heißen!
Du liebes Kind! Gott halt ihn dir gesund
Und geb dir Zähne mehr in deinem kleinen Mund
Und immer was dafür zu beißen!

Matthias Claudius

Die Zähne sind wie kleine Marksteine auf dem menschlichen Entwicklungsweg. Was hat sich nicht alles im Mund eines Kindes verändert, wenn wir es einige Monate nicht gesehen haben. Vielleicht überrascht der neue Anblick auch deshalb immer wieder, weil an den harten Zähnchen, die sich niemals vorher bewegt haben, Veränderungen ganz besonders auffallen.

Anfangs fließt die weiße Milch noch in den kleinen zahnlosen Mund. Doch beim Saugen bewegt sich der Unterkiefer nach vorne und bereitet sich auf das Tragen der ersten milchig weißen Zähnchen vor. In seinem Buch «Geburt und Kindheit» gibt Wilhelm zur Linden den wichtigen Rat, für Flaschenkinder einen Sauger zu wählen, welcher der weiblichen Brust nachgebildet ist, damit sich auch bei diesen Kindern der Unterkiefer weit genug nach vorne entwickeln kann. Ein gut entwickelter Unterkiefer kann zur physischen Grundlage eines tatkräftigen Willens werden. Er stützt die Seele, wenn sie Halt in sich selber sucht. Dank seines Unterkiefers kann der Mensch, wenn's im Leben einmal notwendig wird, die Zähne fest zusammenbeißen. (Ob Matthias Claudius an ein solches Zähnezusammenbeißen gedacht hat, als er den «ersten, hellen, weißen Schein» just nach dem siegreichen Heerführer «Alexander» getauft hat?)

Der erste Zahn zeigt sich in der Regel im 6. bis 8. Lebensmonat. Mit einem Stückchen Brotrinde darf ihm das Kind zum Durchbruch verhelfen. Dabei schaut es den Eltern aufmerksam beim Essen zu und beginnt, sie nachzuahmen. Sieht es, wie sie sorgfältig jeden Bissen gründlich kauen, müßte es

nicht erst im späteren Alter mühsam lernen, was Dr. W.E. Loeckle einmal «Mundverdauung-Krebsvorsorge» genannt hat.
Besonders für die ersten Zähne müssen sich die Menschenkinder mächtig anstrengen. Zahnen bedeutet, etwas Festes aus sich herauszusetzen. Dabei ist eine erhöhte Körpertemperatur ein guter Helfer. Man könnte diesen Vorgang mit einer Wunde vergleichen, durch welche der Körper einen Splitter herauszutreiben versucht, jedoch mit dem Unterschied, daß der Zahn im Kieferknochen verankert bleibt.
Sowohl nach Land und Volk als auch nach Familien verschieden, brechen die Zähne früher oder später durch. Kinder, bei welchen die Schädelknochen schneller hart werden, so daß das Gehirn sich weniger ausdehnen kann und der Kopf somit etwas kleiner bleibt, zahnen früher. Später dagegen zahnen Kinder, die sich mit dem Festwerden der Zähne Zeit lassen, die in ihren Geweben weich bleiben wollen. Das sind meist die großköpfigen Kinder.
Sobald der erste Milchzahn zu wackeln beginnt, wird das Kind schulreif. Dann werden die Kräfte, die bisher an den Organen plastiziert haben, schrittweise für das Vorstellungsleben frei. Soll ein Kind zur Schule angemeldet werden, obwohl noch kein wackelnder Milchzahn auf einen bevorstehenden Zahnwechsel hinweist, könnte man schauen, ob sich der *«Schulreifezahn»*, d.i. der 6 Jahr-Molar, bereits im Oberkiefer zeigt. In diesem Falle dauert es für gewöhnlich nicht mehr lange, bis sich der erste Milchzahn lockert. Dieser «Schulreifezahn» erweitert das Gebiß nach hinten und gehört somit zur Gruppe der 12 bleibenden Zähne, welche keinen Milchzahnvorgänger hatten.

⚕ Wenn ein Dauerzahn durchbrechen will, bevor der entsprechende Milchzahn ausgefallen ist, können sich Schmerzen melden. Dann ist Zurückhaltung bei der Ernährung geboten und das Essen in flüssiger Form zuzubereiten.

Wenn man sich im Röntgenbild einmal anschaut, wie «unordentlich» sich die zweiten Zähne gegen die Milchzähne drücken und sie teilweise regelrecht heraushebeln und wie am Ende 32 unterschiedlich plastizierte Zähne in einer erstaunlichen Ordnung ausgebildet sind, gewinnt den Eindruck, daß hier ein wachsamer «Architekt» zugegen gewesen sein müsse. Und dieser unsichtbare «Architekt», dessen Kräfte die Zähne gestaltet haben, dieser «Architekt» des physischen Leibes, ist der Lebensleib.

Hinweise zur Zahnpflege

⚕ Wer mit Freude ißt, dem läuft das «richtige» Wasser im Munde zusammen, und das sind die entsprechend der Nahrung unterschiedlich gemischten Speichelsäfte. Diese leiten zum einen die Verdauung ein, und zum anderen schützen sie auch die Zähne. Wenn beispielsweise etwas Zuckriges gegessen wird, bilden sich im Munde Gärsäuren, durch welche bei ungenügender Speichelbildung die Zahnsubstanz erweichen würde. Um aber ausreichende Speichelmengen bilden zu können, brauchen wir eine gesunde Leber, die über die Säfte im Körper wacht und im rechten Augenblick ein Durstgefühl erzeugt. Ernährt sich nun der Mensch hauptsächlich von Süßigkeiten, macht er seine Leber träge und der Durst meldet sich erst dann, wenn der Darm bereits auszutrocknen beginnt. An Bitterstoffen dagegen erwacht die Leber! Wenn Sie z. B. unterwegs, bevor Sie die Süßigkeiten auspacken, dem Kind ein kleines Stückchen eines frisch gepflückten Löwenzahnblättchens zum Zerbeißen und Schmecken geben, so beginnt die Leber tätig zu werden, und die Lust auf etwas Süßes wird mäßiger.

§ Um den Speichel zum Fließen zu bringen, muß der Mensch fähig sein, ihn durch rhythmisches, ruhiges Kauen aus den entsprechenden Drüsen anzusaugen. Dafür ist es wichtig, die Mundbodenmuskulatur immer wieder zu entspannen, sonst verziehen sich durch die verspannten Muskeln die Ausführungsgänge der Drüsen und behindern den Speichelfluß.

Zum Fluorproblem

Zweifellos führt die Gabe von Fluor zur Härtung des Zahnschmelzes. Viel zu wenig wird jedoch darauf geschaut, daß dieser Zahnschmelz Teil des gesamten Knochensystems ist. Schon seit den 50er Jahren weiß man, daß durch fluoridiertes Trinkwasser die Knochensubstanz nicht nur härter, sondern in ihrer Feinstruktur auch vergröbert wird, wie es für das Knochengewebe eines Gorilla charakteristisch ist.

Wenn ein Säugling, der schon aufgrund seiner Veranlagung zu frühzeitiger Verfestigung neigt, zusätzlich noch Vitamin D und Fluor bekommt, so wird das heranwachsende Menschenkind mehr als andere darum kämpfen müssen, sich den physischen Leib zum Instrumente seiner Seele zu machen.

Wenn die heutige Medizin in der eingeschlagenen Richtung fortfährt, wird einmal eine Zeit kommen, in der sie sich ermächtigt, «gesunde» verhärtete Körper zu machen, welche die Menschenseelen nicht mehr in sich hineinlassen. Damit würde die Seele abgeschafft werden.

Fehlstellungen der Zähne

Je mehr wir darauf hinschauen lernen, welche Ursachen für bestimmte Fehlstellungen in Betracht kommen, desto eher könnte auf mechanische Korrekturen verzichtet werden. Beispiel: Wenn ein $3\frac{1}{2}$jähriges Kind immer noch aus der Flasche trinkt und anschließend am Daumen lutscht, beginnen die Zähne um Schnuller und Daumen herumzuwachsen. Auf diese Weise entsteht der sog. «offene Biß». Solange der Kiefer aber noch weich ist, könnte man dieser Entwicklung entgegenwirken, indem man das Kind dazu bringt, die Zähne in anderer Weise zu verwenden. Wenn die Zahnstellung durch die eigene Tätigkeit erworben werden muß, so befinden sich Leib und Seele weitgehend im Einklang. Im oben genannten Beispiel müßte das Kind dazu erzogen werden, nicht nur wie ein Fisch die Flüssignahrung in den Körper hineinzusaugen, sondern sich etwas mehr anzustrengen und lernen, mit den Zähnen etwas zu beißen.

Zappelphilippe

In unserer Zeit ist die Geschichte vom Zappelphilipp aus dem «Struwwelpeter» vielerorts Wirklichkeit geworden. Immerzu lenkt er die Aufmerksamkeit auf sich und nimmt seinen Lehrern viel Kraft, so daß seine Mitschüler darunter leiden müssen und nicht zuletzt der Zappler selbst. Am guten Willen mangelt es selten, doch immer wieder gehen die Pferde mit ihm durch. Mit drastischen Maßnahmen mag es gelingen, ihn zu bezwingen. Das aber bringt ein guter Pädagoge auf Dauer nicht übers Herz, weil er sieht: *so* kann das Kind kein Vertrauen zu sich finden. Und wenn es den anderen Kindern nicht ähnlich ergehen soll wie der Familie im «Struwwelpeter», daß nämlich am Ende niemand mehr etwas zu essen hat, dann kommt der Tag, an dem die Eltern zum erstenmal hören, daß es *so* nicht weitergeht. Seine ganze Zukunft wird davon abhängen, wie gut es gelingt, ihm in diesen enscheidenden ersten Schuljahren zu helfen. Denn so wenig es sich von seinen Lehrern führen lassen will, wird es sich später selbst führen können. Wie Sie für ein krankes Kind alles tun, sollte auch für das zappelnde Kind rechtzeitig etwas geschehen, und es ist sicher der denkbar beste Weg, wenn alle, die sich um das Kind bemühen, zu einem «Wir» finden. So ist die Mitarbeit der Eltern ein Kraftquell für die Lehrer.

§ Was müßte geschehen, damit sich das ungehörige Benehmen des kleinen Philipp nicht wiederholt? Er ist nämlich so lange mit seinem Stuhl vor- und zurückgekippt, bis er plötzlich nur noch am Tischtuch Halt fand und es, rücklings abkippend, samt Gedeck vom Tische zog. Wäre diese Geschichte ebenso ausgegangen, wenn er zuvor einen Meter Kompost umgesetzt hätte? Sicher nicht! Dann hätte er mehr Freude am Essen als am Schaukeln gehabt.
Nun hat der Zappelphilipp in der Regel sein Fahrrad. Das darf er auch haben. Doch das Fahrradfahren ist nicht unbedingt dazu geeignet, ihm die allzu große Wachheit und Unruhe überwinden zu helfen. Es ist wieder ein Jonglieren, nun aber, statt auf zwei Stuhlbeinen, auf zwei Rädern, bei welchem der Fuß nach unten tritt, jedoch niemals wirklich unten ankommt.
Man könnte versuchen, ihn schon morgens vor der Schule regelmäßig 20 Minuten mit einer geeigneten Tätigkeit ins Schwitzen zu bringen, z. B. mit einem Dauerlauf, den des Nachbars Hund begleiten könnte. Doch ich halte es für wichtig, daß er seine Kräfte für andere Menschen einsetzt und nicht auf dem

Trimmrad zum Schwitzen gebracht wird. Anschließend braucht er ein Frühstück in Ruhe (s. u.).
Im Hinblick auf das Opfer, das die Lehrer bringen, falls sie bereit sind, den Zappelphilipp drei, vier Jahre in der Klasse zu behalten – es ist ein Opfer! –, könnte das Opfer der Eltern oder eines Elternteiles darin bestehen, eine Zeitlang früher aufzustehen und zu versuchen, ihrem Zappelphilipp die richtigen Weichen für den Tag zu stellen.

⚕ Zur Ernährung

Zum Frühstück einen warmen, über Nacht vorgeweichten Getreideschrotbrei und darüber zwei EL saure Sahne. Zucker aber morgens meiden, wie er u. a. in der Marmelade, in einem kakaohaltigen Fertiggetränk oder im Schokomüsli vorkommt, sonst ist Seelisches tagsüber beim Verdauen zu wenig beschäftigt und taucht im Verhalten auf. Meist liebt der Zappelphilipp die Schokolade. Er ißt gerade soviel davon, daß er sich wach und in der Seele gestützt fühlen kann. Doch gerade die Schokolade soll er zum Frühstück, abgesehen von ihrem Zuckergehalt, nicht haben, weder im Milchgetränk, noch als Brotaufstrich. Seine Seele ist schon wach genug und braucht in ihrer Wachheit keine zusätzliche stoffliche Stütze. Nun ist am Kinde abzulesen, ob Sie ihm die Schokolade streichen können oder es langsamer davon entwöhnen sollten. Es wird für seine Seele nicht leicht sein, wenn plötzlich alles wegfällt, was über Jahre das Zappeln mitverursacht hat. *Eine* Möglichkeit besteht darin, ihm die Schokolade zunächst noch in flüssiger Form als Kakaogetränk zu geben, z. B. nachmittags, und erst einige Zeit später zu versuchen, ob es auch «ohne» geht. Sie könnten ihm sagen: Nun wollen wir es einmal 14 Tage versuchen, und dann schauen wir, wie es dir geht. Dabei sind Sie auf seine Mitarbeit angewiesen!

Neben Zucker und Schokolade haben sich als ungünstig erwiesen:
- Nüsse, besonders Haselnüsse;
- Wurst;
- Coca Cola;
- Synthetische Lebensmittelzusätze.

Sicher haben Sie im Hinblick auf die Ernährung schon etwas von der «Phosphatallergie» gehört. Was tut der Phosphor im Menschen? Er unterstützt seinen Willen zur Wachheit. Das Kind aber ist erst auf dem Wege, im Geiste zu erwachen, denn es muß zunächst noch seine leibliche Organisation ausbilden, auf welche es später ein waches Denken gründen kann. 8- bis 10jährige Kinder bilden vor allem ihren Muskelmantel aus, und alles, was wir an sie herantragen, fängt in ihrem Muskelmantel an zu tönen. Im Vergleich zu anderen Kindern ist der Zappelphilipp für das, was um ihn herum geschieht, überwach, es führt bei ihm zum überschießenden Willen, die Muskeln zu bewegen. Wie stark der Phosphor aber in dieser Richtung seine Wirkung entfalten kann, hängt vor allem von den Stoffen ab, mit welchen er verbunden ist. Ähnlich wie ein Pfefferminzblatt das Aroma vieler Kräuter durch das eigene starke Aroma zu überdecken vermag, gibt es auch Stoffe, die den Phosphor weniger wirksam machen. Andererseits gibt es Substanzen, die überhaupt keinen Phosphor enthalten, welche aber viele seiner Eigenschaften besitzen. Unter einem solchen Gesichtspunkt werden auch die widersprüchlichen Aussagen, ob weniger Phosphor in der Nahrung das Zappeln heilen oder nicht heilen kann, verständlich.

Den Phosphor nimmt der Mensch nicht nur mit dem Munde auf, sondern in sehr feiner Weise auch mit seinen Sinnesorganen. So erscheint er den Augen in der Dunkelheit als fahlweißes, unruhiges, kaltes Licht, das bekannt ist unter dem Namen «Irrlicht» (Phosphorwasserstoff). Die Abkömmlinge der Irrlichter flimmern heute fast überall: am Arbeitsplatz, im Wohnzimmer, im Kinderzimmer, und von Weihnacht zu Weihnacht werden es mehr. Was hier flimmert, ist nicht der Phosphor selbst, vielmehr hat *dieses* Flimmern Phosphorwirkung.

Rudolf Steiner hat schon 1922 auf einen Zusammenhang zwischen Zappeln und Phosphor(-wirkung) hingewiesen:

«...Und wenn wir einfach zu viel Phosphor in uns haben, das heißt, zu feurige Speisen essen, dann werden wir ein furchtbarer Zappelfritz, der alles angreifen will, der immer wollen will. Dadurch, daß wir den Phosphor haben, ist der Wille da. Und wenn wir zuviel Phosphor haben, dann fängt der Wille an zu zappeln.»[27]

§ Relativ neu ist die Erkenntnis, daß sich bei Kindern, die an verkehrsreichen Straßen wohnen, das Zappeln verschlimmert. Das würde in einem solchen Falle bedeuten, die Fenster während der Nacht zu schließen und sie auch morgens, wenn der Berufsverkehr beginnt, noch geschlossen zu halten. Darüber hinaus könnte man versuchen, eine Schlafstelle zu finden, die geschützt ist vor dem Lärmen und dem Lichterspiel der Autos während der Nacht.

§ Oftmals hat das Kind in den ersten Lebensjahren miterlebt, wie ein Mitglied der Familie seelisch gezappelt hat und beim Versuch, das Leben in den Griff zu bekommen, immer wieder steckengeblieben ist. Doch es könnte auch noch im Schulalter für den Zappler eine wichtige Hilfe sein, wenn ein ihm nahestehender Mensch den Willen hat, etwas im Leben neu zu greifen. Wer beispielsweise im Künstlerischen einen Neubeginn wagt, hat es leichter, auch im Leben neu zu beginnen. Ebenso wichtig ist ein regelmäßiges künstlerisches Tun für den Zappelphilipp selber. Beim schöpferischen Arbeiten bereitet er seiner Seele einen Boden, auf welchem sie wie ein Anker gründen kann.

§ Ob die Lehrer bereit sind, einen Zappelphilipp in der Schule zu behalten, hängt sicher auch davon ab, wie seine Unruhe auf die anderen Kinder wirkt. Sein Zappeln darf zwar gelenkt, jedoch nicht mit drastischen Maßnahmen bestraft werden. Denn wie das Husten während eines Konzertes unterdrückt werden sollte, muß der, der Husten hat, anschließend wieder husten dürfen. So «hustet» der Zappelphilipp in die Bewegung und stört damit die Stimmung, die ein Lehrer geschaffen hat, um den Kindern etwas zu übermitteln. Daher könnten die Eltern eines Tages aufgefordert werden, ihr Kind in andere, auf seine Probleme ausgerichtete Lebenszusammenhänge zu geben. Viele Eltern wehren sich, sobald das Wort «Heilpädagogik» fällt! Und das ist schade. Doch wenn ein Zappelphilipp Außenminister werden soll, so wird er es, gleichgültig, ob er im 9. und 10. Lebensjahr heilpädagogisch betreut wurde oder nicht! Im Gegenteil! Er wird möglicherweise sogar etwas sehr Wichtiges gelernt haben. Denn in einer heilpädagogischen Gemeinschaft lebt er mit Kindern zusammen, die seine Wachheit nicht haben und die, um im Bilde der Geschichte aus dem Struwwelpeter zu bleiben, tatsächlich verhungern, wenn er ihnen das Essen vom Tisch herunterreißt.
Es geht weniger darum den Zappelphilipp zu einem ruhigen besinnlichen Menschen zu machen, als vielmehr ihm zu helfen, seine Willensimpulse lenken zu lernen. Selbstverständlich gibt es auch Zappelphilippe, die einen Schulabschluß gar nicht erreichen können. Doch bleiben wir beim zukünftigen Außenminister. Er wird nach ein oder zwei Jahren auf eine normale Schule überwechseln können, als sei nie etwas gewesen. Aber um wieviel reicher ist er geworden! Er könnte ein Außenminister werden, der mit wacher Seele stets bereit ist, den richtigen Augenblick zu nutzen, der geübt hat, mit Menschen zusammenzuleben und sie zu lieben, auch wenn sie so ganz anders sind. Für welches Land auch immer, er wäre zweifellos ein guter Außenminister!

VI. KAPITEL

Kleiner Untersuchungskurs

1. Wärmeorganismus und Fieber

Wie Sie mit den Augen Farbunterschiede erkennen, so können Sie mit Hilfe des Handrückens auf sehr feine Weise Wärmeunterschiede empfinden lernen.

Eine besondere Beziehung zur inneren Körperwärme hat die Stirne. Die Stirntemperatur ist zwar insgesamt niedriger als die Temperatur im Körperinneren, sie macht jedoch alle inneren Temperaturschwankungen zuverlässig mit, d. h., wenn die Temperatur im Körperinneren ansteigt, erhöht sich im selben Maße auch die Temperatur der Stirnhaut. Dagegen sind kalte Hände während eines Fieberanstiegs keine Seltenheit. Diese innige Zusammengehörigkeit von Stirntemperatur und Blutwärme offenbart sich schon in den ersten Wochen der menschlichen Embryonalentwicklung: Da stieg die stoffliche Anlage des späteren Herzens an der Stirne vorbei abwärts in den Brustraum und die Stirne neigte sich ihm nach, als ob sie mit zum Herzen gehören würde und ruhte einige Tage auf ihm.

Wenn Sie hin und wieder sowohl dem gesunden als auch dem kranken Kind mit dem Handrücken an die Stirne fühlen und mit der Wärme Ihrer eigenen Stirne vergleichen, werden Sie Wärmeunterschiede immer besser einschätzen lernen.

Fiebermessen

Für das Fiebermessen im *Enddarm* das eingefettete Thermometer behutsam einführen. Bei Kleinkindern anwesend bleiben und beim Säugling das Thermometer festhalten. Dauer je nach Thermometer 1 bis 2 Minuten.

Fiebergrade:

38 °C	bis 39 °C	leichtes bis mäßiges Fieber
39 °C	bis 40,5 °C	hohes Fieber
40,5 °C	und mehr	sehr hohes Fieber

Tageszeitlich hat der Mensch jeweils morgens die niedrigsten und nachmittags die höchsten Körpertemperaturen.

Beim Fiebermessen unter der *Achsel* ist besonders darauf zu achten, daß das Thermometer nicht verrutscht. Dauer 5 Minuten.
In der Regel ist hier die Temperatur wegen der Entfernung zum Stoffwechselzentrum um ca. 0,5 °C niedriger.
Wenn sich im Bauchraum ein Organ entzündet hat, kann es vorkommen, daß die unter der Achsel und im Enddarm gemessenen Temperaturen um mehr als 0,5 °C auseinanderliegen.
Die Körpertemperaturen erhöhen sich aber nicht nur während einer Krankheit, sondern auch durch eine gesteigerte Stoffwechseltätigkeit nach einer Mahlzeit, durch ein heißes Bad und durch Bewegungen. So ist eine Temperaturerhöhung auf 39 °C, wenn ein Kind am Nachmittag erhitzt vom Toben ins Haus kommt, keine Seltenheit.

2. Puls und Atmung

In der Bewegung offenbart der Mensch etwas von seiner Seele. In den Bewegungen der Glieder wird Seelisches nach außen sichtbar. Die Blutbewegungen dagegen vollziehen sich im Verborgenen. Blut- und Gliederbewegungen stellen sich immerzu aufeinander ein und beeinflussen einander. Doch auch was von außen durch die Sinnesorgane dem Menschen zugetragen wird, beantwortet er zunächst durch innere Bewegungen. So verändert sich der Pulsschlag z. B. beim Hören einer Musik und auch beim Musizieren selber. Von sich aus wählt der Mensch ein Tempo, das zum eigenen Pulsschlag in eine solche Beziehung tritt, daß er sich dabei wohlfühlt. Beim gemeinsamen Musizieren können sich Schwierigkeiten ergeben, weil jeder Mensch einen etwas anderen Pulsschlag hat. So kommt es, daß manche Menschen nicht miteinander musizieren können, ohne Beklemmungen zu bekommen. Denn der Pulsschlag kann sich dabei derartig verändern, daß er nicht mehr zu den eigenen Organen paßt. Gute Musiker haben gelernt, ihre Organe dem «Pulsschlag des Publikums» mehr oder weniger anzupassen. Vor jungen Menschen würden sie dieselbe Musik «anders» spielen als vor den älteren. Sie würden eine Bachsonate in Italien auf andere Weise spielen als in Norwegen. Bei der Musikübertragung durch das Radio sind die Musiker vom Pulsschlag der Zuhörer abgekoppelt.

Beim Säugling schwankt der Puls noch zwischen 120 und 160 Schlägen pro Minute. Er bleibt solange unregelmäßig, bis das Kind anfängt zu laufen. Ebenso unregelmäßig ist anfangs die Atmung. Es ist nicht ungewöhnlich, wenn sie manchmal 15 Sekunden aussetzt. Ähnlich wie der Pulsschlag wird auch das Atmen mit dem Laufen regelmäßiger.

Mit der Zeit werden Pulsschlag und Atmung langsamer. Dabei werden die Atemzüge tiefer und der Puls kraftvoller.
Beim kranken Menschen verändern sich die Pulsqualitäten. So wird er bei Fieber in der Regel flacher und schneller. Auch nach einer Mahlzeit kann er sich stark verändern. Pfeffer treibt ihn z. B. an!
Atmung und Pulsschlag beeinflussen einander: die Einatmung wirkt auf den Pulsschlag verlangsamend und die Ausatmung beschleunigend. Der letzte Atemzug des Menschen ist eine Einatmung. Dabei verlangsamen Puls und Atem zum Stillstand. Der erste *aktive* Atemzug des Menschen ist eine Ausatmung. Sie wird begleitet von einem ungestümen Herzschlag.
Beim Neugeborenen kommen auf 2 Atemzüge 5 Pulsschläge. Dabei ist zu berücksichtigen, daß der Säugling wesentlich flacher atmet als der Erwachsene.
Beim Erwachsenen kommen auf 2 Atemzüge 8 Pulsschläge. Das entspricht einem Atem-Puls-Quotient von 1:4.
Der *Puls* läßt sich unterhalb des Daumenballens an der Innenseite des Handgelenks *tasten*. Hier setzen Sie mit möglichst geringem Druck die Fingerkuppen von Zeige- und Mittelfinger locker nebeneinander auf.

Alter	**Puls** (Schläge/Min.)		**Atmung** (Züge/Min.)	**Urin** (ml/24 Std.)
	Mittelwert	Schwankung		
Neugeborenes	120	70–170	bis 55	30– 60
3–10 Tage	120	70–170		100– 300
10 Tg.–2 Monate	120		36–42	250– 450
2– 6 Monate	120		24–34	400– 500
6–12 Monate	120	80–160	23–29	400– 500
1– 3 Jahre	110	80–130	19–26	500– 600
3– 5 Jahre	100	80–120		600– 700
5– 7 Jahre	100	75–115		
7– 9 Jahre	90	70–110	18–22	650–1000
9–11 Jahre	90	70–110		
11–13 Jahre	85	65–105		
13–14 Jahre	80	60–100	16–20	800–1400

Tabelle 1: Normalwerte für Puls, Atmung und Urin in Abhängigkeit vom Alter.

3. Blutdruck

Wenn Sie, wie oben beschrieben, den Puls tasten, nun aber den Druck der Fingerkuppen solange erhöhen, bis Sie den Puls gerade nicht mehr fühlen können, entspricht der Druck, den Sie dafür aufwenden müssen, ungefähr dem oberen Blutdruckwert.
Vergleichen Sie den Druck, welchen Sie bei sich selbst bis zum Verschwinden des Pulsschlages brauchen, mit dem Druck, den Sie bei einem Kinde aufwenden müssen. Je älter der Mensch, desto mehr Druck müssen Sie ausüben. Dieser Druck entspricht bei einem Schulkind, etwa jenem, mit welchem ein kleiner Apfel auf seine Unterlage drückt. Und beim Erwachsenen dem Druck, mit welchem ein großer Apfel auf seine Unterlage drückt.
Der Blutdruck erhöht sich durch das Fieber, durch Seelenregungen und vor allem durch die Bewegung, sogar bei der Vorstellung, daß man sich gleich bewegen möchte, steigt er an.
Der erhöhte Blutdruck zeigt an, daß der Astralleib tiefer in den Stoffwechsel eindringen will. So können wir am Blutdruck studieren, wie sich die Seele zum physischen Leib verhält.

Alter	Blutdruck (mmHg)
Neugeborenes	74/51
3–10 Tage	74/51
10 Tg.–2 Monate	74/51
2– 6 Monate	85/64
6–12 Monate	87/64
1– 3 Jahre	91/63
3– 5 Jahre	95/59
5– 7 Jahre	95/58
7– 9 Jahre	97/58
9–11 Jahre	100/61
11–13 Jahre	104/66
13–14 Jahre	109/70

Tabelle 2: Normalwerte des Blutdrucks in Abhängigkeit vom Alter.

4. Mund- und Rachenhöhle

Bei der Beurteilung der Rachenhöhle dürfen Kinder ausnahmsweise mal etwas tun, was sich sonst eigentlich nicht ganz gehört: Sie dürfen einem Erwachsenen die Zunge herausstrecken. Das dürfen sie in diesem Falle einmal, damit man sehen kann, ob da etwas im Munde drin ist, was dort nicht hingehört. Was können wir aber tun, wenn die Zunge nicht weit genug vorkommt? Dann kann man ganz lustig sagen: Du hast aber eine kleine Zunge, was machen wir denn da? Ich glaube, da müssen wir ein Stückchen annähen, damit du sie besser zeigen kannst. Das hilft sofort, denn das will ja niemand. Und diesen kurzen Moment nutzen Sie, um die Rachenhöhle anzuschauen.
Je besser Sie die Rachenhöhle auch schon aus gesunden Tagen kennen, um so eher fallen Ihnen dort Veränderungen auf.
Eine belegte Zunge verliert mehr oder weniger die Fähigkeit zu schmecken. Daraus folgt, daß zu wenig Verdauungssäfte gebildet werden. Daher sollte ein Kind, das eine belegte Zunge hat, vorsichtig ernährt werden.
Mundgeruch steigt in der Regel vom Magen auf, meist als Zeichen einer Verdauungsschwäche. Auch schadhafte Zähne verursachen Mundgeruch.

5. Stuhlausscheidung

Bei einer Verstopfung kann die Darmpassagezeit sich von normal 18 bis 24 Stunden auf bis zu 200 Stunden verlängern.

Verstopften Kindern fehlt gewöhnlich Körperwasser!

An den Stuhlausscheidungen können wir recht gut sehen, wie es um die Fettverdauung bestellt ist.
Dazu ist es notwendig, daß das Kind einmal seinen Stuhl in einen Wassereimer plumpsen läßt. Verschwindet er unter der Wasseroberfläche, dann ist in der Regel die Fettverdauung in Ordnung. Wenn der Stuhl jedoch schwimmt, liegt eine Verdauungsstörung vor. Oft sind dazu noch Gase im Darm. Gleichzeitig merken Sie, daß der Toilettenpapierverbrauch ansteigt!

VII. KAPITEL

Die therapeutischen Anwendungen

Allgemeine Gesichtspunkte

§ Eine gute Verfassung des Pflegenden unterstützt die Wirksamkeit jeder Behandlung. So muß das kranke Kind warten lernen, solange die Mutter ruht. Heilende Hände hat vor allem die ausgeruhte Mutter.

§ Mit *warmen* Händen behandeln.

§ Die Anwendungen zwischen die Mahlzeiten legen. Wenn ein hungriges Kind Bratkartoffeln riecht, ist eine Anwendung zur Durchblutung der Lunge fehl am Platze, weil das Blut zu den Verdauungsorganen fließen will.

§ Anwendungen, mit welchen Sie noch keine Erfahrung haben, sollten Sie zunächst an sich selbst erproben, so daß Sie sich besser einfühlen können in alles, was dabei geschieht. So lernen Sie im Selbstversuch am schnellsten, wie ein Einlauf schmerzfrei durchzuführen ist und können Ihrem Kind besser beistehen. Doch es gibt auch Ausnahmen! So war ein chronisch verschnupfter Junge mächtig stolz, daß er etwas konnte, was dem Vater nicht gelingen wollte: Salzwasser durch die Nase trinken und durch den Mund wieder ausspucken.

Der Einlauf ohne Tränen

Der erste Einlauf sollte ein Selbstversuch sein. Denn ein Einlauf kann sehr weh tun. Wer ihn aber in der unten beschriebenen Weise durchführt, löst nahezu keine Schmerzen aus. Und so sollte es sein, daß das Trinken von unten ebenso wenig schmerzt wie das Trinken von oben. Um so besser, wenn das Kind einen Einlauf schon eimal bei einem Elternteil miterlebt hat, und zwar *so*, daß es das nachahmenswert findet.

Wann ist der Einlauf angezeigt? Wenn der *Auslauf* angeregt werden soll. Und das ist bei (fast) jeder Krankheit wichtig!
Wann könnte der Einlauf schaden? Wenn die Darmwand entzündet ist und durchzubrechen droht, wie es bei Kindern bei einer schweren Wurmfortsatzentzündung vorkommen kann.
Daher: Bei Verdacht auf Wurmfortsatzentzündung,
keinen großen Einlauf!
Vielmehr darf ein kleiner Klistierball eingelassen werden (30 bis 50 ml), um ggf. den Enddarm zu entlasten.
(Siehe auch «Blinddarmentzündung», S. 90 ff.)

Bei der allgemein üblichen Methode, den Einlauf mit einem Irrigator[28] durchzuführen, ergeben sich manche Schwierigkeiten, z. B. die Suche nach einem geeigneten Platz, wo das Irrigatorgefäß erhöht stehen oder hängen kann, so daß der Schlauch gleichzeitig noch bis ans Bett reicht. Statt sich dem Kinde zuzuwenden, muß man immerzu achtgeben, nicht am Schlauch zu ziehen, weil der Kamillentee andernfalls im Bett landen würde.
Mit dem Ventil vorne am Einführungsstück kann der Fluß zwar unterbrochen werden, sobald ein Kind Mißgefühle äußert, doch der Dehnungsschmerz der Darmwand hält noch so lange an, bis sich das Wasser verteilen konnte. Je verstopfter der Darm, desto häufiger kommt es zu einem «Halt» mit allen dadurch verursachten Druck- und Schmerzempfindungen, so daß sich das Kind kaum entspannt und ängstlich auf den nächsten Schmerz wartet.

Eine schmerzlose Methode

- Sie brauchen einige «100 ml (Einmal-) Wund- und Blasenspritzen» (über eine Apotheke bestellen) und einen Irrigator.
- Sie stülpen den Schlauch des Irrigators über die Mündung der Blasenspritze.
- Einlaufflüssigkeit:

  Kamillentee (gut warm) in eine Thermoskanne einfüllen,

für Säuglinge	bis	80 ml
für Kleinkinder	bis	500 ml
für Schulkinder	bis	1000 ml

- Es ist wichtig, daß das Kind während des Einlaufs mitarbeitet. Ob Sie es nun wie im folgenden Beispiel oder auch ganz anders versuchen:
  Was machen wir nur? Der Bauch hat so einen großen Durst! Da geben wir ihm schnell etwas zu trinken. Und wenn er alles ausgetrunken hat, muß er noch gründlich bei sich putzen. Und wenn du aufs Klo mußt, hältst du es noch ein wenig ein. Und am Ende prüfen wir, wie tüchtig er geputzt hat! (Ermuntern Sie das Kind, die Flüssigkeit so lange wie möglich im Darm zu behalten!)
- Lage des Kindes: Sie legen es auf die rechte Seite und winkeln das linke Bein etwas an.
- Warm zudecken! Beim Einlauf soll das Kind nicht frieren.
- Da in der Regel ein krankes Kind einen Einlauf bekommt, ist es wichtig, schon vorher daran zu denken, wie es schnell und ohne Wärmeverlust – also nicht mit nackten Füßen oder nur mit einem Hemdchen bekleidet – das Klo erreichen kann.
- Jetzt den Kamillentee in die Blasenspritze aufziehen und an den Schlauch anschließen.
- Dann etwas von dem Kamillente ein den Schlauch spritzen, bis er vorne am Einführungsstück ankommt. Damit haben Sie die Gewißheit, daß der Schlauch nicht mehr mit Luft, sondern mit Kamillentee gefüllt ist.
- Nun ziehen Sie den Kolben etwas zurück, damit nichts hinausläuft, wenn Sie das eingefettete Einführungsstück in den Enddarm hineinschieben.
- Dann füllen Sie die Blasenspritze wieder auf und beginnen, den Kamillentee sehr langsam und vorsichtig einlaufen zu lassen. Je ruhiger und einfühlsamer Sie Ihrem Kind die ersten Einläufe zu machen verstehen, desto mehr wird es seine Angst davor verlieren.
- Dauer für eine Füllung (100 ml) ca. 2 bis 3 Minuten.
- Spritzenwechsel am liegenden Schlauch vornehmen, indem Sie die geleerte

Spritze vom Schlauch lösen und eine gefüllte neu anschließen. Während der ganzen Zeit bleibt der Schlauch im Darm des Kindes liegen.
Wenn Sie den Kolben, sobald das Kind ein Drücken meldet, sofort ein Stück zurückziehen, können Sie jeden Schmerz vermeiden.
Es ist vorgekommen, daß eine Mutter besorgt angerufen hat, daß die 5mal 100 ml Kamillentee nicht wieder herausgekommen sind... Ja, so ausgetrocknet kann ein Dickdarm sein!

– *Nach* dem Einlauf ist die Blasenspritze auf folgende Weise zu reinigen:
Den Kolben nach hinten gegen einen kleinen Widerstand vollständig aus dem Zylinder herausziehen und *gleich* beide Teile waschen, dann den Kolben etwas einfetten, damit er seine Gleitfähigkeit nicht verliert, und sofort wieder so weit wie möglich in den Zylinder schieben. Andernfalls würden sich sehr schnell die Teile verziehen und das Einspritzen nur noch ruckweise gelingen und dazu noch viel mehr Kraft erfordern.
Nun sind die Einmal-Blasenspritzen in der Regel nicht sehr teuer, so daß es lohnt, einige davon vorrätig zu haben. Die Kinder hatten jedenfalls bisher immer viel Freude, mit «ausgedienten» Blasenspritzen herumzuplanschen!

Das ansteigende Fußbad

Dafür füllen Sie in einen 10 Liter Eimer gut warmes Wasser. Dann stellt das Kind seine Beine hinein, welche bis über die Wadenmitte im Wasser sein sollten.
Nach ca. 2 bis 3 Minuten beginnen Sie sehr langsam heißes Wasser nachzugießen. Dabei tauchen Sie Ihre Hand ins Wasser und legen sie über die Füße, damit das Kind keinen Schreck bekommt, wenn Sie das heiße Wasser schubweise nachgießen. Denn der Fußrücken ist empfindlicher als die an heißes Wasser gewöhnte Hand. Je heißer, desto wirksamer ist das Fußbad! Doch sollte das Kind selber sagen dürfen, wann es ihm zu heiß wird.
Abschließend machen Sie ihm einen kalten Wadenguß, von den Zehen angefangen bis zu den Waden herauf, also von unten nach oben! Das Wasser dafür sollte aus einer Kanne kommen und wie ein Seidenstoff um das Bein herumgreifen.
Wenn die Füße nach dem kalten Guß schön rot und schnell wieder warm werden, hat das Fußbad dem Kind gut getan. Bleiben die Füße dagegen kalt, war das Fußbad nicht nur unwirksam, sondern hat geschadet.
Das ansteigende Fußbad hilft überall dort, wo das Blut in die Füße heruntergeleitet werden soll, z. B. um den Kopf davon zu entlasten.

Das Überwärmungsbad

Bevor Sie mit einem Schulkind ein Überwärmungsbad machen, sollten Sie darin Erfahrungen bei sich selbst gesammelt haben.

Merke:
Während des Überwärmungsbades das Kind nicht aus den Augen lassen.

Vorbereitung:

- Das Kind etwas Lauwarmes sehr langsam trinken lassen.
- Badewasser einlassen, das weniger warm sein sollte, als sonst zum Baden üblich, jedoch noch gerade als angenehm empfunden werden kann.
- Einen Kniestrumpf in eine Schale mit kaltem Wasser legen.
- Überlegen, wie das Kind nach dem Bad in sein Bett kommt, ohne daß die Wärmekette unterbrochen werden muß. Darüber hinaus in seinem Zimmer alles soweit vorbereiten, daß es anschließend ausruhen kann.

Durchführung:

- Das Kind ins eingelassene Badewasser legen und seinen Puls messen (S. 234f).
- Mit Ihrem Handrücken an seiner Stirne die Körpertemperatur schätzen (S. 233), dann schubweise wärmeres Wasser dazufließen lassen.
- Dazwischen den Puls messen. Sobald er merklich schneller wird, eine Hand aus dem Wasser hängen lassen und um das Handgelenk einen nassen kalten Strumpf locker herumbinden, und eine Weile warten, bevor Sie die Badetemperatur weiter erhöhen.

  Merke:
  Solange das Kind vergnügt ist, dürfen Sie das Wasser weiter erwärmen. Es kommt dann aber der Moment, in welchem das Herz schneller und schneller zu pochen beginnt, ähnlich wie beim Rennen, gleichzeitig wird das Kind unruhig und will hinaus. Dann vielleicht noch einmal schnell den Strumpf neu ins kalte Wasser tauchen und um das Handgelenk legen, und

einen kalten Waschlappen auf die Stirne. Dann aber muß das Bad abgebrochen werden.

- *In jedem Fall* muß das Befinden des Kindes ausschlaggebend dafür sein, wie lange die Anwendung dauern kann und wie hoch die Temperatur im Badewasser sein darf. Alle Angaben diesbezüglich sollten als Richtwerte gelten:
  Bei ca. 38 °C beginnen und während 10 bis 20 Min. die Badetemperatur bis auf 41 °C und darüber ansteigen lassen.

Gedanken zum Wickeln

Auf alten Bildern sehen wir das Jesuskind in Windeln gewickelt in der Krippe liegen.

Ein Wickel ist wie eine zweite schützende Haut, die den Säugling gleichzeitig auch stützen kann. Ein gewickeltes Kind kann sich in Ruhe ent-wickeln, es ist dem eigenen Zappeln nicht so sehr ausgeliefert.

Ein cholerisches Kind darf auch einmal etwas fester gewickelt werden. Dann strampelt es dagegen an und bildet die Grundlage seines späteren Willens. Bei einem phlegmatisch veranlagten Kind muß darauf geachtet werden, daß es sich das Leben in der Windel nicht zu gemütlich macht. Allzu gerne läßt es sich halten, wärmen und stützen.

So ist es notwendig, sich in jede Seele hineinfühlen zu lernen, um einem Kind den Wickel *so* zu machen, daß es freudig mit seiner *Ent-wicklung* beginnt.

Kalter Leibwickel

Den kalten Leibwickel so vorbereiten, daß das Kind damit einschlafen kann. So ist die Blase vorher zu entleeren und bei Übelkeit sollte der Einlauf vorausgegangen sein. Die Füße müssen bis vorne an die Zehen warm sein. Sind sie es nicht, versuchen Sie mit einer Wärmflasche, sie warm zu bekommen. Wenn es nicht überzeugend gelingt, ist es besser, auf den kalten Leibwickel zu verzichten.

Zur Ausführung:

Sie brauchen ein dünneres und ein dickeres Handtuch. Beide sollten einmal gut um den Leib herumreichen. Dazu zwei Sicherheitsnadeln.
Nun lassen Sie das Kind im Bett aufsitzen und breiten das äußere dickere Handtuch hinter ihm aus und legen darauf das dünnere, welches zuvor in kaltes Wasser getaucht und leicht ausgewrungen worden ist.
Nun soll sich das Kind hinlegen und dabei ausatmen. Blitzschnell wickeln Sie das nasse Tuch fest um den Leib herum und sofort danach das äußere Tuch und befestigen alles mit Sicherheitsnadeln. Darüber ziehen Sie Schlafanzugoberteil oder Nachthemd.
Dann decken Sie das Kind zu, so daß nirgends kalte Luft unter die Decke kriechen kann und lassen es schlafen. Ein kalter Leibwickel soll nach ca. 20 Sekunden zu einer wohligen Wärmereaktion des Körpers führen. Er darf liegenbleiben, bis das Kind wieder aufwacht. Nach dem Aufwachen fühlt es sich in der Regel viel, viel besser.

Wadenwickel

Wie für andere Anwendungen gilt auch für den Wadenwickel:

Kalte Wickel nur auf *warme* Haut!

Besonders wirksam ist der *lauwarme* Wadenwickel. Er erweitert die Blutgefäße und erleichtert die Abgabe der Wärme. Wenn dagegen ein eiskalter Wadenwickel angelegt wird, ziehen sich die Blutgefäße zusammen. Dadurch wird die Wärmeabgabe erschwert.

Pulswickel

Mit dem Pulswickel können wir auf die innere Wärme des Blutes Einfluß nehmen. Mit der Wärme erweitern sich die Gefäße, so daß es beispielsweise zu einer vermehrten Durchblutung der Lunge kommt.
Sie brauchen dafür ein Gefäß mit heißem Wasser, zwei Taschentücher und zwei Strümpfe.
Die Taschentücher sollen jeweils so heiß wie möglich, aber ohne daß das Kind sich wehren und schreien muß, um die Handgelenke gelegt und mit einem Strumpf darüber festgebunden werden. Alle zwei Minuten erneuern. Dauer insgesamt 10 bis 15 Minuten.

Senfauflagen

Für die Senfauflagen eignen sich die schwarzen Senfsamen (semen sinapis). Die Samen wenn möglich erst kurz vor der Anwendung mahlen und mit Wasser zu einem zähen Brei verrühren. Diesen verteilen Sie fingerdick auf zwei dünne feuchte Tücher und schlagen ihn darin ein. Die beiden Senfauflagen sollten jeweils eine Fläche haben, die dem Handteller des Patienten entspricht. Diese legen Sie nun rechts und links der Wirbelsäule in Höhe der Schulterblätter auf den Rücken und drücken sie leicht gegen die Haut.
Anschließend das Kind mit einem Handtuch warm zudecken. Besonders hellhäutige, rothaarige, blonde Kinder sind oft empfindlich und fangen bereits nach einer Minute an zu jammern, weil die Haut anfängt zu brennen, obgleich noch keine Reaktion sichtbar wird. Diesen Kindern sollte die Senfauflage erspart bleiben. Andere dagegen schlafen mit einem wohligen Wärmegefühl unter den Senfauflagen ein. Sofern es die Haut verträgt, dürfen sie 10 Minuten liegenbleiben.
Solange Sie jedoch noch nicht wissen, wie der Körper darauf reagieren wird, ist es wichtig, alle 2 Minuten unter eine der Auflagen zu schauen, ob die Haut sich schon zu röten beginnt. Dann noch 1 bis 2 Minuten warten und die Auflagen herunternehmen. Denn eine Senfauflage kann auch einmal zu Verbrennungen führen.
Anschließend den Senfsaft mit einem Waschlappen vorsichtig abreiben und den Rücken mit Johanniskrautöl einreiben.

Bürstenmassagen

Für die Wahl der Borsten ist die Beschaffenheit der Haut zu berücksichtigen.
Die Haut soll nach dem Bürsten gerötet, aber nicht verletzt sein.
Die einzelnen Bürstenstriche sind ruhig auszuführen und immer zum Herzen hin.
Die Innenseiten der Beine und Arme vorsichtiger bürsten. In Gelenknähe den Bürstenstrich unterbrechen.
Den Rücken rechts und links der Wirbelsäule abwärts betont bürsten, Brust und Bauch auslassen.
An diese Bürstenmassage kann sich bei empfindlicher Haut eine Öleinreibung anschließen, welche auf die gleiche Weise, nun aber mit der Handfläche an Stelle der Bürste, durchzuführen ist.

Eigenurinanwendung

Der Urin gehört zu den *sterilsten* Flüssigkeiten im Körper des Menschen.
Das Wissen um seine heilenden Wirkungen hat besonders auf dem Gebiete der Hautkrankheiten zur Entwicklung synthetischer Urinpräparate geführt. Die Hautärzte verschreiben sie bei vielen Krankheiten, nur sieht man es den Salben nicht an!
Besonders wirksam ist die Eigenurinanwendung bei *Halsschmerzen*. Diese gehen oftmals schon nach der zweiten oder dritten Anwendung deutlich zurück. Die Kinder finden das Gurgeln mit dem eigenen, etwas nach Salz schmeckenden Urin häufig gar nicht so schlimm. Um diese Anwendung nicht noch zusätzlich zu belasten, sollte ein Kind das Gurgeln, z. B. mit Salbeitee, schon geübt haben.
Für das Gurgeln fangen Sie von dem Urin des Kindes eine kleinere Menge auf und füllen sie in ein sauberes Glas. Manchen Kindern hilft dabei die Vorstellung, daß diese gelbe Flüssigkeit ja gerade erst aus ihnen herausgekommen ist und jetzt noch einmal kurz zum Gurgeln verwendet wird.
Anschließend bekommt es 2 Eßlöffel von etwas, was ihm schmeckt!
Diese Anwendung mehrmals täglich wiederholen.

Ob sich ein Kind davor ekelt oder nicht, hängt im wesentlichen davon ab, ob es den Eltern gelingt, Freude und Begeisterung für dieses einfache Heilmittel aus der Apotheke des eigenen Körpers zu vermitteln.

Unblutiger Aderlaß

Wenn das Blut kurzfristig im Bein gestaut wird, fehlt solange in den anderen Gefäßen Flüssigkeit. Diese dringt dann aus den Geweben in die Blutgefäße. Dadurch wird das Blut verdünnt. Diese Verdünnung wirkt sich auch noch aus, wenn sich das gestaute Blut mit dem anderen Blute wiederum vermischt.

Zum Abbinden eignet sich z. B. ein elastischer Strumpf. Man könnte zuvor noch etwas zum Abpolstern rund um den Oberschenkel herumlegen, damit der Strumpf nirgends einschnürt.

Nun soll so abgebunden werden, daß das Blut zwar in das Bein hinein, aber weniger leicht wieder herausfließen kann. Dafür müssen Sie einen Druck aufwenden, der dem Kind gerade noch nicht unangenehm ist. Nach 5 Minuten wechseln Sie an das andere Bein.

Um die Wirksamkeit noch zu steigern, könnten die Beine vorher gebürstet werden.

Brennesselbehandlung

Sie brauchen eine nicht zu harte Bürste, ein Körperöl und eine frisch gepflückte Brennessel.
Zunächst bürsten Sie den Rücken rechts und links der Wirbelsäule abwärts, bis die Haut gleichmäßig gerötet ist. *Dann* erst die gerötete Haut jeweils rechts und links der Wirbelsäule – nicht *auf* der Wirbelsäule! – von oben nach unten 2 bis 3 Male *schnell* mit der Brennessel bestreichen und sofort anschließend, bevor das Kind noch richtig mitbekommen hat, daß es brennt, den Rücken bürsten, wie anfangs beschrieben. Achten Sie darauf, daß jetzt die Bürste überall hinreicht, wo die Brennessel die Haut berührt hat. Auf diese Weise läßt sich der charakteristische Brennesselausschlag verhindern.
Zum Abschluß den Rücken mit Johanniskrautöl einreiben: In ruhigen, großen Bewegungen die Handflächen mit dem Öl immer wieder von oben nach unten den Rücken entlang führen. Und dort, wo das Kind ein Jucken meldet, wird es noch einmal kurz gebürstet.
Mit der Brennesselbehandlung lassen sich allergische Reaktionen auf die Haut des Rückens umleiten bzw. ableiten.

Leinsamenschleim

In einem halben Liter Wasser 2 gestrichene Eßlöffel ganze Leinsamen solange sieden lassen, bis die Schleimbildung beginnt. Damit der Schleim nicht zu zähflüssig wird, muß er im rechten Moment vom Herd genommen werden. Anschließend lassen Sie ihn über ein Sieb laufen und trennen Samen und Schleim.

Den auf diese Weise gewonnenen Schleim dem Kind über den Tag verteilt geben. Wenn es ihm schwerfällt, ihn so, wie er ist, herunterzubekommen, dann fügen Sie ihn den jeweiligen Mahlzeiten bei, z. B. einem Haferschleim, dem Kartoffelbrei, dem Quark.

Da dieser Schleim leicht schlecht wird, soll er täglich neu zubereitet werden.

Ölschlürfen

Täglich jeweils zwischen den Mahlzeiten je 1 Eßlöffel kaltgepreßtes Sonnenblumenöl solange im Munde hin und her bewegen und durch die Zähne ziehen, bis daraus eine milchig-weiße Flüssigkeit geworden ist. Diese soll anschließend wieder ausgespuckt werden. Durch den gründlichen Kontakt zwischen Öl und Mundschleimhaut beginnen im ganzen Körper Verdauungssäfte zu fließen, und alle folgenden Mahlzeiten werden besser verdaut. Manche Kinder lehnen es ab, das zähe Öl im Munde zu haben. Hier könnten einige Eßlöffel angewärmter Milch helfen, die Sie dem Kind vorneweg geben, sowie das vorherige Anwärmen des Öls auf Körpertemperatur. Dadurch verliert es etwas von seiner Zähigkeit. Diesen sog. «Ölschlürfen» soll über einen längeren Zeitraum durchgehalten und im Falle einer Besserung über mehrere Monate beibehalten werden.

Organpflege

Leber

Als ein wichtiges Organ des Lebensleibes dient die Leber tagsüber im wesentlichen den Abbauvorgängen der Nahrung und in der Nacht dem Aufbau der körpereigenen Substanz. So kommen wir dem Leberrhythmus entgegen, wenn wir abends weniger essen.
Wenn sich der Lebensleib im Alter mehr und mehr aus dem physischen Leibe herauslöst, wird die Leber entsprechend kleiner und härter, dann hat sie die Neigung zu schrumpfen.
In Zeiten besonderer Belastungen, z. B. während einer Krankheit, sind Wärmeauflagen wohltuend für die Leber. Eine heilsame Leberwärme bekommen Sie durch die *Kartoffelauflage*: Die für das Mittagessen angefallenen Kartoffelschalen werden mitgekocht und mit einigen zusätzlichen Kartoffeln zerdrückt. Den so gewonnenen Brei schlagen Sie in ein Handtuch ein. Diese Auflage, die angenehm warm sein sollte, legen Sie dem Kind während der Mittagsruhe auf die Lebergegend.
Zur Leberpflege gehört weiterhin, das Essen und die Getränke nicht kalt zu sich zu nehmen. Kälte lähmt die Lebertätigkeit.
Wenn das Kind gern Süßes ißt, darauf sehen, daß es diese Sachen erst nachmittags bekommt. Das bedeutet, daß es zum Frühstück kein Marmeladenbrot, keinen Kakao haben sollte, sondern z. B. einen warmen vorgeweichten Getreideschrotbrei, Tee, Weizenbrot mit etwas Sauerrahmbutter und Quark.
Die Leber bildet die bittere Galle. Wir unterstützen ihre Tätigkeit, indem wir ihr *Bitterstoffe* geben. Doch sollten die Bitterstoffe auch geschmeckt werden! Dafür eignet sich z. B. ein frisch gepflücktes Löwenzahnblättchen, das einmal am Tage zwischen den Mahlzeiten gegeben wird.
Ähnlich wie die Leber im Leiblichen etwas Bitteres erzeugt, geschieht es auch im Seelischen. Der ältere Mensch «verbittert», beim Kinde bemerken wir, daß es leicht beleidigt ist und von seinen Kameraden «beleidigte Leberwurst» genannt wird. Hier hilft der Humor. Humor ist eine Bezeichnung für feuchte Fröhlichkeit. Wenn ein Mensch keinen Humor hat, könnte seiner Leber Wasser fehlen oder die Fähigkeit, mit dem Wasser umzugehen.
Ganz besonders wichtig ist das *Musizieren* für leberschwache Menschen. Sie mögen es meist nicht so gerne, weil sie die Beweglichkeit, die das Musizieren

erfordert, Anstrengung kostet. Und doch gehört es auf lange Sicht zu den wertvollsten, wichtigsten Heilmitteln für die Leber.

Niere

Anders als die Leber, welche eine geduldige wochenlange Pflege braucht, bedürfen die Nieren immer wieder neuer *Anregungen*. Die Nieren sind vor allem jene Organe, durch deren Tätigkeit der Mensch zu etwas Lust hat. Meldet sich ein solcher Impuls zu häufig, fängt er immer wieder etwas Neues an und hat es schwer, eine Sache zu Ende zu führen. Meldet er sich zu selten, nennen wir einen Menschen «antriebslos».
In jedem Falle sollte die Nierengegend warm gehalten werden. Je blasser ein Kind ist und je niedriger sein Blutdruck, desto wichtiger ist diese Wärme. Denn bei ungenügendem Blutdruck wird die Niere zu wenig durchblutet und kann ihren Aufgaben nur noch ungenügend nachkommen.
Die *Kupfer*einreibung zur Durchblutung der Nieren: Die Kupfersalbe mit warmen Händen rechts und links der Wirbelsäule oberhalb der Taille dünn und mit wenig Druck in kreisenden Bewegungen einmassieren. Um hier das rechte Maß zu finden, stellen Sie sich vor, daß die Niere ein Boot sei, welches Sie durch die Einreibung nicht aus dem Gleichgewicht bringen dürfen, sondern ihm lediglich einen kleinen sanften Anstoß geben.
1 bis 2 Minuten genügen für die Einreibung.

Das Zinnkrautsitzbad:

2 Hände voll Zinnkraut in 2 Liter Wasser 10 Minuten kochen und anschließend über ein Tuch abseien.
Diesen Tee geben Sie einem Bad hinzu, welches dem Kind bis an die Nieren reichen soll, somit bleibt das Herz noch außerhalb des Wassers. Die Beine können sowohl draußen bleiben, als auch mit hineingenommen werden. Während der Anwendung darf das Kind am freien Oberkörper nicht frieren.
Badedauer: 10 bis 15 Minuten.
Anschließend ruhen lassen.
Das Zinnkrautsitzbad zweimal pro Woche anwenden.

Zinnkrauttee:

Auf eine Tasse Zinnkrauttee kommt ein gestrichener Teelöffel Zinnkraut.
Für die Dauer von 5 Tagen soll das erwachsenere Schulkind täglich 5 Tassen Zinnkrauttee trinken, jüngere Kinder entsprechend weniger.

Blase

Die Blase braucht viel Wärme, damit sie den von den Nieren bereiteten Harn hinuntersaugen kann. Das wiederum regt die Nieren zu neuer Tätigkeit an.

Die Blaseneinreibung mit warmem Johanniskrautöl:

Die Hand soll beim Einreiben eine Bewegung machen, als ob sie unten um den Bauch eine Mondsichel malen wollte, ruhig und wiegend das Öl einmassieren.
Dafür eignet sich die Zeit vor dem Gute Nacht sagen.
Dauer der Einreibung: 1 bis 2 Minuten.

Krummhorn

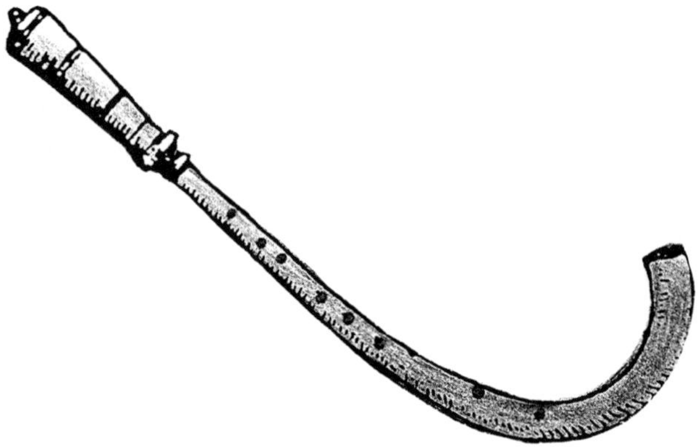

Das Blasen des Krummhorns (s. Abb.) erinnert an einen Vorgang, der in der menschlichen Lunge beim Asthma in ähnlicher Weise vorkommt. Wer ein Krummhorn blasen lernt, eignet sich damit Fähigkeiten an, die zur Überwindung des Lungenasthmas notwendig sind.

Doch selten ergreift ein asthmatisch veranlagtes Kind ein solches Instrument, ohne es nach kurzer Zeit wieder aus der Hand legen zu wollen. Denn es ist ja schon durch seine Krankheit behindert genug und lehnt darüber hinaus die freiwillige Auseinandersetzung mit derselben ab. So bedarf es einer einfühlsamen und liebevollen Führung, damit es an diesem Instrument übt.

Der enge innere Zylinder des Krummhornes könnte mit den beim Asthma enggestellten Bronchien verglichen werden. Der Tonansatz bereitet nicht viel Schwierigkeit. Schwer wird es jedoch, wenn es darum geht, den Ton in gleicher Stärke auf gleicher Höhe zu halten. Dies wird erreicht durch das Vermehren oder Vermindern des Druckes. Eine tönende Ausatmung bei unterschiedlichen Drucken haben wir auch beim Asthma. Doch diese Druckqualitäten entziehen sich dem Bewußtsein, anders beim «Krummhornasthma», bei welchem die Töne vorne an den Lippen gebildet werden. Und was dort gelernt werden kann, spielt sich in den Bronchien nicht mehr als Krankheit ab.

Nicht minder wirkt das Krummhorn auf die Nieren, vor allem auch auf die Blase.

Dieses Instrument wurde im 15. Jahrhundert entwickelt, und es ist heute in verschiedenen Größen bzw. Stimmlagen zu haben. Die Grifftechnik entspricht im wesentlichen der der Blockflöte. Krummhörner können jedoch

nicht, wie die Flöten, überblasen werden und haben daher einen geringeren Tonumfang.
Oben in der Windkapsel steckt ein Rohrblatt, welches beim Blasen in Schwingung kommt.
Dieses Instrument sollte jedoch nicht vor dem 9. Lebensjahr gespielt werden und anfangs nur jeweils kurze Zeit im Sitzen. Das Kind muß wissen, daß es ihm dabei schwindelig werden könnte. Dann soll es gleich aufhören und am nächsten Tag einen neuen Versuch machen.
Für den Anfang sind 3 bis 5 Minuten pro Tag ausreichend.

Anmerkungen

1 Die alten Anatomen nannten die Ausbuchtungen der rechten und linken Vorkammer «Herzohren». Weniger von außen als vielmehr von innen betrachtet, könnte besonders das rechte Herzohr, in welches die rechte Vorkammer seitlich ausläuft, auf den ersten Blick mit einem menschlichen Ohr verwechselt werden. Bis heute gibt es über die tatsächliche Funktion dieser beiden Herzohren nur Vermutungen.
2 Rudolf Steiner: Von Seelenrätseln, GA 21.
3 Lothar Vogel: Der Dreigliedrige Mensch, Philosophisch-anthroposophischer Verlag am Goetheanum, Dornach.
4 Siehe Katalog zum Gesamtwerk Rudolf Steiners, Rudolf Steiner Verlag, Dornach.
5 Die Beziehung zwischen Saturn und Blei kommt in einer veralteten Bezeichnung für eine Bleivergiftung zum Ausdruck. Man sprach von «Saturnalismus».
6 (Siehe Anmerkung 3).
7 Frits H. Julius: Das Tier zwischen Mensch und Kosmos, Verlag Freies Geistesleben.
8 Liquor ist eine Bezeichnung für Gehirnwasser.
9 Die höheren Wesensglieder haben einen Leib, der nicht der Stoffeswelt angehört. Zu ihnen gehören Lebensleib, Astralleib und Ich.
10 Rudolf Steiner: Meditative Betrachtungen zur Heilkunst, GA 316.
11 Rudolf Steiner in «Beiträge zur Gesamtausgabe», Heft 108.
12 Jan Langman: Medizinische Embryologie, Thieme Verlag.
13 Die Saugglockengeburt wird auch als Vakuumextraktion bezeichnet.
14 Rudolf Steiner: Menschenerkenntnis und Unterrichtsgestaltung, GA 302.
15 Rudolf Steiner: Menschenerkenntnis und Unterrichtsgestaltung, GA 302.
16 «Pro Deo!» bedeutet «Für Gott!».
17 Hier sind im wesentlichen Dicklinge gemeint, die zum Lymphstau neigen und phlegmatisch veranlagt sind, welche beim Völkerball die ersten sind, die getroffen werden.
18 Weiterführende Angaben zur Fettbildung, siehe Rudolf Steiner: «Schöpfung der Welt und des Menschen», GA 354.
19 Aus «Beiträge zu einer Erweiterung der Heilkunst».
20 Rudolf Steiner: Meditative Betrachtungen und Anleitungen zur Vertiefung der Heilkunst, GA 316.
21 Martin Schwartz: Stottern ist heilbar, Econ Verlag.
22 Fieberzäpfchen mit chemisch-synthetisierten fiebersenkenden Inhaltsstoffen.
23 Weiterführende Angaben zur Epilepsie, siehe Rudolf Steiner: «Heilpädagogischer Kurs», GA 317.
24 Rudolf Steiner: Geisteswissenschaftliche Grundlagen zum Gedeihen der Landwirtschaft, GA 327.

25 Rudolf Steiner: Meditative Betrachtungen und Anleitungen zur Vertiefung der Heilkunst, GA 316.
26 Altes Testament, 1. Buch Mose.
27 Rudolf Steiner: Die Erkenntnis des Menschenwesens nach Leib, Seele und Geist, GA 347.
28 Irrigator ist der Name für das handelsübliche Einlaufgerät.

Sachregister